孙晶丹◎主编

食物相宜相克
速查全书

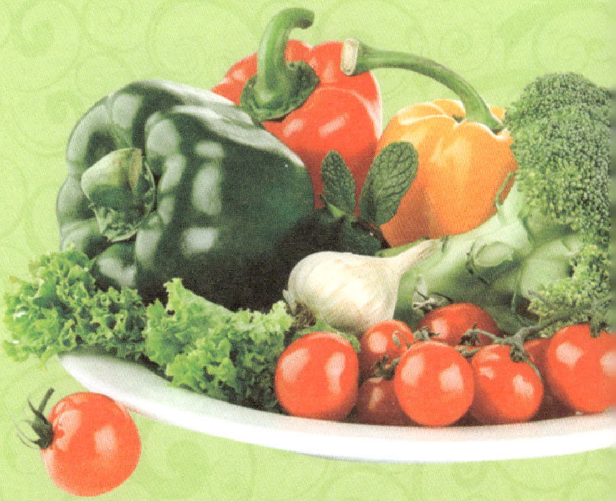

辽宁科学技术出版社
·沈阳·

图书在版编目（CIP）数据

食物相宜相克速查全书/孙晶丹主编. —沈阳：
辽宁科学技术出版社，2013.1（2013.9重印）

ISBN 978-7-5381-7669-8

Ⅰ.①食… Ⅱ.①孙… Ⅲ.①忌口—基本知识 Ⅳ.
①R155

中国版本图书馆CIP数据核字（2012）第 215279 号

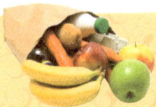

食物 *相宜相克* 速查全书

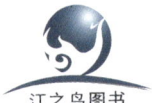

江之鸟图书

策划制作：北京江之鸟文化　　010-82942753
总 策 划：周诗鸿

出版发行：辽宁科学技术出版社
　　　　　　（地址：沈阳市和平区十一纬路29号　邮编：110003）
印 刷 者：北京旭丰源印刷技术有限公司
经 销 者：各地新华书店
幅面尺寸：143mm×210mm
印　　张：8
字　　数：259千字
出版时间：2013年1月第1版
印刷时间：2013年9月第3次印刷
责任编辑：郭 莹　邓文军
封面设计：添翼图文设计室
责任校对：合力

书　　号：ISBN 978-7-5381-7669-8
定　　价：29.80元
联系电话：024-23284360
邮购热线：024-23284502
E-mail:lnkjc@126.com
http://www.lnkj.com.cn
本书网址：www.lnkj.cn/uri.sh/7669

前言

FOREWORD

科技的进步、物质条件的提高，让人们开始追求更为健康的饮食观念，推崇更为科学的饮食搭配。

人体要维持生命保持健康，需要摄入食物以补充营养素。人体必需的营养素有六大类44种，每种营养素各有一定的需求量。显然没有一种天然食物能充分地满足人体的要求，各类食物的营养特点不一，所以我们只有食用多种类的食物，才能兼收并蓄，满足机体的需要。当我们将食物搭配在一起食用，通过食物之间的相互影响，使其原有的性能发生变化，从而对人体产生不同的营养作用。但食物有不同的属性和不同的营养成分，搭配得当，它们才能相得益彰，相互促进，使得营养价值加倍。而将两种功效相悖的食物配在一起食用时，轻者降低食物的营养价值，严重者会出现中毒等损害身体的不良后果。饮食之宜忌对不同的人群，尤其是患病人群更有至关重要的作用。有些食物对康复有益，有的食物则会加重某些疾病的病症。正如汉代医学家张仲景所言：食之味，有与病相宜，有与身为害，若得宜则益体，害则成疾，以此致厄，例皆难疗。

了解食物的相克与相宜知识，掌握食物与疾病的禁忌，才能充分发挥食物在养生保健、防病治病方面的重要作用。基于此，我们编写了这本《食物相宜相克速查全书》。此书精选了200余种常见食物、几十种常见中药材，分析其营养功效，介绍选购、保存、烹调宜忌、食用宜忌等实用小常识，并重点介绍与之相宜相克的食物。本书还介绍了30余种常见疾病、6种不同人群的宜食食物及慎食食物以及四季的饮食宜忌。

饮食关乎健康，每一位烹饪者都必须了解科学的饮食知识，以便在日常生活中趋利避害。此书通俗易懂，图文并茂，希望每位读者都能在轻松的阅读中得到实际的帮助。拥有科学的饮食生活，就能拥有健康的身体！

目录

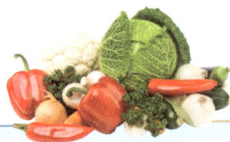

CONTENTS

4

食物相宜相克速查全书

第 2 章
常见中药材的搭配宜忌

第3章
常见病症饮食宜忌

第4章
不同人群饮食宜忌

第5章
四季饮食搭配宜忌

第1章

常见食物搭配宜忌

□蔬菜类

□水产类

□肉禽类

□蛋奶类

□豆制品及菌类

□五谷杂粮类

□水果类

□干果类及其他

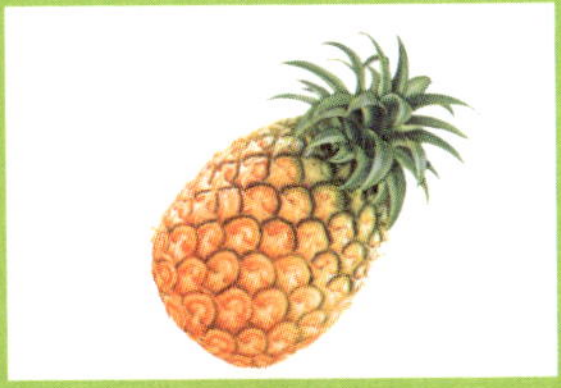

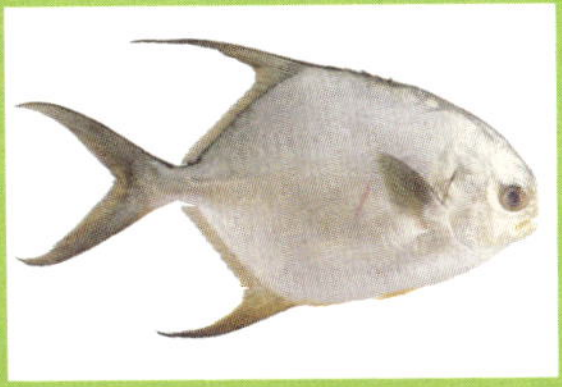

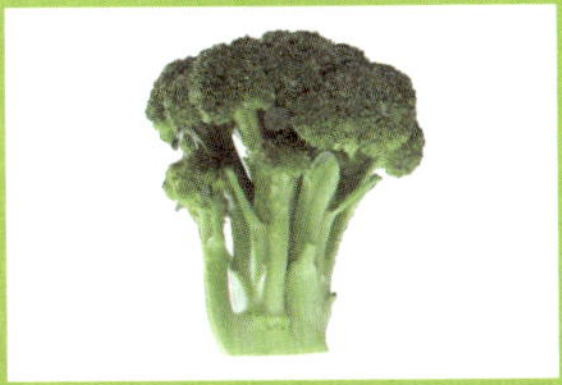

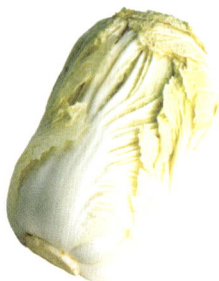

大白菜

别名：白菜、黄芽菜、绍菜。

每日适用量：约100克。

选购：挑选包得紧实、新鲜、无虫害的大白菜，根部无腐烂、变色的为宜。

保存：可装入食品保鲜袋后放入冰箱保存。冬天可在菜叶上套上塑料袋，根朝下竖立在地上即可。

营养功效	大白菜含有丰富的粗纤维，可稀释肠道毒素，常食可增强人体抗病能力和降低胆固醇，还可降低血压，预防心血管疾病，对伤口难愈及牙齿出血也有一定的防治作用。大白菜还含有微量元素硒及钼，这两种物质有助于增强人体内白细胞的杀菌力和抵抗重金属对机体的毒害，有防癌抗癌的功效。白菜汁中含有维生素A，可促进幼儿发育成长和预防夜盲症。我国中医认为大白菜具有通利肠胃、清热解毒、止咳化痰、利尿养胃的功效。
适宜人群	习惯性便秘、伤风感冒、心血管疾病患者。
不宜人群	腹泻者、气虚胃寒者、肺寒咳嗽者。
实用贴士	当牙龈感染引起牙周病时，饮用白菜和胡萝卜混合汁，不仅可为人体供应大量的维生素C，还可以清洁口腔。
烹调宜忌	1.顺着纹理切的大白菜，不仅易熟且口感好。 2.烹调时不宜先用水焯，以免损失营养。
食用宜忌	忌吃腐烂的大白菜，忌吃隔夜的炒熟的大白菜，因其含有致癌物质亚硝酸盐。

适宜搭配的食物

豆腐
益气补中
清热利尿

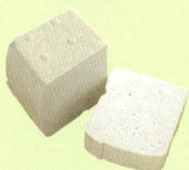

板栗
健脑益智

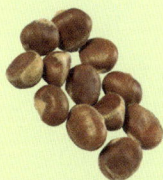

猪肉
滋阴润燥
增强免疫力

黄豆
防治乳腺癌

猪肝
增强机体免疫力

鲫鱼
促进营养物质
的吸收

辣椒
促进肠蠕动
帮助消化

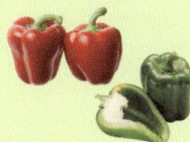

红枣
清肺润燥

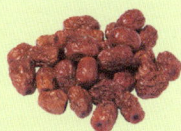

牛肉
增营养、开脾胃

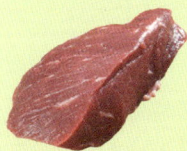

鲤鱼
防治妊娠水肿

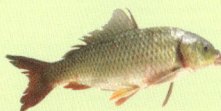

鸭肉
利于健康

虾仁、虾米
解热除燥

不宜搭配的食物

牛肝
降低营养功效

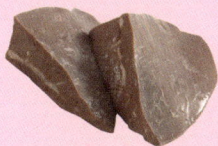

兔肉
易引起腹泻

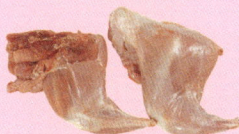

白菜花

别名: 花菜、花椰菜。
每日适用量: 100克。
选购: 花球大、紧实,花茎脆嫩的为佳。
保存: 用保鲜膜封好置于冰箱内保存。

营养功效	白菜花有爽喉、润肺、止咳的功效,还能增强肝脏解毒能力,预防感冒和坏血病的发生。常吃白菜花能提高机体的免疫力,可减少乳腺癌、直肠癌及胃癌等癌症的患病几率。白菜花含丰富的维生素K,这是其他食物较少含有的。菜花还是含有类黄酮最多的食物之一,类黄酮可以预防感染,能够阻止胆固醇氧化,减少心脏病与中风的危险。
适宜人群	儿童、中老年人及脾胃虚弱、消化功能不强者。
不宜人群	无特殊禁忌。
实用贴士	将白菜花揉烂擦患处可以治疗荨麻疹。
烹调宜忌	1.白菜花的残留农药较多,还易生虫,烹饪前宜放在盐水中浸泡几分钟,以去除农药和菜虫。 2.将菜花杆切成圆片或条一起烹调会使其快熟。
食用宜忌	白菜花最好现买现吃,即使保存适宜,也不要存放3天以上。

12

适宜搭配的食物

香菇
降血脂、强筋骨

猪肉
滋阴润燥,
强身壮体

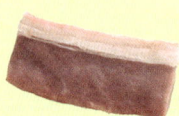

蚝油
健脾壮阳、
抗衰老

玉米
健脾益胃,补虚,
润肤,延缓衰老

不宜搭配的食物

牛奶
影响钙的吸收

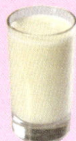

猪肝
影响矿物质的吸收,
降低营养

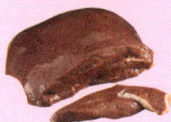

西蓝花

别名: 绿花菜、绿菜花。

每日适用量: 100克。

选购: 以颜色翠绿、花芽尚未开放、手感较重的为好。

保存: 放入冰箱保存。

营养功效	西蓝花含纤维素、胡萝卜素、粗蛋白,还含有多种维生素和钠、钾、钙等多种矿物质。西蓝花属菜花的一种,颜色为绿色,它与白菜花的营养成分及功效基本相同。西蓝花最显著的特点就是具有防癌抗癌的功效,还有补肾填精、健脑壮骨、补脾和胃、增进食欲等功效,对于久病体虚、脾胃虚弱、小儿发育迟缓等症有改善作用。
适宜人群	消化不良、食欲不振者,癌症患者,肥胖者及儿童。
不宜人群	尿路结石者,红斑狼疮患者。
实用贴士	有些人的皮肤一旦受到小小的碰撞和伤害就会变得青一块紫一块的,这是因为体内缺乏维生素K的缘故。补充维生素K的最佳途径就是多吃西蓝花。
烹调宜忌	西蓝花烹调时间不宜过长,待快熟时加盐,以免营养流失过多。
食用宜忌	西蓝花最好现买现吃,即使保存适宜,也不要存放3天以上。

13

适宜搭配的食物

番茄
增加维生素含量,预防心血管疾病

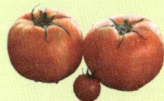

鸡肉
提供丰富的维生素和蛋白质,提高机体免疫力

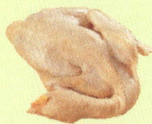

豆浆
营养更全面,美容养颜

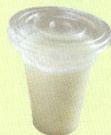

糙米
防衰老,防癌症

不宜搭配的食物

猪肝
易形成难以吸收的物质

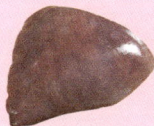

牛肝
降低营养价值

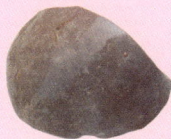

白萝卜

别名：萝卜、莱菔。

每日适用量：50~100克。

选购：大小均匀、表皮光滑、比重大的为好。手指轻弹时声音沉重、结实的为佳。

保存：带泥存放最好，如果已清洗过，则可用纸包起来放入塑料袋中保存。

营养功效	萝卜含纤维素多，可防治便秘，因其热量较少，故有助于减肥。萝卜含有大量的维生素A和维生素C，能防癌抗癌。中医认为，萝卜味辛甘、性凉，可治食积胀满、痰嗽失音、吐血、消渴、痢疾等症。我国有许多关于萝卜的民间谚语，如"冬吃萝卜夏吃姜"，"吃萝卜喝茶，气得大夫满街爬"等，可见萝卜对人体的益处很大。
适宜人群	肥胖者、便秘者、食欲不振者、肺热咳嗽者、动脉硬化者。
不宜人群	脾胃虚寒者、慢性胃炎者、胃及十二指肠溃疡者、先兆流产者。
实用贴士	将萝卜捣碎，加蜂蜜水煎煮后细细咀嚼，有止吐作用。
烹调宜忌	若和胡萝卜一起烹调食用，应加醋调和。
食用宜忌	生萝卜汁加蜂蜜，可作为高血压和动脉硬化者的辅助食疗品。

适宜搭配的食物

豆腐
利于吸收营养，促进消化

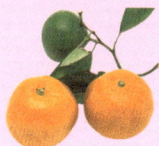

紫菜、酸梅
清肺热、治咳嗽

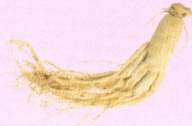

羊肉
滋补不上火

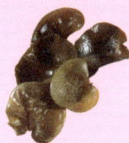

大米
止咳化痰、健胃消食

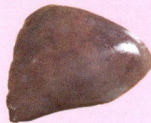

不宜搭配的食物

橘子、苹果、梨、葡萄、杨梅等水果
易诱发甲状腺肿大

人参、西洋参
功能相抵，影响滋补作用

木耳
易导致皮炎

动物肝脏
破坏维生素C

油菜

别名：上海青、小棠菜。
每日适用量：约150克。
选购：应挑选新鲜、油亮、无黄萎的嫩油菜，叶的背面无虫迹和药痕。
保存：用保鲜膜封好置于冰箱内保存。

营养功效	油菜的营养含量及食疗价值称得上是蔬菜中的佼佼者，它富含钙、铁、胡萝卜素和维生素C，对抵御皮肤过度角质化大有裨益，能促进血液循环、散血消肿、明目，还能清热解毒、润肠通便，对口腔溃疡、牙齿松动、牙龈出血也有防治作用。
适宜人群	老年人、产妇、身弱体虚者。
不宜人群	小儿麻疹后期，患有疥疮和狐臭的人要少食。
实用贴士	孕妇产后瘀血腹痛和丹毒、肿痛脓疮者可以用油菜进行辅助食疗。
烹调宜忌	油菜要用旺火快速翻炒熟。
食用宜忌	吃剩的熟油菜过夜后不宜再食用。

适宜搭配的食物

鳜鱼
增强造血功能

虾
促进钙质的吸收

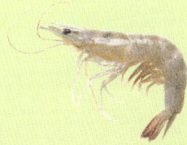

辣椒
增进食欲、帮助消化

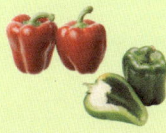

菌类
润肤、抗衰老

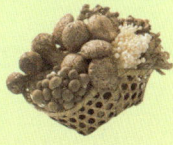

不宜搭配的食物

南瓜
降低营养吸收

胡萝卜、黄瓜
影响人体对维生素C的吸收

菠菜

别名： 鹦鹉菜、赤根菜。

每日适用量： 约100克。

选购： 应选择叶翠绿、无烂叶和萎叶、无虫害的新鲜菠菜。

保存： 可装入保鲜袋后放入冰箱保存。

营养功效	菠菜可以帮助人体维持正常视力和上皮细胞的健康，预防夜盲症，增强抵抗传染病的能力，促进儿童生长发育等。此外，吃菠菜还对口角溃疡、皮炎等有防治效果。
适宜人群	儿童、贫血者、糖尿病人、电脑工作者。
不宜人群	便溏少食、腹泻、肾炎和肾结石患者。
实用贴士	在烹饪菠菜时加点香油不仅味道好，还能发挥菠菜明目的作用。
烹调宜忌	煮食菠菜前先入沸水中焯一下，可去除部分草酸和涩味。
食用宜忌	尽可能与蔬菜、水果等碱性食品同食，可提高其营养价值。

适宜搭配的食物

鹌鹑肉
保护心血管

花生
美白皮肤

鸡蛋
预防贫血、改善营养不良

猪肝
治疗贫血

不宜搭配的食物

大豆及豆制品
易生成草酸镁和草酸钙，不能被人体吸收

乳酪
降低营养价值

猪瘦肉
影响机体对铜、铁的吸收和脂肪的代谢

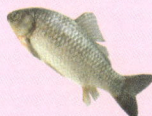

芥菜

别名：盖菜、苦菜。
每日适用量：约100克。
选购：应选择叶子质地脆嫩、纤维较少的新鲜芥菜。
保存：用保鲜膜置于冰箱内可保存3天。

营养功效	芥菜含有大量的维生素C，能增加大脑中的氧含量，激发大脑对氧的利用，有醒脑提神、解除疲劳的作用。芥菜还有解毒的功效，能抗感染和预防疾病的发生，抑制细菌毒素的毒性，促进伤口愈合，可用来辅助治疗感染性疾病。
适宜人群	寒痰内盛、咳嗽多白黏痰者，慢性气管炎者，老年人及习惯性便秘者。
不宜人群	内热偏盛、痔疮便血者。
实用贴士	芥菜腌制后有特殊的香味，能促进消化，增进食欲。
烹调宜忌	芥菜含有少许苦味，可焯水后再烹饪。
食用宜忌	1.吃得过多容易积温成热，引发一些疾病。 2.春芥容易发风动气，病人忌食。

适宜搭配的食物

猪肉
明目除烦、解毒清热

冬笋
有助减肥和延缓衰老

鸭肉
滋阴宣肺、祛痰止咳

不宜搭配的食物

鲫鱼
引发水肿

大麦
易伤胃

白酒、鸡肉
助火生热

甲鱼
易使身体产生不适

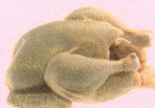
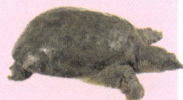

卷心菜

别名：圆白菜、包菜。
每日适用量：约100克。
选购：应选择卷得紧实、球体匀称、无虫蛀、无萎蔫的新鲜卷心菜。
保存：用保鲜膜封好置于冰箱中。

营养功效	卷心菜与大白菜的营养价值差不多，其中维生素C的含量还要高出许多。卷心菜含有叶酸，它能提高人体免疫力，预防感冒。新鲜的卷心菜还含有杀菌消炎作用的物质，以及促进溃疡愈合的因子，是胃溃疡患者的理想食物。多吃卷心菜，还可以增进食欲，促进消化，预防便秘。卷心菜抗衰老、抗氧化的效果与芦笋、菜心一样，对糖尿病和肥胖患者也极有助益。
适宜人群	一般人均可食用，孕妇、糖尿病患者及消化道溃疡的人尤其适合。
不宜人群	眼部充血患者、皮肤瘙痒性疾病患者少食。
实用贴士	卷心菜属于爱"招惹"害虫的蔬菜，清洗时要特别注意。
烹调宜忌	卷心菜切丝凉拌、制作沙拉或绞汁饮用，能较好地保存所含的维生素。
食用宜忌	做熟的卷心菜不要长时间存放，应尽快食用完，以免亚硝酸盐沉积。

适宜搭配的食物

辣椒
促进胃肠蠕动，有助吸收

豆浆
提供丰富维生素

鲤鱼
获得丰富维生素

木耳
防治胃溃疡

虾肉、虾米
强身壮体、滋阴健胃

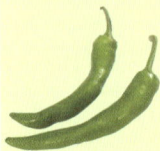

不宜搭配的食物

黄瓜
降低营养

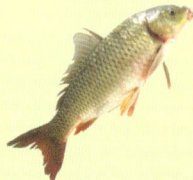
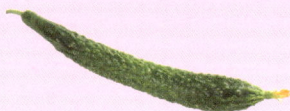

荠菜

别名：护生草、地米菜。

每日适用量：约100克。

选购：应选择叶无萎蔫、无虫蛀的新鲜荠菜。

保存：不宜保存，建议现买现食。

营养功效	近年来，医药界用荠菜中的提取物治疗高血压症，效果较佳，所以也有人将荠菜叫做"血压草"。荠菜有和脾、利水、止血、明目等效用，常吃荠菜，对防治软骨症、麻疹、皮肤角质化、呼吸系统感染、前列腺炎、泌尿系统感染等均有较好的效果。
适宜人群	一般人都可食用，特别适合高血压患者、眼睛红肿上火者。
不宜人群	肠胃虚寒腹泻者。
实用贴士	荠菜花和当归用水煎服，可防治产后流血过多、妇女血尿等。
烹调宜忌	1.不宜浸泡过久，荠菜在水中浸泡过久，其营养素会损失。 2.荠菜较鲜嫩，不宜炒制过久，不宜加蒜、姜等调味，以免破坏荠菜本身的香味。
食用宜忌	宜尽快食完，不宜多食偏食，以免引起消化不良等症。

适宜搭配的食物

豆腐
清热降压、
健脑益智

鸡蛋
清肝明目、
补益脾胃

大米
补虚健脾、
明目止血

马齿苋
防治月经过多、
产后恶露过多

不宜搭配的食物

兔肉
均性凉，易致腹泻

芹菜

别名：香芹。

每日适用量：约50克。

选购：以茎秆粗壮、色亮、无黄萎叶片的为佳。

保存：用保鲜膜包紧，放入冰箱可储存2～3天。

营养功效	芹菜有清热利水，降血压、血脂，镇静，调经，健胃的功效，对高血压、动脉硬化、肺结核有防治作用。芹菜的钙、磷含量较高，有镇静和保护血管的作用，又可增强骨髓、预防小儿软骨病，对妇女月经不调、肝炎、尿道感染等疾病也有很好的疗效，还是健脑益智的理想蔬菜。
适宜人群	高血压患者、女性、儿童。
不宜人群	血压偏低者。
实用贴士	芹菜绞汁后用开水冲服，可用于眩晕、头痛、原发性高血压，但脾胃虚寒者慎用。
烹调宜忌	芹菜可炒、可拌、可做汤，还可做成饮品。
食用宜忌	芹菜叶中所含的胡萝卜素和维生素C比茎中的多，因此吃时不要把能吃的嫩叶扔掉。

适宜搭配的食物

番茄	羊肉	红枣	花生
降血压	强壮身体	滋润皮肤、抗衰老	改善脑血液循环、延缓衰老

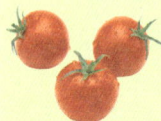 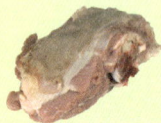 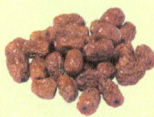 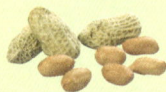

不宜搭配的食物

鸡肉	蟹、蛤	兔肉	醋
降低营养价值	破坏芹菜中的维生素B$_1$	损伤头发	损伤牙齿

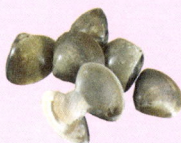 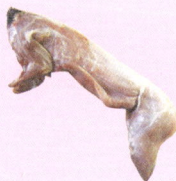 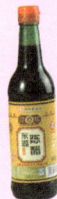

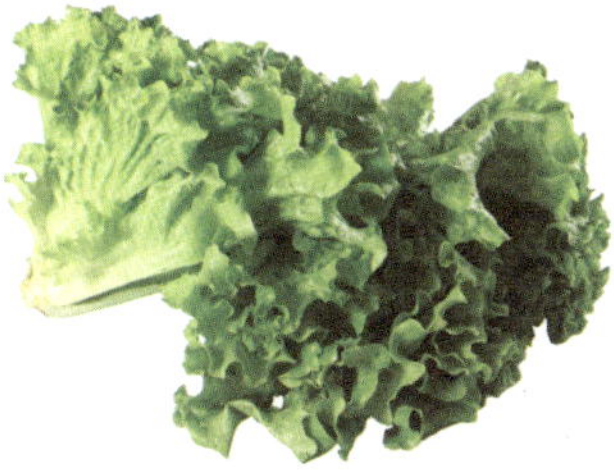

生菜

别名：叶用莴苣。

每日适用量：约100克。

选购：应挑选色绿、棵大、茎短无萎蔫的新鲜生菜。

保存：用保鲜膜封好置于冰箱内可保存2~3天。

营养功效	生菜有清热提神、镇痛催眠、降低胆固醇等作用，还能利尿和促进血液循环、清肝利胆及养胃。生菜含有的膳食纤维比大白菜多，能消除多余脂肪，肥胖的人可多食。生菜嫩茎中的白色汁液有催眠的作用，适宜失眠及睡眠不宁者。妇女产后缺乳或乳汁不通畅者也可多吃生菜。
适宜人群	一般人均可食用。
不宜人群	体质寒凉、尿频、胃寒者少食。
实用贴士	1.将新鲜生菜叶捣成泥后敷于肚脐上，可治疗小便不畅或尿中带血。 2.生菜对乙烯极为敏感，储藏时应远离苹果、梨和香蕉，以免产生赤褐斑点。
烹调宜忌	生菜因可生食而得名，如果炒食则要旺火速炒。
食用宜忌	不要食用过夜的熟生菜。

适宜搭配的食物

大蒜
清热、解毒

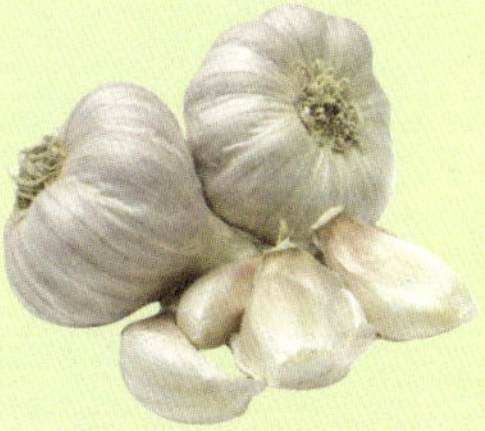

虾
清热解毒，健脾开胃

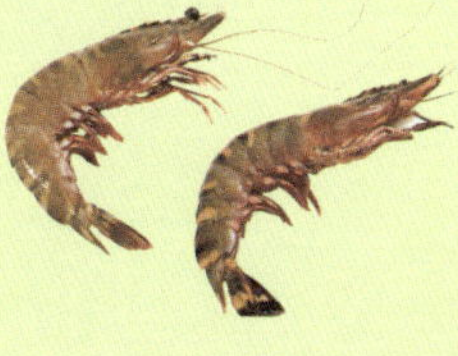

土豆

别名：马铃薯、洋芋。
每日适用量：约150克。
选购：应选外形端正，表皮光滑，无机械损伤，无虫害、腐烂、发芽、变绿和萎蔫的。
保存：置于阴凉干燥处，避免日光照射。

营养功效	土豆所含有的营养素特别齐全，且易于被人体吸收。土豆含有丰富的淀粉，它在体内被缓慢吸收，不会导致血糖过高，可作为糖尿病患者的食疗食物。土豆所含的粗纤维有促进胃肠蠕动和加速胆固醇在肠道内代谢的功效，具有通便和降低胆固醇的作用，可以治疗习惯性便秘和预防血液胆固醇增高。土豆是低热能、高蛋白、富含维生素和微量元素的食品，是理想的减肥食品。
适宜人群	胃病和心脏病患者可多食。
不宜人群	土豆中的生物碱含量很高，孕妇不宜多食，以避免妊娠风险。
实用贴士	切好的土豆极易氧化变色，可在削皮后浸入清水里，随用随切。
烹调宜忌	发芽土豆中引起中毒的龙葵素可溶于水，遇醋酸易分解。如是少量发芽的土豆，可深挖去发芽部分，并浸泡半小时以上，烹调时加些醋。
食用宜忌	如果土豆发芽过多或皮肉大部分变紫，则千万不能烹调食用。

适宜搭配的食物

牛肉
提供更全面的营养，还能保护胃黏膜

豆角
促进吸收，增强免疫

大米
提高氨基酸利用率

不宜搭配的食物

雀肉
使面部色素沉着

香蕉
面部生斑

番茄
易致食欲不佳、消化不良

柿子
难消化

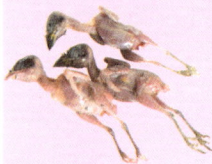
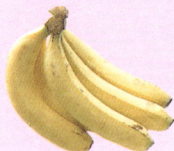
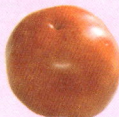
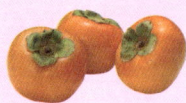

红薯

别名: 地瓜、番薯、红苕。

每日适用量: 约150克。

选购: 以外皮完整结实、表皮少皱纹,且无斑点、无腐烂情况的为上品。

保存: 置于阴凉通风处可保存1个月,但是,受过碰伤的红薯易腐烂变质,不易存放。

营养功效	红薯含有丰富的膳食纤维,是预防文明病最好的食物,所含的维生素A还能改善夜盲症,具有明目的功效。红薯可以润泽肌肤,减少压力、延缓衰老,提高抵抗力。红薯能阻止糖类转变成脂肪,又增进饱腹感,能减少热量摄取,是减肥佳品。科学家还发现,红薯中的黏液蛋白能促进低密度胆固醇的排泄,降低心血管疾病的发生率。
适宜人群	一般人都适宜,尤其适宜肥胖人士和心血管疾病患者。
不宜人群	糖尿病患者。
实用贴士	红薯不宜与土豆一起存放,否则会出现红薯僵心或土豆发芽不能食用的现象。
烹调宜忌	红薯既可作主食,又可当蔬菜。蒸、煮、炸等方法都可。
食用宜忌	1.表皮呈褐色或有黑色斑点的红薯不能吃。 2.红薯忌生食或未熟透食用,以免消化不良或产生不适感。

适宜搭配的食物

排骨
促进吸收,
降低胆固醇

肉类
保持人体酸碱平衡

米、面
化解胀气

不宜搭配的食物

柿子、蟹肉
易形成胃结石,
引起腹泻

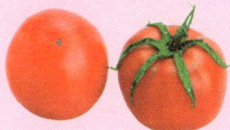

番茄
易生结石,还会引起呕吐、腹痛

香蕉
面部生斑

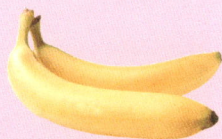

23

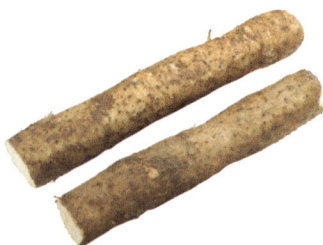

山药

别名：淮山药、薯蓣、山芋。

每日适用量：100克。

选购：以洁净、无畸形或分枝、根须少、没有腐烂和损伤、切口处有粘手感的黏液，而且重量较重者为好。

保存：置于阴凉通风处可保存1周左右。

营养功效	山药是虚弱、疲劳或病愈者恢复体力的最佳食品，不但可以抗癌，对于癌症患者治疗后的调理也极具疗效，经常食用可以提高免疫力、预防高血压、降低胆固醇、利尿、润滑关节。由于山药脂肪含量低，即使多吃也不会发胖，更具有滋养壮身、助消化、敛汗、止泻等作用。
适宜人群	糖尿病、长期腹泻者、体弱者。
不宜人群	大便燥结者。
实用贴士	山药去皮后会有黏液，改刀时容易滑腻切手，可先用清水加少许醋清洗，然后再切。
烹调宜忌	可蒸、煮、红烧、油炸等，也可制作糕点。
食用宜忌	宜去皮食用，以免产生麻的口感。

适宜搭配的食物

莲子
养心安神

鸭肉
消除油腻、补肺

核桃
补中益气、强壮筋骨

杏仁
补肺益肾

不宜搭配的食物

白酒
易致肠道疾病

油菜
影响吸收

柿子
引起胃胀、腹痛

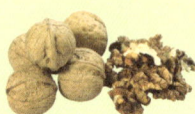
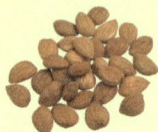
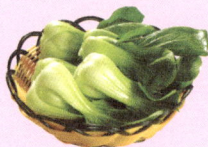
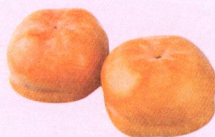

芋头

别名：芋艿、土芝、毛芋。

每日适用量：100克。

选购：选择大小均匀，无虫眼、无疤痕、无腐烂痕迹，有一定重量感的为好。

保存：芋头不宜存放太久，建议现买现食。

营养功效	芋头是一种碱性食物，既可作主食又可制作菜肴。芋头所含的矿物质中，氟的含量较高，具有洁齿防龋、保护牙齿的作用。芋头中有一种天然的多糖类高分子植物胶体，具有很好的止泻作用，并能增强人体的免疫功能。芋头还可以作为防治癌瘤的常用药膳食物。中医认为芋头有益胃宽肠、通便解毒、补益肝肾、散结、调节中气、化痰的功用。
适宜人群	身体虚弱者、儿童、癌症患者、腹泻者。
不宜人群	糖尿病患者。
实用贴士	芋头的黏液中含有一种复杂的化合物，遇热能被分解，因此在剥洗芋头时手部皮肤会发痒，在火上烤一烤就可以缓解。当然，剥洗芋头时最好戴上手套，也可将芋头洗净外皮后放入水中煮几分钟，再捞出去皮，这样也能避免手部发痒。
烹调宜忌	可蒸、煮、炸、炒、炖，或做成芋头泥供婴儿及胃弱者食用。
食用宜忌	1.芋头一定要煮熟，否则其中的黏液会刺激咽喉引起不适。 2.芋头含有较多的淀粉，一次吃得过多会导致腹胀。

适宜搭配的食物

排骨
加速胃肠蠕动，促进吸收和胆固醇的分解

牛肉
强壮筋骨、保护牙齿

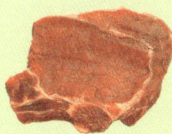

大米
促进营养物质的吸收

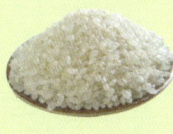

不宜搭配的食物

香蕉
容易导致腹胀

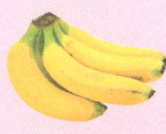

洋葱

别名：葱头、圆葱、胡葱。

每日适用量：50克。

选购：以球体完整，没有裂开或损伤，外层保护膜较多，无发芽、无腐烂的为好。

保存：放置在阴凉通风处可保存1周左右。

营养功效	洋葱可以降血脂，防治动脉硬化。它含有硒，这是一种抗氧化剂，能使人体产生大量的谷胱氨酸，使癌症发生率大大下降。洋葱含有的半胱氨酸，能推迟细胞的衰老，使人延年益寿。实验证明洋葱还有杀菌作用。
适宜人群	糖尿病患者、高血压者、动脉硬化患者、癌症患者。
不宜人群	热病、皮肤瘙痒、胃病患者。
实用贴士	切洋葱前把刀放在冷水里浸泡一会儿再切，或者把洋葱一分为二，在水中稍浸一小会儿，然后取出再切，这样就不会因辣味刺激而流泪了。
烹调宜忌	洋葱不宜炒得过老，以免破坏其营养物质。
食用宜忌	过量食用洋葱容易产生挥发性气体，引起胀气和排气过多。

适宜搭配的食物

羊肉、猪肉、牛肉
增强机体免疫力

鹅肉、鸭肉
预防心血管疾病

小米
生津止渴、降糖降脂

咖喱、鸡肉、鸡蛋
营养更丰富

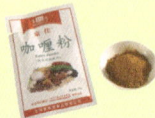

不宜搭配的食物

猪肝
补虚损、强身体

蜂蜜
刺激胃肠道，易致腹胀、腹泻

海产品如黄花鱼等
易形成结石

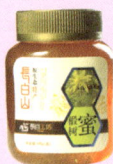

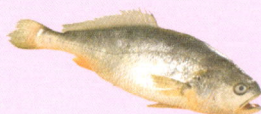

魔芋

别名：麻芋。

每日适用量：100克。

选购：要选择质地细嫩、无杂质的魔芋。

保存：魔芋多制成魔芋豆腐，入冰箱中可保存两三天。

营养功效	魔芋所含的黏液蛋白能预防动脉硬化和防治心脑血管疾病，提高机体免疫力，魔芋还含有对癌细胞有干扰作用的物质——甘露糖酐，以及丰富的膳食纤维，能防止便秘和肠道病症。食用魔芋后有饱腹感，它是理想的减肥食品。魔芋能延缓葡萄糖的吸收，能有效地降低餐后血糖。魔芋还具有补钙、平衡盐分、洁胃、整肠、排毒等作用。
适宜人群	糖尿病患者、肥胖者。
不宜人群	没有特殊禁忌。
实用贴士	魔芋制品主要有魔芋豆腐、魔芋粉丝、魔芋片、魔芋方便面、魔芋果冻、魔芋面条等。
烹调宜忌	魔芋在烹饪前最好先焯水去异味。
食用宜忌	生魔芋有毒，须经多种工序加工制成食品后方可食用。

适宜搭配的食物

鸭肉
降压、降脂，
提高免疫力

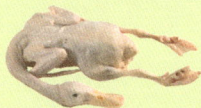

黄瓜
预防肥胖、
便秘和糖尿病

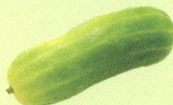

不宜搭配的食物

茶
阻碍营养物质吸收

番茄

别名：西红柿、洋柿子。

每日适用量：约200克。

选购：要选择光滑饱满、颜色鲜艳、没有虫疤、无畸形的新鲜番茄。

保存：番茄不宜放入冰箱保存，可置于阴凉处。

营养功效	番茄含有丰富的钙、磷、铁、胡萝卜素及B族维生素和维生素C，能生津止渴、健胃消食，且肉汁多，对肾炎病人和动脉硬化患者都有较好的食疗作用。番茄还富含番茄红素，具有抗氧化功能，常吃能使皮肤细滑白皙，可延缓衰老。国内外的专家经研究认为，番茄除了对前列腺癌有预防作用外，还能降低胰腺癌、直肠癌、口腔癌、乳腺癌等癌症的发病概率。
适宜人群	发热、口渴、食欲不振者，高血压患者、夜盲症患者。
不宜人群	急性肠炎、菌痢及溃疡病期间的病人以及胃酸过多者。空腹时不宜吃番茄。
实用贴士	1.在番茄底部划个十字，放入沸水中烫5秒钟，立即浸入冷水中，可轻易撕去皮。 2.要学会辨别催熟的和自然成熟的番茄。催熟的番茄大小通体全红，手感很硬，外观呈多面体，里面的子呈绿色或未长子，瓤内无汁。而自然成熟的番茄周围有些绿色，捏起来很软，外观圆滑，子粒是土黄色，肉质红色，沙瓤，多汁。 3.患有口疮时，可含些番茄汁，使其接触疮面，每次数分钟，每日数次，可改善病情。
烹调宜忌	番茄不可久煮，烧煮时稍加些醋，熟制的番茄营养更丰富，有益于心脏健康并能提高抗癌效果。
食用宜忌	青色的未成熟番茄不宜食，因为其中含有大量的生物碱，可被胃酸水解成番茄次碱，食用后会出现头晕、流涎、恶心、呕吐和全身疲劳等中毒症状。

适宜搭配的食物

芹菜
清热利湿、
平肝降压

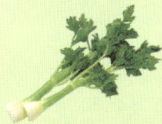

豆腐
温补脾胃、
生津益气

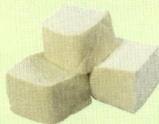

山楂
消食导滞、通脉
散瘀、降血脂

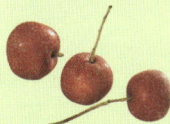

酸奶
凉血平肝、
补虚降脂

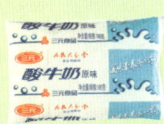

蜂蜜
养血补血、利水降压

红枣
补虚健胃、益肝养血

鸡蛋
健美、抗衰老

不宜搭配的食物

虾、螃蟹
易致腹泻

猪肝
氧化维生素C

酒
容易引起胸闷

胡萝卜
降低营养

鱼肉
抑制铜元素的吸收

土豆、红薯
极易导致腹痛、
消化不良

茄子

别名：紫瓜、紫茄、落苏。

每日适用量：半个。

选购：新鲜有光泽的，带未干枯柄，粗细均匀，无斑、无虫眼的较好。

保存：用保鲜膜封好置于冰箱内保存。

营养功效	茄子在蔬菜中营养素含量中等，但茄子维生素E和维生素P的含量较高。茄子富含的维生素E能抗衰老，也可提高毛细血管抵抗力，防止出血。茄子还含有大量的钾，可调节血压及心脏功能，预防心脏病和中风。
适宜人群	一般人都适宜，尤其是老年人。
不宜人群	寒性体质的人。
实用贴士	茄子的表皮外有一层很薄的蜡质层，具有阻断微生物侵蚀、保护茄子的作用，所以茄子忌洗后存放，以免破坏蜡质层。
烹调宜忌	1.茄子切开后容易氧化变色，可在盐水中浸泡，并应尽快烹饪。 2.油炸茄子会流失大量其含有的维生素P，若挂糊上浆后再炸，能减少营养损失。
食用宜忌	秋后的茄子味偏苦，性寒更甚，体质虚冷之人不宜多食。

适宜搭配的食物

羊肉、鹌鹑肉、兔肉
预防心血管疾病

黄酒、蛇肉
凉血驱风、消肿止痛

不宜搭配的食物

海米
清热消肿、活血止痛

蟹肉、墨鱼
加重寒性，伤肠胃

味精
影响口感

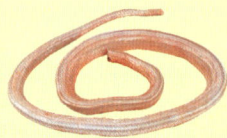

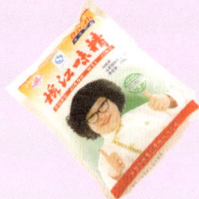

辣椒

别名：海椒、辣茄。

每日适用量：50克。

选购：表皮有光泽，无破损，无皱缩，形态正常的为较佳的辣椒。

保存：用保鲜膜装好放入冰箱保存。

营养功效	辣椒的果皮及胎座组织含有辣椒素及维生素A、维生素C等多种营养物质，能增强人的体力，缓解因工作、生活压力造成的疲劳。其特有的味道和所含的辣椒素有刺激唾液和胃液分泌的作用，能增进食欲，帮助消化，促进肠蠕动，防治便秘。它还可防治坏血病，对牙龈出血、盆血、血管脆弱有辅助治疗作用，中医认为辣椒有温中下气、散寒除湿的作用。
适宜人群	便秘、食欲不振者。
不宜人群	溃疡、食道炎、咳喘、咽喉肿痛、痔疮者应少食或不食。
实用贴士	辣椒汁含有丰富的硅，饮用辣椒汁可使头发乌亮，指甲有光泽。
烹调宜忌	1.辣椒宜鲜食，最好现买现吃，不提倡储藏。 2.辣椒的生长姿势使得喷洒的农药都会聚积在凹陷的果蒂处，所以辣椒要先去蒂再清洗。
食用宜忌	不宜一次吃得过多，辣味太重的辣椒容易引发痔疮、疮疥等炎症。

适宜搭配的食物

鸽肉
增强机体免疫力

鳝鱼
增加降糖效果

鹿肉
提高代谢功能

虾、鹌鹑肉
开胃消食，增强免疫力

不宜搭配的食物

南瓜、胡萝卜、羊肝
破坏辣椒中的维生素C

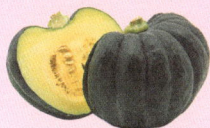

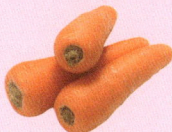

食物相宜相克速查全书

黄瓜

别名：青瓜、刺瓜。

每日适用量：100克。

选购：质量好的黄瓜鲜嫩，外表的刺粒未脱落，手摸时有刺痛感，外形饱满、硬实，色泽脆绿。

保存：将黄瓜表面的水分吸干，用保鲜膜封好置于冰箱中。

营养功效	黄瓜的主要成分为葫芦素，具有抗肿瘤的作用，对高血糖也有很好的降低作用。黄瓜含水量很高，是美容的瓜菜，经常食用可以起到延缓皮肤衰老的作用。黄瓜含有的维生素B₁和维生素B₂，可防治口角炎、唇炎，还可润滑肌肤，让你保持苗条身材。黄瓜把儿中含有一种叫葫芦素的物质，具有明显的抗肿瘤作用。黄瓜汁能调节血压，预防心肌过度紧张，还可使神经系统镇静和强健，增强记忆力，对牙龈损坏和牙周病的防治有一定功效，还能预防头发脱落和指甲劈裂。
适宜人群	一般人均可，更适合糖尿病、高血压、高血脂、动脉硬化患者、肥胖者。
不宜人群	肠胃病、慢性支气管炎、肝病患者。
实用贴士	经常食用黄瓜或将之贴在皮肤上，可有效对抗皮肤老化，减少皱纹的产生。黄瓜切片擦抹，可改善日晒引起的皮肤发黑、粗糙。
烹调宜忌	1. 黄瓜不宜炒制过久，以免影响其脆爽的口感。 2. 黄瓜把儿中含有抗癌作用的营养物质，不要将之切掉丢弃。
食用宜忌	1. 黄瓜味甘性凉，脾胃虚寒、腹痛腹泻者要少吃。 2. 如果要生吃黄瓜，则一定要将黄瓜洗净，以免引起肠道疾病。 3. 有肝病、心血管疾病、肠胃病以及高血压的病人不宜吃腌黄瓜。

适宜搭配的食物

黑木耳
减肥、滋补养颜

黄花菜
改善不良情绪

蒜
清热健胃，减肥

莲子
减肥，防治便秘

猪肉、豆浆
滋阴润燥

土豆
营养更丰富

大米
解毒美容

豆腐
可消水肿，防治高血压

鲤鱼
可减肥降压

乌鱼
健身美容

虾米
清热利尿，补肾

醋
治小便不利

不宜搭配的食物

花生
易致腹泻

芹菜
降低营养价值

杨梅、辣椒等富含维生素C的食物
破坏维生素C

南瓜

别名：金瓜、窝瓜、番瓜、倭瓜。

每日适用量：约100克。

选购：要选择个体结实、表皮无破损、无虫蛀的南瓜。

保存：于阴凉通风处，或放入冰箱保存。

营养功效	南瓜含有较丰富的维生素A、B族维生素、维生素C，南瓜中维生素A的含量几乎为瓜菜之首。南瓜还含有人体必需的8种氨基酸和儿童必需的组氨酸、可溶性纤维、叶黄素以及磷、钾、钙、镁、锌等微量元素。南瓜中有一种叫"钴"的营养成分，食用后有补血作用。南瓜还有降血糖的作用，是治疗糖尿病、高血压、动脉粥样硬化的食疗良药。南瓜含有丰富的果胶，有吸附并清除体内有害物质，如重金属和放射性物质等的作用，还可预防前列腺增生。当果胶与淀粉混合时，可延缓肠道对营养物质的吸收，由此达到减肥的目的。南瓜因为具有众多的疗效而被誉为"特效保健蔬菜"。
适宜人群	三高人群、男性、肥胖者、中老年人可以多食。
不宜人群	黄疸患者，胃热炽盛、气滞湿阻者。
实用贴士	南瓜一般从心部开始变质，所以切开的南瓜最好将内部掏空后用保鲜膜包好再放入冰箱存放。
烹调宜忌	1.老南瓜更适合炖食。 2.南瓜中含有维生素C的分解酶，此物质不耐热，宜煮食，不宜炒食。
食用宜忌	1.患有黄疸型肝炎、脚气等症的人不宜食用嫩南瓜。 2.如果发现南瓜表皮出现溃烂或切开后散发出酒精味，则一定不要再食用，以免引起中毒。 3.南瓜中含有一定量的糖，过多食用可引起血糖增高，因此糖尿病患者食用不可过量。

适宜搭配的食物

赤小豆
健身、润肤

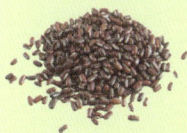

火腿
降糖、吸附
有毒物质

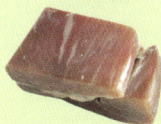

芦荟
嫩白肌肤

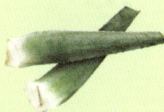

红枣
补中益气、
收敛肺气

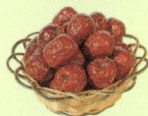

莲子
适合心血管病患者和肥胖者

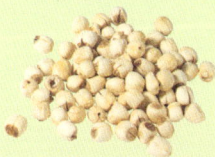

绿豆
清热解毒、止渴生津

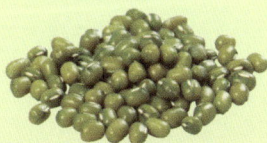

牛肉
解毒止痛、补脾益气

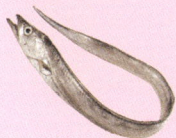

不宜搭配的食物

带鱼
易中毒

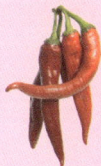

醋
易致疾病

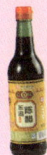

虾
易导致疾病

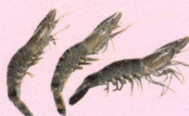

鹿肉
易致腹胀

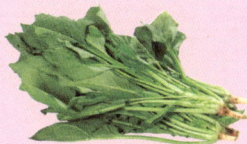

红辣椒、油菜、菠菜、
降低营养

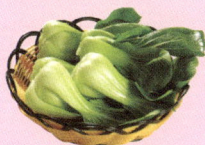

小白菜、白菜花、番茄
降低营养

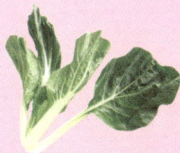

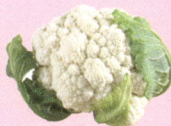

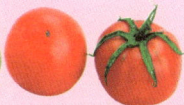

蟹肉
易形成结石

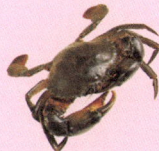

苦瓜

别名：凉瓜、癞瓜。
每日适用量：100克。
选购：以颜色青翠、新鲜有光泽的为佳。
保存：不宜冷藏，阴凉通风处可保存3天左右。

营养功效	苦瓜被称为"植物胰岛素"，它的医用价值很高，可消暑、清热、明目、解毒。现代科学研究还发现苦瓜有抗肿瘤的作用。
适宜人群	一般人都可食用，更适合糖尿病患者。
不宜人群	脾胃虚寒者、孕妇。
实用贴士	将切好的苦瓜入沸水中焯一下，或用盐腌一下，都可去除少许苦味。
烹调宜忌	1.苦瓜质地较嫩，不宜炒制过久。 2.适宜煸炒、凉拌等烹饪方法。
食用宜忌	苦瓜忌一次食用过多，因为苦瓜性寒且草酸含量较高，过量食用易伤食，也影响钙的吸收。

适宜搭配的食物

鹌鹑蛋、番茄
辅助治疗糖尿病

鸡翅
解毒清热、健脾开胃

小米
消暑解热、降血糖

猪肝
预防癌症

不宜搭配的食物

猪肉
清热祛暑、清心明目

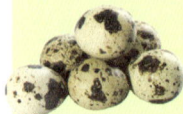

豆腐
既损失钙质，又容易患结石症

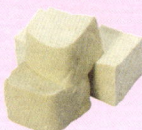

花生
易致腹泻

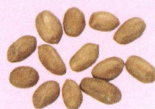

韭菜

别名：起阳草、懒人菜。

每日适用量：约50克。

选购：选择叶绿、新鲜无腐烂、不蔫的为好。

保存：将韭菜放在阴凉湿润处，或在3~4℃的低温下短时间储存。

营养功效	韭菜中含有丰富的粗纤维，有促进食欲、降低血脂的作用，对心血管类疾病有很好的疗效。韭菜的独特营养成分还对儿童的增高助长有明显的助益。中医则认为，韭菜有安五脏、除胃热、补虚壮阳之功效。
适宜人群	儿童、男性、食欲不振者。
不宜人群	阴虚火旺、胃肠功能不佳者。
实用贴士	春季的韭菜品质最好，夏季的最差。
烹调宜忌	韭菜适宜炒、拌，适合做配料、做馅料等。
食用宜忌	隔夜的熟韭菜不宜食用，以免发生亚硝酸盐中毒。

适宜搭配的食物

绿豆芽
加速体内脂肪的代谢

豆腐干
提高蛋白质的利用率

豆腐
治阳痿早泄

鸡蛋
补肾、行气、止痛

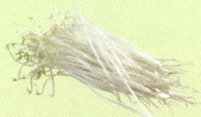
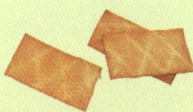
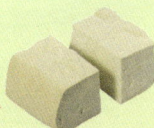
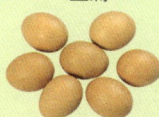

不宜搭配的食物

牛奶
阻碍机体对钙的吸收

牛肉
加重热性，发热动火

蜂蜜
破坏内分泌平衡

白酒
使溃疡复发

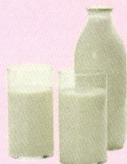
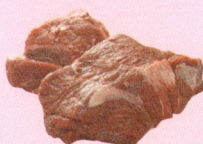
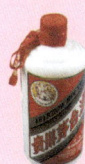

冬瓜

别名：白瓜、枕瓜。
每日适用量：约100克。
选购：要选择外形完整、无虫蛀、无外伤的新鲜冬瓜。
保存：将冬瓜置阴凉通风处可保存较长时间，如果已切开，则应尽快食用完。

营养功效	冬瓜有良好的清热解暑功效，夏季多吃些冬瓜，不但解暑、利尿，还可使人免生疔疮。因其利尿，且含钠极少，所以冬瓜是慢性肾炎水肿、营养不良性水肿、孕妇水肿的消肿佳品。它含有多种维生素和人体所必需的微量元素，可调节人体的代谢平衡。冬瓜性寒，能养胃生津、清降胃火，促使体内淀粉、糖转化为热能，而不变成脂肪。因此，冬瓜是肥胖者的理想蔬菜。冬瓜还有抗衰老的作用，久食可保持皮肤润泽光滑。
适宜人群	水肿、肥胖、肝硬化、腹水、脚气、糖尿病、高血压、冠心病、癌症患者尤为适用。
不宜人群	久病的人与阴虚火旺、脾胃虚寒、易泄泻者应少食。
实用贴士	用冬瓜瓤煎汤或洗脸，可使人皮肤白皙有光泽。
烹调宜忌	冬瓜连皮一起煮汤，解热利尿的效果更明显。
食用宜忌	服滋补药品时忌食冬瓜。

适宜搭配的食物

海带
降血压、降血脂

火腿
增强机体免疫力

平菇
可消除孕期水肿

芦笋
适合高血脂患者

白菜花、红枣
清热解暑、减肥润燥

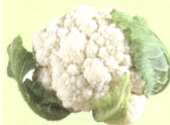

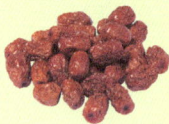

鸡肉
清热利尿、美容

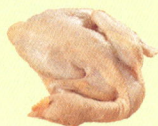

不宜搭配的食物

鲫鱼
易导致身体脱水

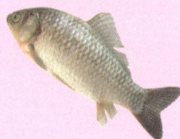

丝瓜

别名：吊瓜、布瓜。
每日适用量：约60克。
选购：要选择瓜形完整、无破损、无虫蛀的新鲜丝瓜。
保存：在阴凉通风处可保存5天左右。

营养功效	中医认为丝瓜有清暑凉血、解毒通便、祛风化痰、润肤美容、通经络、行血脉等功效。现代医学研究发现，丝瓜中含防止皮肤老化的维生素B$_1$和使皮肤增白的维生素C等成分，能消除斑块，使皮肤洁白、细嫩，可以说，丝瓜是不可多得的美容食物，有"美人水"之称。多吃丝瓜还对调理月经有帮助。
适宜人群	月经不调者、身体疲乏者、女性可以多吃。
不宜人群	体虚内寒、便溏腹泻者。
实用贴士	用手轻捏丝瓜，瓜身和瓜把都较硬实的为新鲜丝瓜。
烹调宜忌	1.丝瓜汁水丰富，宜现切现做，以免营养成分随汁水流失。2.丝瓜烹饪应少油，可勾薄芡，能保留香嫩爽滑的口感。
食用宜忌	丝瓜不宜生吃，做汤食用营养流失较少。

适宜搭配的食物

毛豆 降低胆固醇，增强免疫力，改善微循环

菊花 防病毒感染

猪蹄、香菇 养血通乳、滋润皮肤

鸡蛋 清热解毒、润燥通乳

不宜搭配的食物

菠菜、芦荟 易引起腹泻

胡萝卜

别名：红萝卜、小人参。

每日适用量：约100克。

选购：宜选购体形圆直、表皮光滑、色泽橙红、无须根的胡萝卜。

保存：用保鲜膜封好放入冰箱或置于通风处保存。

营养功效	胡萝卜含有丰富的维生素A，具有促进机体生长繁殖、维持上皮组织、防治呼吸道感染及保持视力正常、防治夜盲症和眼干燥症等功能。胡萝卜有一种芳香的气味，这是挥发油造成的，这种气味能促进消化，并有杀菌作用。中医认为胡萝卜能健脾、化滞，可治消化不良、久痢、咳嗽、眼疾，还可降血糖。
适宜人群	老人、小孩更适合。
不宜人群	生育期女性应少食。
实用贴士	胡萝卜皮含有较多的营养成分，烹饪胡萝卜不要去皮。
烹调宜忌	1.胡萝卜应用油炒热，或和肉类一起炖煮食用，更利于消化吸收。2.炒胡萝卜不宜加醋，否则胡萝卜素就会被破坏殆尽。
食用宜忌	胡萝卜忌与酒同食，否则会造成大量胡萝卜素与酒精一同进入人体，而在肝脏中产生毒素，导致肝病。

适宜搭配的食物

狗肉
增温助阳

猪肚
益气补血

黄芪、山药
增加营养

不宜搭配的食物

柠檬汁、醋
破坏胡萝卜素

山楂
破坏山楂中的维生素C

白萝卜
营养成分会被破坏

四季豆

别名：菜豆、架豆。

每日适用量：约80克。

选购：以豆荚呈翠绿色、鲜嫩饱满、无虫蛀的为佳。

保存：用保鲜膜装好放入冰箱，不宜保存太久。

营养功效	四季豆含维生素C、蛋白质、脂肪及钙、磷、铁、胡萝卜素较多，是较常见的蔬菜之一，经常食用能健脾胃，增进食欲。中医认为，四季豆有调和脏腑、健脾益气、消暑化湿和利水消肿的功效，适用于脾虚兼湿、食少便溏、暑湿伤中、妇女带下过多等症。
适宜人群	女性白带异常、皮肤瘙痒、急性肠炎患者特别适合。
不宜人群	腹胀者。
实用贴士	夏天多吃一些四季豆，有消暑、清口的作用。
烹调宜忌	应将豆筋摘除，否则影响口感，又不易消化。
食用宜忌	鲜四季豆含有大量的皂苷和血球凝集素，若未煮熟食用，则会发生中毒反应。所以，要用水煮或用热油煸炒，至彻底熟透后才可食用。

41

适宜搭配的食物

香菇
防癌、抗衰老

花椒
强化钙的吸收，促进骨髓生长

不宜搭配的食物

醋
破坏胡萝卜素，使营养流失

豇豆

别名：豆角、长豇豆、角豆、饭豆。

每日适用量：约100克。

选购：豇豆以豆粒数量多、排列稠密、饱满硬实的为优。

保存：可放入冰箱保存。

营养功效	豇豆的营养价值很高，含大量的蛋白质、糖类、磷、钙、铁和维生素B_1、维生素B_2及膳食纤维等，其中以磷的含量最丰富。豇豆能帮助消化，增进食欲，提高机体抗病毒能力。而且豇豆不温不燥，作为日常食物，可以多食。中医认为豇豆有健脾补肾的功效，主治消化不良，对尿频、遗精及一些妇科功能性疾病有辅助治疗作用。
适宜人群	消化不良、肾虚、脾胃虚弱之人及老年人。
不宜人群	气滞便结者不宜过量食用。
实用贴士	豇豆配鸡肉炖食，可辅助治疗白带、白浊。
烹调宜忌	1.烹调时间过长也会造成营养流失。 2.市场上的菜用豇豆有三类：一是绿荚型，深绿色，肉厚，豆粒小，口感较脆，特别适用于做泡菜；二是白荚型，淡绿或绿白色，肉薄，口感软糯，适于炒食或凉拌；三是红荚型，紫红色，肉质中等，易老化，富含类黄酮，常食对健康有益。
食用宜忌	一次不要吃太多，以免产气胀肚。

42

适宜搭配的食物

猪肉
促进营养物质的吸收，增强机体免疫力

白菜花
补肾脏、健脾胃，润肺爽喉

鸡肉
健脾补肾，填精补髓

玉米
适于动脉硬化、冠心病、高血压病人食用

黄豆芽

别名：豆芽菜、大豆芽。

每日适用量：约100克。

选购：以个体饱满、新鲜水嫩、无异味的较佳。

保存：不宜保存，建议现买现食。

营养功效	黄豆在发芽的过程中，更多的营养元素被释放出来，更利于人体吸收，营养更胜一筹。比如豆芽的蛋白质利用率较黄豆要提高10％左右。黄豆发芽后，胡萝卜素可增加1～2倍多。黄豆芽能减少体内乳酸堆积，治疗神经衰弱、消除疲劳，还能保护皮肤的毛细血管，防止动脉硬化，防治老年高血压。黄豆芽还是美容食品，常吃黄豆芽能营养毛发，对面部雀斑有较好的淡化效果。食用黄豆芽对青少年生长发育、预防贫血等也大有好处。
适宜人群	贫血者、青少年。
不宜人群	脾胃虚寒者不宜多食。
实用贴士	1.炒豆芽时加点黄酒再放盐，可去除豆腥味。 2.要学会分辨豆芽：自然培育的豆芽秆挺直，稍细，芽脚不软，有光泽。化肥浸泡过的豆芽秆粗壮发水，色泽灰白。如果将豆芽折断，断面会有水分冒出，有的还残留化肥的气味。
烹调宜忌	1. 烹调黄豆芽加少量醋，可保持维生素B_2不损失。 2. 豆芽根是纤维素含量最高的部位，烹调时不宜掐去。
食用宜忌	未彻底加热至熟的豆芽中含有胰蛋白酶抑制剂等有害物质，食用后可能会引起恶心、呕吐、腹泻等不良反应。

适宜搭配的食物

榨菜
开胃抗癌，增强免疫

海带
养颜美容，防治便秘

绿豆芽

别名: 豆芽菜、银芽。
每日适用量: 约100克。
选购: 要选择新鲜水嫩、无异味的绿豆芽。
保存: 建议现买现食。

营养功效	绿豆在发芽的过程中维生素C会增加很多,而且部分蛋白质也会分解为各种人体所需的氨基酸,氨基酸含量可达到绿豆原含量的7倍,所以绿豆芽的营养价值比绿豆还要高。绿豆芽中含有核黄素,口腔溃疡的人适合多食用。绿豆芽还富含纤维素,是便秘患者的理想蔬菜。它还有清除血管壁中堆积的胆固醇和脂肪、防治心血管病变的作用。
适宜人群	血压、血脂偏高者,嗜烟酒肥腻者宜多食。
不宜人群	脾胃虚寒之人不宜常食。
实用贴士	绿豆芽煎汤可治疗疔疮、烫伤等外伤感染。
烹调宜忌	1.烹调绿豆芽时油盐不宜太多,尽量保持其清淡爽口的特点。 2.烹调时适当加些醋,能保存水分及维生素C,口感也好。
食用宜忌	1.绿豆芽性寒,应配上一点姜丝中和它的寒性,体质虚弱者不宜多吃。 2.绿豆芽含有丰富的维生素C,对治疗坏血病很有益处。

44

适宜搭配的食物

鸡肉
具有防治心血管病变的作用。

榨菜
清热解毒、利尿除湿

不宜搭配的食物

猪肝
破坏绿豆芽中的维生素C

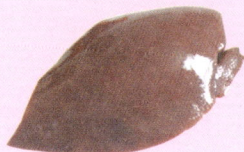

豌豆苗

别名：豆苗、芽苗菜、豌豆尖、安豆苗。
每日适用量：约100克。
选购：刚刚割下来的新鲜豌豆苗质量最好。
保存：不宜保存，应现买现食。

营养功效	豌豆苗含有丰富的蛋白质、膳食纤维及β-胡萝卜素、维生素B$_1$、维生素B$_2$、维生素C、钙、磷、铁等营养物质，并含有17种人体必需的氨基酸，其中磷的含量尤其高于其他蔬菜，可预防因胃酸分泌过多而导致的胃痛。豌豆苗还含有胆碱、蛋氨酸等，有助于预防动脉粥样硬化。豌豆苗与一般蔬菜有所不同，所含的赤霉素和植物凝素等物质具有抗菌消炎、增强新陈代谢、提高机体的抗病能力和康复能力等功效。豌豆苗中富含胡萝卜素，食用后可防止人体致癌物质的合成，从而减少癌细胞的形成，降低人体癌症的发病率。
适宜人群	糖尿病、心脏病、高血压患者及便秘者。
不宜人群	无特殊禁忌。
实用贴士	多食豌豆苗能改善晒黑的肌肤状况，并使肌肤清爽不油腻。
烹调宜忌	豌豆苗较为鲜嫩，不宜久炒、久炖，要大火快炒或入水稍焯。豌豆苗做汤食用较好，营养流失较少。
食用宜忌	豌豆苗的供食部位是嫩梢和嫩叶，其味清香、质柔嫩、滑润适口，色、香、味俱佳。

45

适宜搭配的食物

虾肉
营养升级，改善体虚、食欲不振

猪肉
预防糖尿病

小白菜

别名: 青菜。

每日适用量: 约70克。

选购: 以外表青翠，叶片完整，无萎烂、枯黄的为佳。

保存: 用保鲜膜封好置于冰箱中可保存3天。

营养功效	小白菜所含的矿物质能够促进骨髓的发育，加速人体的新陈代谢和增强机体的造血功能。据研究发现，小白菜还有缓解精神紧张的作用，考试前可以适量食用，有助于保持平静的心态。中医则认为小白菜能健脾利尿，促进吸收，还有助于荨麻疹的消退。
适宜人群	一般人都适宜，特别是儿童。
不宜人群	大便稀薄者、痛经的女性不宜多吃。
实用贴士	小白菜不宜用水清洗后再保存。
烹调宜忌	小白菜不耐久煮，常见烹调方式是快炒、煮汤或配菜食用。
食用宜忌	小白菜不宜生食。

适宜搭配的食物

辣椒
增进食欲、帮助消化

鳜鱼
造血功能更显著

豆腐
清热祛火

排骨
清热除烦、通利肠胃

不宜搭配的食物

兔肉
易导致腹痛、腹泻

茭白

别名：茭粑、茭笋、水笋、菰。

每日适用量：约50克。

选购：以茭肉肥大、新鲜肉嫩、肉色洁白、带甜味者为最好。

保存：茭白含水量较小，可将其置于阴凉处保存5天左右。

营养功效	茭白含有较多的碳水化合物、蛋白质、脂肪等，茭白的有机氮素以氨基酸状态存在，容易为人体所吸收。中医认为，茭白味甘性凉，有祛热生津、止渴利尿、通便降压、催乳等功效，夏季食用尤为适宜。
适宜人群	产后乳少的产妇、孕妇、饮酒过量者、高血压患者。
不宜人群	心脏病、肾病、阳痿、腹泻、脾虚胃寒者。
实用贴士	茭白和猪蹄搭配食用，可催乳。
烹调宜忌	可炒，可做汤，在烹饪前要先用水焯一下，以除去其中含有的草酸。
食用宜忌	茭白还有解酒醉的功用，适合饮酒过量及酒精中毒者食用。

适宜搭配的食物

菌类 清中兼补、不燥不腻

鸡蛋、红辣椒 解酒、开胃

芹菜 降压效果显著

番茄 清热解毒、利尿降压

猪肉 增加营养，使味鲜美

不宜搭配的食物

豆腐 易形成结石

蜂蜜 引发痼疾

香菜

别名：芫荽。

每日适用量：约15克。

选购：选择气味浓郁、色翠绿、无萎黄叶的新鲜香菜。

保存：不宜保存，建议现买现食。

营养功效	中医认为，香菜有发汗透疹、消食下气、醒脾和中的作用。经实验发现，香菜的特殊香味能刺激汗腺分泌，促使机体发汗、透疹，还能促进胃肠蠕动，具有开胃醒脾、调和中焦的作用。香菜含有的胡荽子可降低高血糖水平，阻止体重减轻。
适宜人群	外感风寒、脱肛及食欲不振者，小儿出麻疹者。
不宜人群	因热毒而非风寒所致的疹出不透者。口臭、狐臭、严重龋齿、胃溃疡、生疮者。
实用贴士	将香菜、生姜加粳米煮成香菜粥，可用于治风寒头痛、胃弱食滞等症。
烹调宜忌	香菜多用做菜肴的点缀和提味。
食用宜忌	1.服用补药时不宜食用香菜，以免降低补药疗效。 2.不可多食，易耗气伤身。

适宜搭配的食物

黄鳝
促进消化吸收

蛇肉
香菜可除去蛇肉的异味

狗肉
可用于病后调补

猪大肠
补虚、止肠血，有利健康

豆腐
健胃、驱风寒

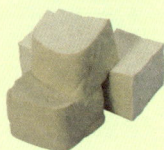

不宜搭配的食物

黄瓜、动物肝脏
降低营养

猪肉
助湿生火

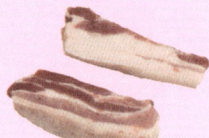

葱

别名：分大葱和小葱两种。小葱也叫香葱。

每日适用量：10～20克。

选购：大葱以葱白粗长的品质较好。小葱以根白、茎青、叶绿的为好。

保存：大葱根朝下置于阴凉处可保存较长时间。小葱可用保鲜袋装好后放入冰箱保存。

营养功效	葱有刺激机体消化液分泌的作用，能够健脾胃，增进食欲。葱中所含的大蒜素，具有明显的抵御细菌、病毒的作用。葱含有果胶，可明显减少结肠癌的发生，有抗癌的作用，葱内的蒜辣素也可以抑制癌细胞的生长。葱具有解热祛痰的功效，是因其含有的挥发油等有效成分，能刺激身体汗腺和上呼吸道，达到发汗散热和祛痰的作用。
适宜人群	一般人均可，特别适合伤风感冒、头痛鼻塞、食欲不振者。
不宜人群	表虚多汗者，患有狐臭者。
实用贴士	煮饺子时，在锅内的水烧开之前先放少量的大葱尖，这样煮出的饺子不易破，熟后也不易粘连。
烹调宜忌	大葱可生吃，也可作为烧鱼烧肉菜肴时的调料。
食用宜忌	正月里的葱食疗效果最强，可以帮助恢复身体的机能，贫血、低血压、怕冷的人，应多吃正月葱，可以充分补给热量。

适宜搭配的食物

虾肉
适合高血压、动脉硬化患者

醋
预防流行性感冒

牛肉
有利消化吸收

兔肉
美容、降脂

不宜搭配的食物

蜂蜜
刺激胃肠道

大蒜
易导致腹痛、腹泻

红枣＋鱼肉
导致消化不良

公鸡肉
二者皆为生风发火之物

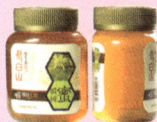

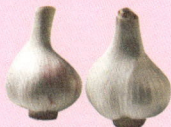

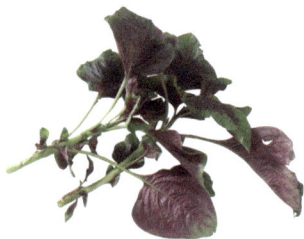

苋菜

别名：野刺苋、赤苋、红菜。
每日适用量：约100克。
选购：要选择叶无萎蔫的新鲜苋菜。
保存：用保鲜膜封好置于冰箱内可保存
2~3天。

营养功效	苋菜富含易被人体吸收的钙质，对儿童的牙齿和骨髓的生长可起到促进作用，并能维持正常的心肌活动，防止肌肉痉挛。苋菜还含有丰富的铁和维生素K，具有促进凝血、增加血红蛋白含量并提高携氧能力、促进造血等功能。常食苋菜还可以减肥轻身，促进排毒，防治便秘。
适宜人群	一般人均适宜。
不宜人群	苋菜性寒凉，阴盛阳虚体质、脾虚便溏或慢性腹泻者不宜食用。
实用贴士	挑选苋菜时可用手握一下苋菜，手感软的较嫩，手感硬的则较老。
烹调宜忌	烹调时间不宜过长，以免营养成分流失。
食用宜忌	过敏性体质的人食用苋菜后经日光照射有可能患植物日光性皮炎，此症较严重，需多加注意。

适宜搭配的食物

豆腐
清热解毒、生津润燥

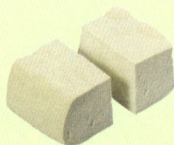

猪肝、鸡蛋
增强免疫力

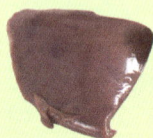

大米
益脾胃、强身体

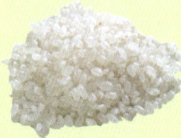

猪瘦肉
提升营养

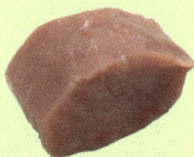

不宜搭配的食物

甲鱼
不易消化

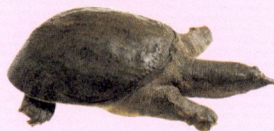

莴笋

别名： 莴苣、千金菜、香乌笋。

每日适用量： 约100克。

选购： 挑选叶绿、根茎粗壮、无腐烂疤痕的新鲜莴笋。根部发黄或发红的则表明采摘时间过长，不宜选购。

保存： 用保鲜膜封好置冰箱内保存不宜超过3天。

营养功效	中医认为莴笋气味苦冷，有利五脏、通经脉、坚筋骨、白牙齿、明耳目、利小便的功效，对儿童长牙换牙及骨髓发育有促进作用。现代医学研究认为莴笋能刺激消化酶分泌，增进食欲，还能促进排尿和乳汁的分泌。莴笋含有多种维生素和矿物质，可宽肠通便、防癌抗癌。
适宜人群	小便不利、尿血、乳汁不通、失眠者和老人、儿童。
不宜人群	眼疾患者、脾胃虚寒者。
实用贴士	莴笋叶的营养价值高于莴笋茎，秋季爱咳嗽的人多吃莴笋叶还可以止咳平喘。
烹调宜忌	烹调莴笋的时候要少放盐，否则会影响口感。
食用宜忌	莴笋中含有刺激视神经的物质，患眼部疾病的人不宜食用。

适宜搭配的食物

蒜苗
改善高血压的病症

沙拉酱
减少营养物质的流失

香菇
利尿通便、降脂降压

黑木耳
降脂减肥

香干
强筋壮骨、理气宽胸

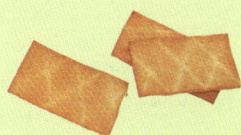

不宜搭配的食物

蜂蜜
易致消化不良、腹泻

乳酪
损害健康

蕹菜

别名：空心菜、竹叶菜。

每日适用量：约100克。

选购：要选择水分充足、叶子无萎蔫的新鲜蕹菜。

保存：用保鲜膜封好置于冰箱内可保存2~3天。

营养功效	蕹菜中粗纤维的含量较丰富，具有促进肠蠕动、通便解毒的作用。蕹菜属碱性食物，食后可降低肠道的酸度，预防肠道内的细菌群失调，对防癌有益。蕹菜中的叶绿素可洁齿、防龋、除口臭，健美皮肤。蕹菜菜汁对金黄色葡萄球菌、链球菌等有抑制作用，可预防感染。因此，夏季如经常吃蕹菜，可以防暑解热、凉血排毒、防治痢疾。蕹菜中所含的烟酸、维生素C等能降低胆固醇、甘油三酯，所以也具有降脂减肥的功效。
适宜人群	糖尿病、高脂血症患者，便血、血尿、口臭者。
不宜人群	体质虚弱、脾胃虚寒、大便溏泻者不宜多食。
实用贴士	将蕹菜和白萝卜一起榨汁，调以蜂蜜服用，能治肺热咳嗽。
烹调宜忌	宜旺火快炒，避免营养流失。

52

适宜搭配的食物

青椒
降低血压、止痛消炎

鸡蛋
滋阴养心、润肠通便

白萝卜
润肠通便

橄榄油
降低癌症发生率

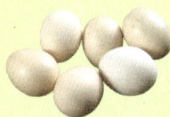
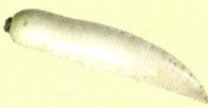
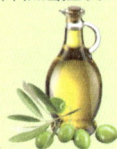

不宜搭配的食物

胡萝卜、南瓜、黄瓜、动物肝脏
降低营养

牛奶
影响钙的吸收

枸杞
易引起腹胀、腹泻

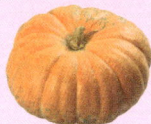
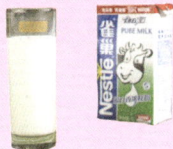
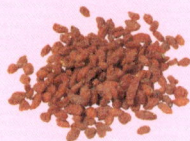

茼蒿

别名：菊花菜、蒿菜。

每日适用量：约100克。

选购：要选择无黄叶、无萎蔫、无腐烂的新鲜茼蒿。

保存：用保鲜膜封好，放入冰箱中可保存2~3天。

营养功效	茼蒿中含有特殊香味的挥发油，有助于宽中理气、消食开胃、增进食欲。茼蒿中丰富的粗纤维可助肠道蠕动，促进排便，达到通腑利肠的目的。茼蒿里胡萝卜素的含量超过一般蔬菜，还含有丰富的维生素及多种氨基酸，并且气味芳香，可以养心安神、稳定情绪、降压补脑，防止记忆力减退。
适宜人群	高血压、慢性肠胃病、习惯性便秘患者，脑力劳动者、食欲不振者、儿童。
不宜人群	脾虚腹泻者。
实用贴士	火锅中加入茼蒿，可促进鱼类或肉类蛋白质的代谢，对营养的摄取有益。
烹调宜忌	茼蒿中的芳香精油遇热易挥发，这样会减弱茼蒿的健胃作用，所以烹调时应注意旺火快炒。茼蒿可做汤、凉拌、炒食。
食用宜忌	茼蒿做汤或凉拌有利于胃肠功能不好的人。

适宜搭配的食物

肉、蛋
改善高血压的病症

猪心
开胃健脾，降压补脑，养心

鱿鱼
健脾消肿，清热解毒

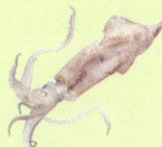

蜂蜜
润肺化痰、止咳

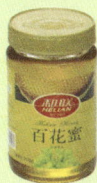

不宜搭配的食物

马齿苋
降低营养素的吸收率

荸荠

别名：马蹄、水芋、红慈姑。

每日适用量：约100克。

选购：挑选形状完整、坚实、表皮无损伤斑痕、外皮紫黑发亮的，最好外皮还带着泥。

保存：荸荠不宜冷藏，置于阴凉通风处可保存5天左右。

营养功效	荸荠性寒味甘，具有清热解毒、降血压、利尿等功用。其磷的含量非常高，对牙齿和骨髓的发育有很大的好处。荸荠能清热泻火，既可清热生津，又可补充营养，还具有凉血解毒、利尿通便、化湿祛痰、消食除胀等功效。
适宜人群	儿童、发烧病人、高血压患者。
不宜人群	脾肾虚寒之人、体弱及小儿遗尿者。
实用贴士	取新鲜荸荠汁、鲜藕汁、梨汁各适量，随意饮服，可辅助治疗发热烦渴、痰热咳嗽、津液不足等症。
烹调宜忌	可用于做菜、做点心、做馅等。
食用宜忌	荸荠是水生蔬菜，极易受到污染，应熟制后食用。

适宜搭配的食物

鳜鱼
凉血解毒、
利尿通便

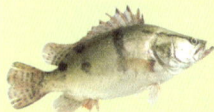

香菇
调理脾胃、
清热生津

黑木耳
清热化痰、
滋阴生津

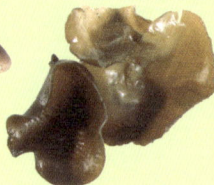

白酒
治妇女血崩

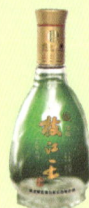

慈姑

别名：藕姑、白地栗、茨菰。

每日适用量：约60克。

选购：选择球形整齐、色泽正常、无损伤腐烂的慈姑为佳。

保存：洗净后用保鲜膜封好，置于冰箱中可保存3～5天。

营养功效	慈姑是低脂肪、高碳水化合物的食物，其碳水化合物的含量高于莲藕和荸荠。慈姑磷的含量也较高，还含有丰富的维生素B_{12}。慈姑含有秋水仙碱等多种生物碱，可抑制癌细胞分裂。慈姑含有多种微量元素，具有一定的强心作用，所含的水分及其他有效成分具有清肺散热、润肺止咳的作用。中医认为，慈姑能解毒、消肿、利尿，可用来治疗各种无名肿毒、毒蛇咬伤。
适宜人群	便秘者、泌尿系统结石患者、贫血者、脚气病者、营养不良性水肿者，以及产前、产后或胎衣不下的女性。
不宜人群	孕妇不宜多食。
实用贴士	慈姑是水生蔬菜，对铅等重金属有较强的吸收、积累能力，所以食用时要去皮。
烹调宜忌	慈姑肉质脆嫩，口感有点像土豆，还有一丝淡淡的苦味，可蒸、炒、炖，烹饪时要去皮和顶芽。
食用宜忌	1. 慈姑不宜多食，多食则易发肠风痔漏、崩漏带下、皮肤干燥等。 2. 慈姑不宜和其他蔬菜一起烹饪，因为慈姑会吸收其他蔬菜自带的菜味和苦味，从而使慈姑变得异常苦涩难吃。

适宜搭配的食物

生姜
可减少慈姑的寒性

肉类
中和味道，又能补气强身

莲藕

别名：雪藕、玉节。

每日适用量：约200克。

选购：宜选购两端的节很细、藕身圆而笔直、用手轻敲声厚实、没有伤痕的藕。

保存：外表还带着泥的莲藕不要清洗，放在阴凉处保存。

营养功效	莲藕含铁量较高，是缺铁性贫血病人适宜的食物。莲藕的含糖量不算很高，又含有大量的维生素C和食物纤维，对于患肝病、便秘、糖尿病等有虚弱之症的人都十分有益。藕中还含有丰富的丹宁酸，具有收缩血管和止血的作用，对瘀血、尿血、吐血、便血的人以及孕妇、白血病人极为适合。莲藕还可以消暑清热，除烦解渴，是夏季良好的祛暑食品。
适宜人群	肝病、肺炎、便秘、贫血、糖尿病患者，瘀血、吐血、便血、尿血者及产妇。
不宜人群	体质虚寒者。
实用贴士	1.用洁净的清洁球擦莲藕皮，可擦得又快又薄又彻底，还能保证其形状完整。 2.将鲜藕捣汁用开水冲服，能防治急性肠胃炎。若鼻出血，直接饮用鲜藕汁可止血。
烹调宜忌	烹饪莲藕时忌用铁器，否则会变黑。
食用宜忌	1. 由于莲藕性偏凉，故产妇不宜过早食用，一般产后1~2周后再吃藕可以去瘀。 2.生藕性寒，熟藕性味由凉变温，煮汤饮用能利小便、清热润肺。

适宜搭配的食物

大米
健脾开胃、益血止泻

章鱼
补中益气、养血润肤

鳝鱼
强肾壮阳，补益身体

生姜
治心烦口渴、呕吐不止

海带

别名：昆布。

每日适用量：约50克。

选购：以薄而有光泽的为佳。

保存：干品可放在阴凉、通风处保存较长时间。鲜品应尽快食用。

营养功效	海带不但含多种维生素、纤维素和矿物质，且碘的含量极为丰富，碘为体内合成甲状腺素的主要原料，因此海带是预防甲状腺病的良药。海带含有丰富的钙、磷、铁及B族维生素，因此，常吃海带对头发的生长、滋润、乌亮都具有特殊功效。常吃海带还可增强食物纤维的摄入，促进消化，减少胃、肠癌的发生。食用海带可降低人体血液中的胆固醇，防止肥胖和动脉硬化。另外，海带含有一种叫甘露醇的物质，具有降低血压、利尿和消肿的作用，对治疗急性肾功能衰竭、脑水肿、急性青光眼也有效。
适宜人群	儿童、高血压患者、肥胖者。
不宜人群	关节炎患者及患有甲亢的人不宜食用。
实用贴士	将干海带与大米按1∶100的比例混装，每周取出海带一次，晒去潮气，可防大米潮湿、霉变。
烹调宜忌	1.买回的干海带上的白霜有利尿、消肿的功效，所以海带不宜久泡和洗得太彻底。 2.海带在烹煮时稍加几滴醋，会使海带很快变软易熟。

适宜搭配的食物

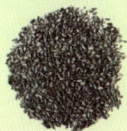
芝麻
改善血液循环、降低胆固醇

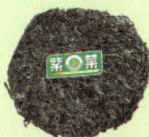
紫菜
去脂减肥

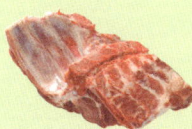
排骨
祛湿效果显著

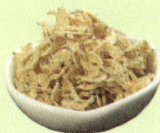
虾皮
营养更丰富

不宜搭配的食物

洋葱、猪血
引起便秘

柿子
影响消化吸收

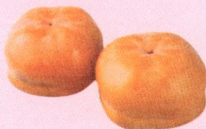

紫菜

别名：紫英、子菜。
每日适用量：15克左右。
选购：以深紫色、薄而有光泽的较新鲜紫菜为佳。
保存：装入黑色食品袋后放置于低温、干燥处或冰箱内保存。

营养功效	紫菜含丰富的食物纤维，可以保持肠道健康，将致癌物质排出体外。紫菜所含的氨基酸种类多、数量大，钾、碘、铁的含量也较多，对防治高血压、动脉硬化有益。紫菜还含有丰富的钙、蛋白质、维生素A、B族维生素及其他矿物质。《本草纲目》记载，紫菜能清热、软坚、补胃、利水肿，主治甲状腺肿大、水肿、慢性气管炎、喉炎、麻疹等症。
适宜人群	一般人都适宜，尤其是高血压患者。
不宜人群	关节炎患者。
烹调宜忌	1.适当加些醋调味可去除紫菜的腥味。 2.紫菜表面沉积有污垢和毒素，食用前应用清水泡发洗净。
食用宜忌	褪色、发红、霉坏的紫菜不宜食用。另外，紫菜含有一定量的血尿酸，人体吸收后能在关节中形成尿酸盐结晶，加重关节炎症状，因此关节炎患者忌食用。

适宜搭配的食物

蛤蜊
适合血脂偏高或高胆固醇患者

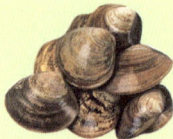

虾
有助于稳定情绪

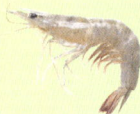

猪肉
提升营养

不宜搭配的食物

柿子
易导致胃肠不适，消化不良

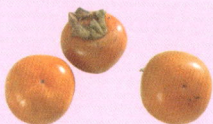

橘子
不利消化吸收

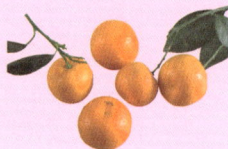

黄花菜

别名: 金针菜、忘忧草、宜男。

每日适用量: 鲜品约50克,干品约15克。

选购: 鲜黄花菜以条长匀称、色泽黄绿有光泽者为佳。干品以色泽棕黄,无油性,条长粗壮均匀,无霉变、无杂质、无虫蛀的为好。

保存: 鲜黄花菜不耐储藏。干品保持干燥可保存较长时间。

营养功效	黄花菜富含卵磷脂,对增强和改善大脑功能有重要作用,被称为"健脑菜"。黄花菜还有很高的营养价值,对胎儿发育很有益处,适宜孕产妇食用。黄花菜含有蛋白质、脂肪、钙、铁、维生素等,含有的丰富的膳食纤维,能促进大便的排泄,防治肠道肿瘤。同时,黄花菜还有降低胆固醇的功效,对神经衰弱、高血压、动脉硬化、慢性肾炎均有治疗作用。中医认为黄花菜性凉,有清热利尿、健脾开胃、舒筋活络、止血除烦等功能。
适宜人群	孕妇、高血压患者、慢性胃炎患者尤为适宜。
不宜人群	痰多者、哮喘者。
实用贴士	用黄花菜的根端炖肉或炖鸡,对治疗痔疮、贫血、老年性头晕等有较好的效果。
烹调宜忌	1.鲜黄花菜要先入沸水中焯一下,再在清水中浸泡2小时,捞出拧干再烹饪。 2.干品要先用清水或温水浸泡透,多次清洗后再烹饪。
食用宜忌	鲜黄花菜含有秋水仙碱,食用后易引起中毒,不能直接食用。

适宜搭配的食物

菊花脑
养心安神、除湿消肿

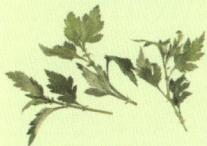

羽衣甘蓝
提高机体免疫力

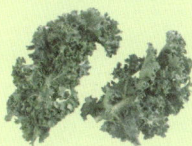

地瓜叶
清除体内自由基

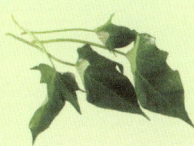

芦笋
养血止血、除烦

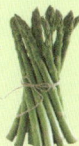

猪肉
滋补气血、填精补髓

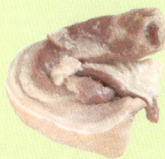

黑木耳
安五脏、补心志、明目

不宜搭配的食物

驴肉
容易引发心绞痛

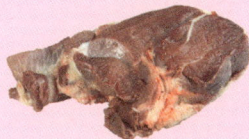

竹笋

别名： 笋子、玉兰片。

每日适用量： 约50克。

选购： 具有光泽、色泽黄白色或棕黄色，体态肥厚、笋节紧密、纹路浅细、质地嫩脆的为上品。

保存： 在低温下可保存5天。

营养功效	竹笋有消炎、解毒、发豆疹、利九窍、通血脉、化痰涎、消食胀之功效，所含粗纤维对促进肠胃蠕动、防止便秘有一定的效用。经研究，常吃竹笋对防治高血压、延长寿命有一定助益。
适宜人群	肥胖者、习惯性便秘者。
不宜人群	尿道结石、肾结石、胆结石患者不宜多食。儿童、年老体弱者、消化不良者、脾虚肠滑者、过敏体质者不宜多食。
实用贴士	存放鲜笋时不要剥壳，可保留水分和鲜味。
烹调宜忌	1.鲜竹笋质地细嫩，不宜炒制过老，否则影响口感。 2.竹笋中难溶性草酸钙含量较多，烹饪时要先焯水。
食用宜忌	食用过多易诱发哮喘、过敏性鼻炎、皮炎等，故食用要适量。

适宜搭配的食物

鸽肉
使得各自功效更显著

猪腰
滋补肾脏、利尿

鲍鱼
利尿益精

枸杞子
治疗黄疸

兔肉
适合心血管疾病患者

不宜搭配的食物

羊肝
破坏维生素A

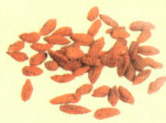

红糖
生成有害物质

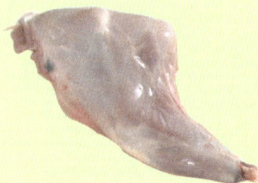

芦笋

别名：石刁柏、露笋。

每日适用量：100克。

选购：以色泽浓绿、穗尖紧密，看上去青翠欲滴、切口不变色，粗大柔软的为佳。

保存：芦笋不宜存放太久，而且应低温避光保存，建议现买现食。

营养功效	芦笋所含蛋白质、碳水化合物、多种维生素和微量元素的质量优于普通蔬菜，它风味鲜香，能增进食欲，帮助消化。经常食用，对心脏病、高血压、心律不齐、疲劳症、水肿、膀胱炎、排尿困难等病症有一定的疗效。芦笋含有丰富的叶酸，它是孕妇补充叶酸的重要来源。芦笋可以使细胞生长正常化，具有防止癌细胞扩散的功能。夏季食用芦笋有清凉降火作用，能消暑止渴。
适宜人群	尤其适宜孕妇、心血管疾病患者、肥胖人士、癌症患者。
不宜人群	痛风患者和糖尿病人不宜多食。
实用贴士	芦笋忌光和高温，应低温避光保存。
烹调宜忌	芦笋中的叶酸很容易被破坏，所以若用来补充叶酸应避免高温长时间烹煮，最佳的食用方法是用微波炉小功率热熟。
食用宜忌	芦笋虽营养丰富，但不宜生吃。

适宜搭配的食物

沙拉酱
对心脏病、高血压、水肿等有疗效

海参
扶正抗癌

百合
清热、去烦、安神

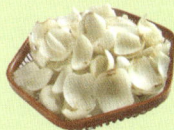

白果
对心血管病、肾炎、肝功能障碍有明显疗效

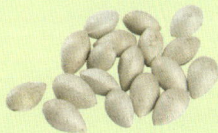

冬瓜
对高血压、动脉硬化及水肿等有疗效

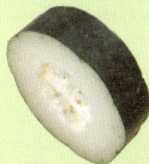

香椿

别名: 椿芽、香椿头。

每日适用量: 50克。

选购: 香以叶厚芽嫩、绿叶红边、香味浓郁的为佳。

保存: 放入冰箱或阴凉通风处,可保存2天。

营养功效	香椿含有丰富的维生素和蛋白质、糖类、钾、钙、磷、铁,还含有香椿素等挥发性芳香有机物,可健脾开胃、增加食欲。香椿具有清热利湿、利尿解毒之功效,是辅助治疗肠炎、痢疾、泌尿系统感染的良药。它含有维生素E和性激素等物质,能抗衰老和补阳滋阴,对不孕不育症有一定疗效,有"助孕素"的美称。香椿含有的楝素,其挥发气味能透过蛔虫的表皮,使蛔虫不能附着在肠壁上而被排出体处。
适宜人群	儿童、便血者、痢疾患者。
不宜人群	慢性疾病患者。
实用贴士	取香椿叶100克用水煎,每日1剂,早、晚分服,可治疗细菌性痢疾。
烹调宜忌	1.香椿以谷雨前的为佳,应吃早、吃鲜、吃嫩。 2.用盐来腌制香椿嫩芽,且不加其他调料能最大限度保留香椿特有的香味。
食用宜忌	1.香椿为发物,多食易诱使痼疾复发。 2.香椿含有一定量的亚硝酸盐,先用开水烫洗一下,食用起来更安全,且隔天的熟香椿不宜食用。

适宜搭配的食物

鸡蛋
滋阴润燥、润肤健美

豆腐
益气和中、生津润燥、润肤明目

竹笋、羊肉
清热解毒、利湿化痰

不宜搭配的食物

白菜花
影响钙的消化吸收

黄瓜、南瓜、胡萝卜、动物肝脏
破坏维生素C,降低营养

马齿苋

别名：五行草、长寿菜。
每日适用量：100克。
选购：要选择叶片厚实、水分充足、鲜嫩肥厚多汁的。
保存：用保鲜袋装好，放在冰箱中可保存4天左右。

营养功效	马齿苋具有清热解毒、消肿止痛的作用。马齿苋的根与叶饱含水分，营养较丰富，含有大量的去甲基肾上腺素和大量的钾盐，还含有苹果酸、葡萄糖、胡萝卜素等。因此，马齿苋的药用价值在某些方面远远高于食用价值，特别是对肠道传染病，如肠炎、痢疾等，有较高的疗效。马齿苋还有消除尘毒、防止吞噬细胞变形和坏死、杜绝矽结节形成、防止矽肺病发生的功能。
适宜人群	高血压、糖尿病、溃疡病患者。
不宜人群	脾虚便溏者、孕妇慎食。
实用贴士	新鲜马齿苋的汁水有收湿止痒、清热消肿的作用，可用于治疗湿疹皮炎类急性红斑渗出期。
烹调宜忌	马齿苋在烹饪前应先焯水。马齿苋可炒食，又可做馅，还可凉拌、做汤。
食用宜忌	春天时经常吃些马齿苋，不仅可以补充身体营养，而且还能控制胆固醇增高。

适宜搭配的食物

猪肝
益肝明目、宽中下气

大米
健脾养胃、清热解毒

瘦肉、黄花菜
清热解毒
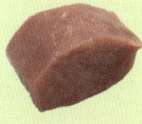

绿豆
消暑止痢
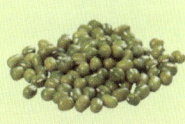

不宜搭配的食物

鳖甲
功能相克，影响药效
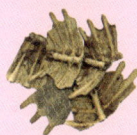

黄瓜
破坏维生素C
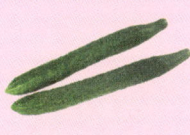

胡椒
易中毒
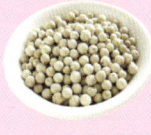

螃蟹
易致孕妇流产
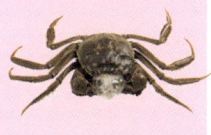

63

豌豆

别名: 青豆、寒豆、菜豌豆。

每日适用量: 约50克。

选购: 应选择豆粒圆润、色鲜绿的新鲜豌豆。

保存: 可放入冰箱保存。

营养功效	豌豆富含胡萝卜素、维生素C,可使皮肤光滑,能抑制黑色素的形成。《本草纲目》里记载,豌豆有"祛除面部黑斑,令面部有光泽"的功效。豌豆中富含人体所需的各种营养物质,尤其是含有优质蛋白质,可以提高机体的抗病能力和康复能力。豌豆中富含的胡萝卜素可防止人体致癌物质的合成,从而减少癌细胞的形成,降低癌症的发病率。豌豆中富含的粗纤维能促进大肠蠕动,保持大便通畅,起到清洁大肠的作用。
适宜人群	一般人皆可食用,特别适合心血管疾病患者、中气不足者、女性。
不宜人群	脾胃虚弱者不宜多食,慢性胰腺炎患者慎食。
实用贴士	将豌豆煮汁服用可以增加哺乳期女性的奶量。
烹调宜忌	新鲜豌豆可作为蔬菜炒吃或做汤,成熟的干豌豆可同粳米、糯米一道煮粥。还可磨成粉,与面粉掺和,做成点心、面条和各种风味小吃。
食用宜忌	1.豌豆多食易发腹胀。 2.豌豆加工粉丝时往往会加入明矾,大量食用会使体内的铝增加,影响健康。

适宜搭配的食物

菌类
改善食欲、消除油腻

大米
互补,提升营养

肉、蛋、鱼
取长补短,增加营养

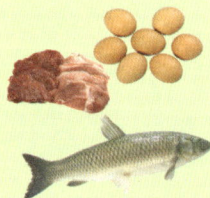

不宜搭配的食物

蕨菜
破坏维生素B_1

姜

别名：川姜、白姜。

每日适用量：10克。

选购：优质姜完整饱满、节疏肉厚，无须根、无烂顶、无黑心。

保存：生姜喜阴湿暖，忌干怕冷，适宜存贮温度为12~15℃。

营养功效	生姜的辣味成分能增强和加速血液循环，刺激胃液分泌，帮助消化，有健胃的功能。研究发现生姜还有抗衰老、护心脏、预防胆结石、抑菌杀虫、抑制癌肿等多种奇效。中医认为，生姜具有发汗解表、温中止呕、温肺止咳、解毒的功效，着凉、感冒时熬些姜汤喝，能起到很好的治疗作用。
适宜人群	伤风感冒、寒性痛经、食欲不振者。
不宜人群	阴虚内热及邪热亢盛者。
实用贴士	生姜可治晕车晕船，将一片生姜贴于肚脐，外贴一张伤湿止痛膏，有明显的缓解作用。
烹调宜忌	生姜多用作荤腥菜的调味品，注意烂姜、冻姜不要烹饪食用，因为姜变质后会产生致癌物。
食用宜忌	1.吃饭不香或饭量减少时吃上几片姜或在菜里放上一点嫩姜，能改善食欲。 2.吃姜一次不宜过多，以免吸收大量姜辣素后产生口干、咽痛、便秘等"上火"症状。

65

适宜搭配的食物

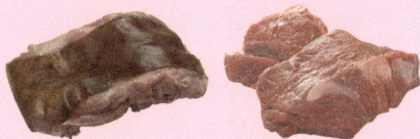

羊肉
治寒腹痛、腰背冷痛

醋
促进胃肠蠕动，预防便秘

莲藕
清热生津、凉血止血

牛奶
止吐

不宜搭配的食物

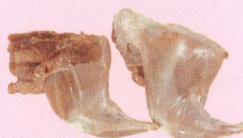

狗肉、牛肉
动火助湿

兔肉
破坏兔肉的营养

大蒜

别名：蒜、蒜头。

每日适用量：15克。

选购：以个头大、包衣紧、蒜瓣大且均匀的为好。

保存：用网状袋子装好，悬挂于通风处。

营养功效	蒜味辛性温，可健胃、杀菌、散寒、祛风湿，特别适合肺病患者食用。大蒜既可作调味品，又能防病健身，被人们称为"天然抗生素"。大蒜中含有的大蒜辣素具有明显的抗炎灭菌作用，其中一种叫"硫化丙烯"的辣素，其杀菌能力可达到青霉素的十分之一。大蒜有调节胰岛素、抑制癌瘤、防癌的作用，还可防止血栓的形成。常食大蒜能延缓衰老，它的抗氧化性优于人参，经常接触铅或有铅中毒倾向的人食用大蒜，能有效地预防铅中毒。
适宜人群	流行性感冒、肺病、伤寒者。
不宜人群	胃溃疡和十二指肠溃疡等胃肠道疾病患者、眼疾患者、阴虚火旺者。
实用贴士	紫皮大蒜的抗菌效果强于白皮蒜，生用强于熟用，所以大蒜不宜炒得太熟。
烹调宜忌	蒜可生食、腌制食用，也经常作为鱼肉的调味品，可解除腥味，增进食欲。
食用宜忌	有肝病的人忌过量食用大蒜，否则会造成肝功能障碍，加重病情。

适宜搭配的食物

肉类
使B族维生素的析出量提高数倍

黄瓜
清热解毒、杀菌，促进脂肪和胆固醇的代谢

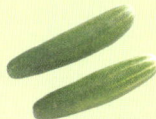

生菜
杀菌消炎、降压降脂

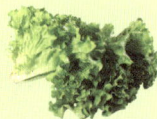

木耳
丰富营养

不宜搭配的食物

山楂
导致神经衰弱

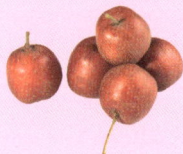

大葱
易导致腹痛、腹泻

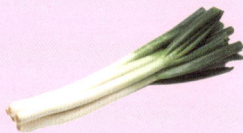

蜂蜜
性质相反，共食伤身

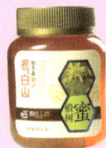

水产类

SHUICHANLEI

草鱼

别名：鲩鱼。

每日适用量：100克。

选购：鲜活的鱼在水中活蹦乱跳，游动自如，鱼背直立朝上且坚实有弹性，鱼体不掉鳞，表面清洁、鱼眼饱满凸出。

保存：建议现买现食。

营养功效	草鱼肉厚而松嫩，含有丰富的蛋白质、脂肪、多种维生素，还含有核酸和锌，有增强体质、延缓衰老的作用。草鱼含有的不饱和脂肪酸对血液循环有利，是心血管病人的良好食物。中医认为，草鱼味甘性温，有平肝、祛风、暖胃的功效，是温中补虚的食品，可治虚劳及风虚头痛，为淡水鱼中的上品。
适宜人群	心血管疾病、风湿、高血压、风虚头痛患者。
实用贴士	如果用剪刀将纸片剪成鱼眼大小，浸湿后贴在活鱼的眼睛上，可将活鱼的死亡时间延后3～4小时。
烹调宜忌	1. 鱼胆有毒，杀洗时应摘除，不可食用。 2. 烧鱼时火不宜太大，以免将鱼肉煮散。 3. 烧鱼时放一些姜可去腥增鲜，但不宜放得过早，以免影响去腥的效果。
食用宜忌	常吃草鱼头可以增智、益脑，但若食用过多会诱发各种疮疥，因此食用要适量。

67

适宜搭配的食物

木耳
养肝益肾、补气除湿

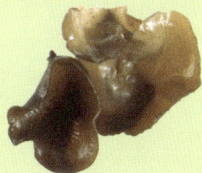

豆腐
降低胆固醇

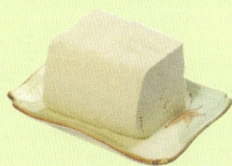

鸡蛋
温补强身

鲫鱼

别名：喜头鱼。

每日适用量：100克。

选购：要选择鲜活、形体正常的鲫鱼。鲜活的鱼鳃盖紧闭，鳃片鲜红带血，鳃丝清晰，无黏液，眼珠饱满凸出，黑白分明，角膜透明有光泽。

保存：建议现买现食。

营养功效	鲫鱼是富含蛋白质的淡水鱼，其中锌的含量也很高。鲫鱼有健脾利湿、和中开胃、活血通络、温中下气之功效，对脾胃虚弱、水肿、溃疡、气管炎、哮喘、糖尿病的治疗大有益处。鲫鱼肉可促进智力发育，增强心血管功能，降低血液黏度，促进血液循环，对预防心脑血管疾病具有明显的作用。鲫鱼子能补肝养目，还可调中补气。
适宜人群	一般人都适宜。尤其适合老人、儿童、孕产妇及体虚者食用。
不宜人群	阳虚体质和素有内热者。
实用贴士	如果不小心弄破了鱼胆污染了鱼肉，鱼就会有苦味，只要在污染的部位涂一些酒，就可去除苦味了。
烹调宜忌	1.做鱼时加些料酒和米醋，能使鱼闻起来鲜香无比，还能提高钙的利用率。 2.鲫鱼煎炸营养低，清蒸或煮汤营养效果最佳。
食用宜忌	鱼子中胆固醇含量较高，故中老年人和高血脂、高胆固醇者忌食。

适宜搭配的食物

黑木耳
美容养颜，温中补虚
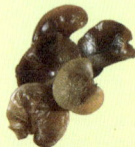

苹果
预防心脑血管疾病
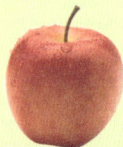

莼菜
补虚养胃

豆腐
促进钙的吸收
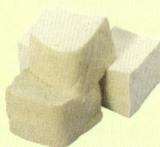

不宜搭配的食物

蜂蜜
会引起重金属中毒
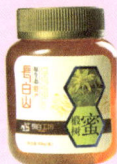

麦冬、沙参
损害健康
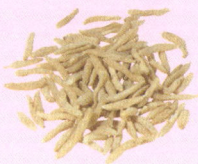

冬瓜
易使身体脱水
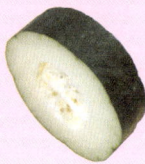

猪肝、鸡肉、鹿肉
易生痈疽
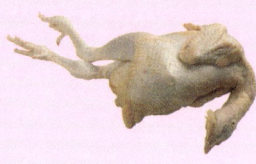

鲤鱼

别名： 赤鲤、鲤拐子。
每日适用量： 100克。
选购： 要选用鲜活、形体正常的鲤鱼。
保存： 建议现买现食。

营养功效	鲤鱼的营养价值较高，特别是含有极为丰富的蛋白质，而且容易被人体吸收，利用率高达98%，可供给人体必需的氨基酸。鲤鱼还含有多种维生素、钙、铁、磷等矿物质。鲤鱼肉中含有大量的氨基乙磺酸，具有增强人体免疫力的作用，同时又是促进婴儿视力、大脑发育的必不可少的养分，还能维持正常血压，防止动脉硬化、高血压、冠心病。中医认为鲤鱼味甘、性平，有利水、消肿、下气、通乳、止咳、安胎、消除黄疸、镇惊的作用，适用于水肿、咳嗽、气喘、胎动不安、小儿惊风、癫痫等症状。
适宜人群	儿童、孕产妇、心血管疾病者。
不宜人群	慢性病者，身体过于虚弱者应少食。
实用贴士	由于鲤鱼的视网膜上含有大量的维生素A，因此鲤鱼的眼睛明目效果特别好。
烹调宜忌	抽去鲤鱼鱼背两侧的白筋，可去除鱼的腥味。
食用宜忌	在用异烟肼治疗结核病的过程中，食用鲤鱼易发生不同程度的过敏症状。

适宜搭配的食物

白菜
互相促进营养物质的吸收和利用

米醋
利湿消肿

川贝粉
治咳嗽气喘

不宜搭配的食物

甜面酱
易引发毒疮

紫苏、沙参
发生化学反应，对身体有害

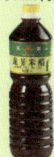

甘草、红糖
易致中毒

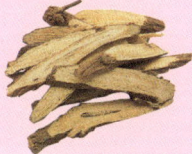

酱油
易生口疮

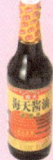

69

鲢鱼

别名：鲢子、白鲢。

每日适用量：100克。

选购：要选购鲜活、形体正常、鱼体光滑整洁、无鱼鳞脱落的鲢鱼。

保存：建议现买现食。如想储存可及时打鳞、掏鳃、去内脏，洗净后用塑料袋包严，当天食用的放入冰箱冷藏室，贮存几日的放入冷冻室。

营养功效	食用鲢鱼可缓解胃痛，鲢鱼肉中富含蛋白质、脂肪、钙、磷、铁等，因此又可促进智力发育、降低胆固醇和血液黏稠度、预防心脑血管疾病。常吃鲢鱼还可起到光滑肌肤、乌黑头发、营养面容的作用。
适宜人群	体虚、肾炎、肝炎、水肿、小便不利者。
不宜人群	痈疽疔疮、瘙痒性皮肤病、内热、荨麻疹者。
实用贴士	如果上午买回来的活鱼想留到傍晚食用，可往活鱼嘴中灌几滴白酒，再放回水中，然后将盛水的容器置于阴凉通风、黑暗潮湿的地方即可。
烹调宜忌	1.杀鱼时在鱼表面涂点醋可以防滑。 2.鲢鱼杀洗后用少许盐或黄酒涂抹一下鱼身，可去除鱼的腥味。
食用宜忌	吃鲢鱼前后忌饮茶。

适宜搭配的食物

青椒
健脑益智、开胃润肠

香油
美容护发

丝瓜
健脾补气

白萝卜
利水消肿、减肥通乳

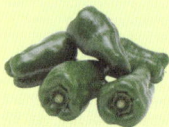
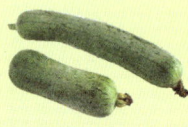

不宜搭配的食物

荆芥
降低药效

猪肉
产生不良反应

番茄
降低营养

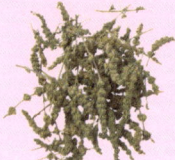

鳙鱼

别名：胖头鱼、花鲢、大头鱼。

每日适用量：100克。

选购：正常鳙鱼头大而肥，身体侧扁较高，背面暗黑色，鱼体光泽整洁。

保存：建议现买现食。

营养功效	鳙鱼属高蛋白、低脂肪、低胆固醇鱼类，头大而肥，肉质雪白细嫩，含有人体自身难以合成的不饱和脂肪酸、氨基酸及人体必需的优质蛋白质、钙、铁、磷等营养元素以及增强人类记忆的微量元素。另外，鳙鱼头的温补效果很好，还能起到治疗耳鸣、头晕目眩的作用。研究发现，鱼体内的两种不饱和脂肪酸，即二十二碳六烯酸（DHA）和二十碳五烯酸（EPA）对清理和软化血管、降低血脂以及健脑、延缓衰老都非常有好处。DHA和EPA在鱼油中的含量要高于鱼肉，而鱼油又相对集中在鱼头内，由此可见，多吃鱼头对人体健康是大大有益的。鳙鱼头可补脑，亦可用于为产妇增乳，还有助于新生儿、婴儿的健康发育。
适宜人群	小便不利、身体虚弱、咳嗽、水肿、肝炎、肾炎者及儿童、妇女。
不宜人群	甲亢病人及瘙痒性皮肤病、内热、癣病者少食。
实用贴士	鳙鱼头汤中含有一种特别的脂肪酸，对治疗儿童哮喘病极为有益。
食用宜忌	1.鳙鱼的鱼胆有毒，其胆汁含有组织胺、胆盐及氰化物，可引起脑、心、肝、肾等损害，不可食用。 2.不宜食用过量，否则易引发疥疮。

适宜搭配的食物

白菜
营养丰富全面

豆腐
补脑润肤

姜、葱
改善胃寒冷痛

不宜搭配的食物

大枣
上火助热

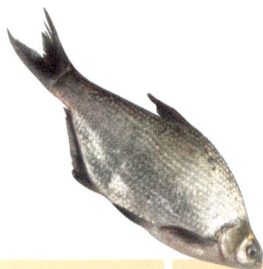

鳊鱼

别名：武昌鱼、团头鲂。
每日适用量：100克。
选购：应选择鲜活、体态正常的鳊鱼。
保存：建议现买现食。

营养功效	鳊鱼蛋白质含量高达20.8%，而且蛋白质的质量好，所含氨基酸成分与人体所需要的比值相似。鳊鱼的纤维短、柔软，有利于人体对营养素的消化吸收。鳊鱼因含有多种氨基酸，所以味道特别鲜美，其中一种叫牛磺酸的氨基酸，对调节血压、减少血脂、防止动脉硬化、增强视力都有作用。鳊鱼还有调治脾胃的功效。
适宜人群	一般人均适宜，特别适合儿童、贫血及营养不良者。
不宜人群	慢性痢疾患者。
实用贴士	巧去鱼鳞：将鱼洗净后装在保鲜袋里，用刀背均匀地拍打一下鱼的两侧，然后逆着鱼鳞方向即可轻松刮下鱼鳞，而且不会使鱼鳞溅得到处都是。
烹调宜忌	1.鱼腹内的黑膜是各种有害物质聚集的地方，烹饪前应先除净。 2.鳊鱼可烹制出数十种不同风味的菜肴，如清蒸武昌鱼、红烧武昌鱼、鸡粥奶油武昌鱼、花酿武昌鱼等，尤以清蒸美味可口、肉嫩味鲜。
食用宜忌	鳊鱼的脂肪含量比其他鱼要高，所以高血压患者不宜多吃。

适宜搭配的食物

醋
补脑补虚

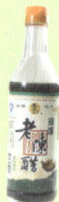

枸杞
补益强身

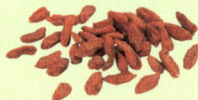

青椒
开胃、促食欲

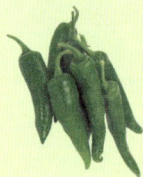

牛奶
润肠生津、补充营养

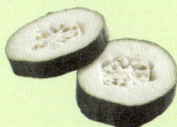

鳢鱼

别名： 黑鱼、乌鱼、生鱼、财鱼。

每日适用量： 80~100克。

选购： 鳢鱼容易成为寄生虫的寄生体，所以不要选用污染水域的鳢鱼。受到污染的鱼形多呈畸形，鱼身多有鱼鳞脱落，或鱼皮发黄，尾部发青，鱼鳃多呈暗红色或浅白色，鱼眼浑浊无光泽。

保存： 鳢鱼生命力较强，可于水中喂养保存。

营养功效	鳢鱼肉质细嫩、厚实、少刺，营养丰富，具有补气血、健脾胃、利水消肿之功效，可强身健体、延缓衰老。鳢鱼还含有人体自身难以合成的不饱和脂肪酸、氨基酸及人体必需的优质蛋白质、钙、铁、磷等营养元素以及增强人类记忆的微量元素。乌鳢有生肌补血、促进伤口愈合等功效，所以是手术后病人的极佳食物。体弱者、产妇和儿童常食也有益于健康，增强体质。
适宜人群	脾虚水肿者、手术后病人、贫血者、风湿病患者、体弱者、孕妇、产妇、儿童。
不宜人群	有疮者不可食。
实用贴士	鳢鱼出肉率高、肉厚色白、红肌较少，无肌间刺，味鲜，通常用来做鱼片，以冬季出产为最佳。
烹调宜忌	烹饪时要去掉鱼子，因其有毒。
食用宜忌	有些人会对鳢鱼过敏，症状通常为腹泻、呕吐、皮肤起疹，一般在食用5~6小时后发作，因此，小孩、老人等抵抗力差、过敏体质的人群应当注意。

适宜搭配的食物

冬瓜
补脾利水消肿

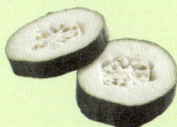

红糖
肾炎患者宜食

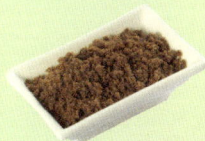

豆腐
改善腰酸背痛

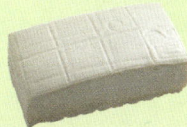

生姜、红茶
辅助治疗肺结核

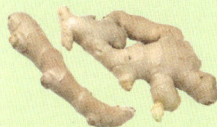

不宜搭配的食物

茄子
损肠胃

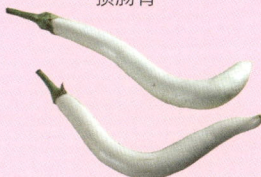

鲑鱼

别名：三文鱼。

每日适用量：80克。

选购：用手指轻压鱼肉，若肉不坚实，压下去不能马上恢复原状，则说明已不新鲜。

保存：可将鲑鱼切成小块，用保鲜膜封好，再放入冰箱冷冻保存。

营养功效	鲑鱼是一种极为健康的食品。鲑鱼肉因为含有虾青素所以呈橙色，是红肉鱼类，营养价值非常高。鲑鱼除了是高蛋白、低热量的健康食品外，还含有多种维生素以及钙、铁、锌、镁、磷等矿物质和微量元素，并且还含有丰富的不饱和脂肪酸。在所有鱼类中，鲑鱼所含的 $\omega-3$ 不饱和脂肪酸最多，能有效地降低高血压和心脏病的发病率，还对关节炎、乳腺癌等慢性病有益处，对胎儿和儿童的生长发育也有促进作用。$\omega-3$ 不饱和脂肪酸还能消除损伤皮肤胶原及皮肤保温因子的生长活性物质，防止皱纹产生，使皮肤变得细滑。
适宜人群	女性、儿童、消化不良者、心血管疾病及贫血患者。
不宜人群	过敏体质者及痛风者。
烹调宜忌	1.鲑鱼的食法有多种，日本人喜欢将鲑鱼制成刺身或寿司，欧洲及美国人则会以烟熏方式制作熏鲑鱼，或把鲑鱼制成罐头以便储存。 2.鲑鱼含有较多的水分和脂肪，用于烹制热菜时，加热的时间不宜长，否则成菜后肉质会干硬，影响消化。七成熟的鲑鱼口感软滑鲜嫩，香糯松散。
食用宜忌	糖尿病患者忌食鱼子酱。

适宜搭配的食物

大米
补虚养身

洋葱
消除疲劳、美容养颜

苦瓜
清热解毒

不宜搭配的食物

黄瓜
阻碍蛋白质的吸收

黄颡鱼

别名： 黄腊丁、黄刺鱼、嘎鱼。

每日适用量： 100克。

选购： 宜选购鲜活的黄颡鱼。

保存： 建议现买现食，也可除去内脏后入冰箱冷冻保存。

营养功效	黄颡鱼富含蛋白质、脂肪、碳水化合物及各种矿物质和有机酸等营养成分。鱼肉细嫩、味道鲜美，不但有滋补作用，而且还有一定的药用价值。中医认为，黄颡鱼性平、味甘，有祛风利水、解毒敛疮的功效，主治水气浮肿、小便不利、恶疮等症，还有醒酒之功效。
适宜人群	一般人都适宜食用。肾炎水肿、脚气水肿和营养不良性水肿以及小儿痘疹初期更适宜食用。
不宜人群	支气管哮喘、淋巴结核、癌肿、红斑狼疮以及顽固瘙痒性皮肤病等患者不宜食用。
实用贴士	黄颡鱼肉鲜嫩味美，且无小刺，非常适宜给儿童食用。
烹调宜忌	黄颡鱼肉质细嫩，可红烧、清蒸等，其中以做汤滋味最鲜美。
食用宜忌	黄颡鱼为"发物"，易发风动气、发疮疥，病人要忌食。

适宜搭配的食物

苹果
降压降糖、减肥杀菌

不宜搭配的食物

荆芥
同食伤身

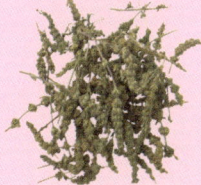

鲈鱼

别名: 花鲈。
每日适用量: 100克。
选购: 宜选活力强、形体正常的鲈鱼。
保存: 建议现买现食。也可除去内脏和鳃后洗净放入冰箱冷冻保存。

营养功效	鲈鱼在咸水、淡水中均可生存,其肉质细嫩,富含脂肪,还有维生素、钙、磷、铁等多种营养成分。鲈鱼中丰富的蛋白质等营养成分,对儿童和中老年人的骨骼组织有益。鲈鱼的药用价值主要表现在它具有补肝肾、益脾胃、化痰止咳之效,且可治胎动不安、产后少乳等症。时常食用鲈鱼不仅可以健身增力,对手术病人也有促进伤口愈合之效。
适宜人群	贫血、水肿、头晕者,孕妇、产妇、儿童、中老年人、手术病人。
不宜人群	皮肤病、疮肿患者忌食。
实用贴士	鲈鱼是肉食性鱼类,鲈鱼肝不宜食用。
烹调宜忌	1.鲈鱼有多种烹饪方法,因其味道鲜美,没有腥味,最适宜红烧、清蒸或做汤羹。 2.烹饪海生鲈鱼之前,要清除干净内脏,以防中毒。
食用宜忌	秋末冬初的鲈鱼特别肥美,鱼体内的营养物质最丰富,是吃鲈鱼的大好季节,以松江鲈鱼最为有名。

适宜搭配的食物

人参
增强记忆,补虚强身

菊花
补虚壮阳

南瓜
预防感冒

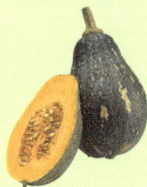

不宜搭配的食物

奶酪
易引起腹泻

泥鳅

别名: 鳅鱼、黄鳅。

每日适用量: 50~100克。

选购: 要选择鲜活、个体较大、肉多、无异味的。

保存: 建议现买现食。也可用清水漂一下后放在装有少量水的塑料袋中,扎紧口,放在冰箱中冷冻,泥鳅只是处于冬眠状态,取出倒在冷水盆内,解冻后泥鳅就会醒来。

营养功效	泥鳅富含蛋白质、脂肪、碳水化合物和钙、磷、铁等矿物质以及大量的维生素。泥鳅含有的丰富的高不饱和脂肪酸和卵磷脂,是构成人脑细胞中不可缺少的物质。泥鳅也是心脑血管疾病、糖尿病患者的最佳食物。中医认为,泥鳅味甘平,有暖中益气、醒酒、解消渴、调中收痔之功效,是治疗急慢性肝病、阳痿、痔疮等症的辅助食疗品。
适宜人群	肝病、胆囊疾病、糖尿病、泌尿系统疾病、心脑血管疾病患者。
实用贴士	刚刚买回的泥鳅放入水中,同时倒入少量的油,有利于泥鳅将泥沙吐净。
烹调宜忌	泥鳅的烹饪方法多样,但最适宜做汤。
食用宜忌	忌吃死的泥鳅。常喝酒的人可多吃泥鳅,能醒酒,减轻酒精对肝脏的损害。

适宜搭配的食物

豆腐
大大增强补益作用

木耳
补气养血、强身健体

大蒜
改善营养性水肿

不宜搭配的食物

蟹肉
发生不良反应,影响健康

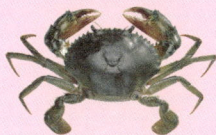

狗肉
不利健康

茼蒿
影响消化吸收

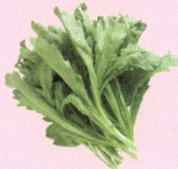

黄鳝

别名：鳝鱼。

每日适用量：50克。

选购：要挑选个大体肥、体色为灰黄色的鲜活鳝鱼。

保存：可放入清水中喂养。

营养功效	从鳝鱼中提取一种黄鳝鱼素，能从中分离出黄鳝鱼素A和黄鳝鱼素B，这两种物质具有显著降血糖作用和恢复调节血糖的生理机能作用，因此，黄鳝是糖尿病人较理想的食品。中医认为，黄鳝具有补气、养血、温阳益脾、滋补肝肾、祛风通络等功效。黄鳝肉能补中益血，黄鳝头能止痢和治积食不消症，鳝鱼皮可治妇女乳腺硬块疼痛症。
适宜人群	青少年、产妇和年老体弱者，贫血、糖尿病患者。
不宜人群	瘙痒性皮肤病、肠胃不佳者。
实用贴士	鳝血入酒，涂抹可治疗癣、瘘，民间还用来治疗早期面神经瘫痪。
烹调宜忌	1.将鳝鱼放到容器内，撒上一点食盐，盖上盖，不到两分钟鳝鱼便死了，这时再宰杀就很方便了。 2.炒鳝鱼时如加少许香菜，可起到调味、解腥、增香的效果。
食用宜忌	1.不宜食用死了好几个小时的黄鳝，易引起中毒。 2.黄鳝宜煮熟透了食用，以防引起感染。

适宜搭配的食物

辣椒
有很好的降血糖作用

核桃、杨桃
适合糖尿病患者

松子
美容养颜

香菜
促进消化吸收

不宜搭配的食物

南瓜
损害人体健康

菠菜
易引发腹泻

狗肉
温热助火功效增强，不利健康

葡萄、柿子、山楂、石榴等含鞣酸多的水果
降低鳝鱼营养

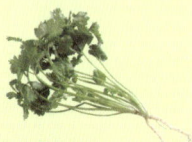
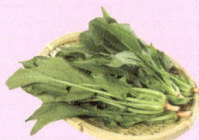
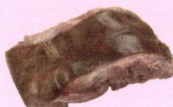
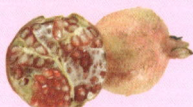

黄鱼

别名：黄花鱼、石首鱼。

每日适用量：80~100克。

选购：新鲜黄鱼肉质有弹性、鱼鳃鲜红、鱼鳞紧实。

保存：冷冻保存。

营养功效	黄鱼能开胃益气，调中止痢，明目安神，可治久病体虚、少气乏力、头昏神倦、脾虚下痢、肢体水肿。黄鱼鳔焙成鱼鳔胶，有大补元气、调理气血的功效。经常食用黄鱼，能增进食欲，防治脾胃疾患和尿路结石等症。黄鱼中蛋白质含量高于其他很多鱼类，且没有碎刺，适合老人、儿童和体弱者。
适宜人群	失眠人群、贫血、头晕、水肿及久病体弱者。
不宜人群	哮喘病人、过敏体质者及慢性皮肤病、肾炎患者。
实用贴士	黄鱼有大小黄鱼之分。大黄鱼尾部较细而长、鱼鳞较小。谨防用黄姑鱼染色后充当的黄鱼，假黄鱼浸泡后会褪色。
烹调宜忌	将黄花鱼头顶的鱼皮撕掉可大大减少腥味。
食用宜忌	体胖有热者不可多食黄鱼，否则易发疮疱。

79

适宜搭配的食物

苹果
改善不良情绪
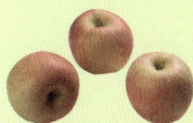

莼菜
增进食欲
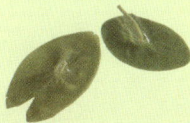

豆腐
提高钙的吸收
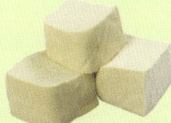

荠菜
防治孕妇缺铁性贫血
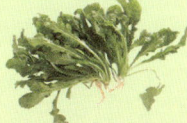

不宜搭配的食物

洋葱
容易形成结石
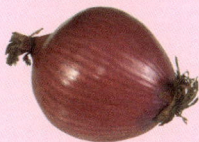

荞麦面
不易消化
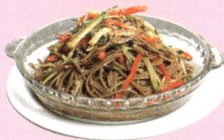

鲳鱼

别名：平鱼、银鲳。

每日适用量：60克。

选购：新鲜鲳鱼的颜色比较鲜，鱼肉有弹性、表面有银白色光泽、鳃色鲜红。不新鲜的则变成灰白色，没有光泽，鱼鳞脱落，缺乏弹性。

保存：可放入冰箱冷冻保存。

营养功效	鲳鱼富含蛋白质及其他多种营养成分，具有益气养血、柔筋利骨之功效，对消化不良、脾虚泄泻、贫血、筋骨酸痛等症有改善作用。鲳鱼含有丰富的不饱和脂肪酸，有降低胆固醇的功效，对高血脂、高胆固醇、高血压的人来说是一种不错的食品。鲳鱼还含有丰富的微量元素，不仅对冠状动脉硬化等心血管疾病有预防作用，而且能延缓机体衰老，预防癌症的发生。
适宜人群	一般人都适合，尤其是体质虚弱、贫血、消化不良、心血管疾病患者及儿童。
不宜人群	有慢性疾病和过敏性皮肤病的人。
实用贴士	变质的冻鲳鱼头部会出现褐色斑点，腹部会变黄。
烹调宜忌	鲳鱼可红烧、干烧、熏制、醋熘、清蒸等。
食用宜忌	青少年和儿童多吃鲳鱼有助于生长发育，还能提高智力。

适宜搭配的食物

牛奶
促进儿童生长发育

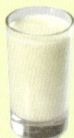

南瓜
营养互补

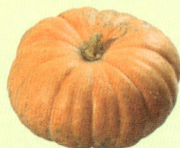

不宜搭配的食物

西红柿
抑制铜元素的吸收

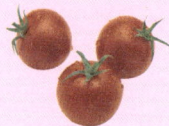

含鞣酸多的水果，如葡萄、柿子、山楂、石榴等
降低营养，引起恶心、腹痛

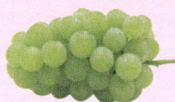

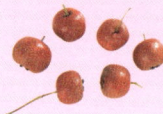

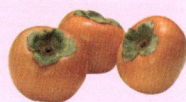

带鱼

别名： 刀鱼、白带鱼。

每日适用量： 100克。

选购： 以体宽厚、眼亮，体洁白有亮点呈银粉色薄膜的为优。如果颜色发黄，无光泽，有黏液，或肉色发红，鳃黑，破肚，则为劣质带鱼。

保存： 需放入冰箱冷冻保存。

营养功效	带鱼可补五脏、祛风、杀虫，对脾胃虚弱、消化不良、皮肤干燥者尤为适宜。带鱼含有维生素A，是治疗癌症和急性白血病的有效食物。带鱼是高脂肪鱼类，脂肪多为不饱和脂肪酸，蛋白质含量也很高，还含有丰富的钙、磷及多种维生素，可为脑提供丰富的营养成分，特别是带鱼中卵磷脂丰富，对提高智力、增强记忆大有帮助。常吃带鱼还可滋润肌肤，保持皮肤的润湿与弹性。带鱼油有养肝止血作用，可用于治疗肝炎、疮疖、痈肿等。
适宜人群	高血压、高脂血症、急慢性肠炎患者。
不宜人群	疮疖、湿疹等皮肤病患者，痛风、哮喘、中风患者。
实用贴士	带鱼身上的银脂营养丰富，还可使味更鲜美，清洗时忌擦除。
烹调宜忌	带鱼腥气较重，不适合清蒸，以红烧、糖醋为佳，油煎亦可。
食用宜忌	带鱼一次不宜多食，患有疮疖、湿疹等过敏性皮肤病者要慎食。

81

适宜搭配的食物

木瓜
可治产后少乳、外伤出血

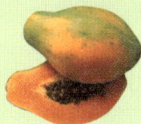

牛奶
健脑益智

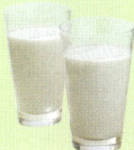

芒果
美容效果显著

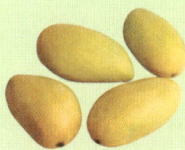

冬瓜
保肝、降酶

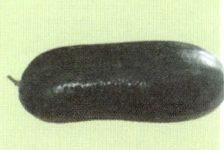

不宜搭配的食物

豆腐
补虚、通乳

甘草
易中毒

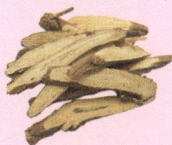

石榴、南瓜
易致腹痛、恶心

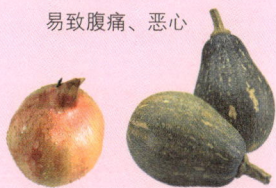

银鳕鱼

别名：裸盖鱼、裸头鱼。

每日适用量：90克。

选购：银鳕鱼一般切块后冷冻出售，要选择肉质洁白、鱼鳞紧密的，解冻以后摸鱼皮，会有一层黏液膜一样的手感。

保存：银鳕鱼应于冰箱保存。

营养功效	银鳕鱼属冷水域深海鱼类，营养丰富、肉质细嫩、刺少，是老少皆宜的营养食品。银鳕鱼具有高营养、低胆固醇、易于被人体吸收等优点。银鳕鱼肉中含有球蛋白质、白蛋白及含磷的核蛋白，并含有儿童发育必需的各种氨基酸，其比值和儿童的需要量很相似，且极容易消化吸收，还含有不饱和脂肪酸和钙、磷、铁、B族维生素等。
适宜人群	儿童、中老年人，便秘、脚气病、咯血、心血管疾病患者宜食。
不宜人群	哺乳期女性。
实用贴士	银鳕鱼并不是科学意义上的鳕鱼，它属于鲉形目，学名叫"裸盖鱼"，被称为"海之黄金"，肉质细嫩，口感非常好，主要产地是挪威、冰岛、加拿大，国内超市售价每斤都在100元以上。 目前市面出售的银鳕鱼都是去头、切块销售，一般消费者凭外观较难分辨银鳕鱼真假，就有不良商人用油鱼来假冒银鳕鱼。油鱼含有人体不能消化的蜡脂，部分人食用后会出现腹泻、肠胃痉挛等不适现象。油鱼的鱼皮较粗糙，鱼鳞呈针状，有斑点，鱼肉黄白色，截面长圆形，有明显红线。油鱼与银鳕鱼在口感上有着明显差别，银鳕鱼口感甜滑，入口即化，肉质非常细腻，有独特的清香和鲜味，而油鱼加热后口感粗糙，吃起来十分油腻，口感较差。购买银鳕鱼时一定要谨慎，要学会辨别二者的区别，不要贪图便宜买廉价的"银鳕鱼"，最好到正规超市选购。
烹调宜忌	银鳕鱼味道非常鲜美，适合清蒸、煎等烹饪方法。

适宜搭配的食物

苹果
保护心血管作用显著

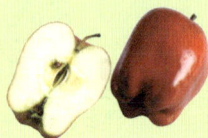

菌类
提鲜味，营养加倍

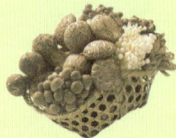

咖喱
促进食欲、补充营养

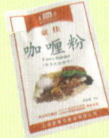

虾

别名：长须公。

每日适用量：50克。

选购：新鲜的虾头尾完整、紧密相连，虾身较挺，有一定的弯曲度，皮壳发亮、无异味。河虾一般呈青绿色，对虾呈青白色（雌虾）或蛋黄色（雄虾）。

保存：建议尽快食用，如需保存可放入保鲜塑料袋中，加入适量水，再放冰箱冷冻。

营养功效	虾分为海水虾和淡水虾两种。虾肉具有味道鲜美、营养丰富的特点，其中钙的含量为各种动植物食品之冠，特别适宜老年人和儿童食用，还含有微量元素硒，能预防癌症。中医认为，虾为补肾壮阳的佳品，对肾虚阳痿、早泄遗精、腰膝酸软、四肢无力、产后缺乳、皮肤溃疡、疮痈肿毒等症有很好的防治作用。虾皮和虾米中含有十分丰富的矿物质钙、磷、铁，能有效促进骨骼、牙齿生长发育，加强人体新陈代谢。
适宜人群	儿童、孕妇及心血管疾病患者。
不宜人群	过敏体质、气喘、皮肤病患者，阴虚火旺者。
烹调宜忌	1.虾背中的虾肠应挑除。 2.烹饪虾之前，先用泡桂皮的沸水将虾冲烫一下，味道会更鲜美。
食用宜忌	1.多食虾肉易发风动疾。 2.大量服用维生素C期间应避免吃虾。

适宜搭配的食物

芹菜
促进新陈代谢，改善微循环

白菜
提高免疫力，增强抗病能力

韭菜花
防治夜盲症

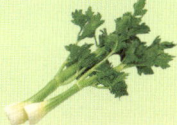
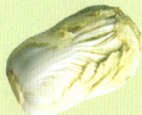
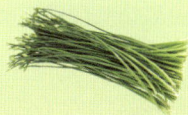

不宜搭配的食物

含维生素C丰富的食物
易引发毒性

果汁
会形成难以吸收的物质

番茄酱
会生成有毒化合物

鸡肉
易发痈疖

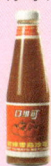
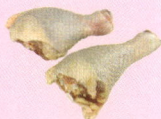

蟹

别名: 螃蟹。

每日适用量: 80克。

选购: 要选择壳有光泽、腿部坚实、脐部饱满的新鲜螃蟹。

保存: 可将螃蟹的脚捆起来让它少消耗体力,然后放在冰箱的冷藏室,温度保持在5~10℃,盖上湿毛巾,能保存两三天。

营养功效	螃蟹含人体所需的优质蛋白质,它所含维生素和矿物质对人体而言是十分全面和宝贵的,如维生素A、维生素B₂、维生素E和钙、磷、锌、铁等微量元素应有尽有,而钙、磷脂等人体极需营养物质的含量还特别高。除了丰富的营养物质外,螃蟹肉中还含有尼克酸等在其他食物中难以获得而人体又十分需要的物质。螃蟹还有一定的药用价值,中医认为蟹肉性寒,具有清热散结、通脉滋阴,补肝肾、生精髓、壮筋骨之功效。
适宜人群	骨质疏松、风湿性关节炎、结核病患者。
不宜人群	孕妇、慢性肠胃病患者和胆结石、胆囊炎、肝炎患者。
实用贴士	食蟹后双手会留下腥味,用喝茶剩下的茶渣或茶水洗手可去除。
烹调宜忌	螃蟹用水煮会使营养大量溶于水中,用蒸的烹饪方式较好。
食用宜忌	1.冠心病、高血压、高血脂患者忌食胆固醇含量较高的蟹黄。 2.蒸煮熟的螃蟹宜尽快食用完,切忌久存。

适宜搭配的食物

香芹	**姜、醋**	**荷叶、大蒜**	**辣椒**
清热解毒	祛寒杀菌	有助排毒	开胃、增强免疫力

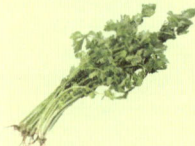 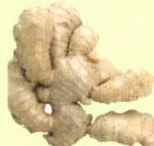 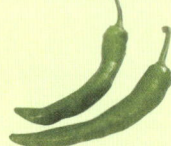

不宜搭配的食物

蜂蜜	**冷饮**	**大枣**	**甜瓜、红薯**
降低营养	腹痛、腹泻,降低机体免疫力	降低营养价值	刺激胃肠道,导致腹泻

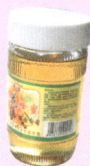 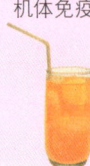 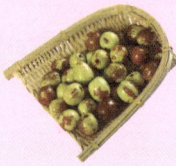 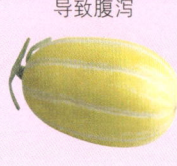

鲍鱼

别名： 明目鱼、镜面鱼。

每日适用量： 1个。

选购： 以选择肉质均匀且没有坑洞或裂纹的，个大、肉质软黏的为好。

保存： 鲜鲍鱼需入冰箱冷冻保存，但不宜存放太久，宜尽快食用完。

营养功效	鲍鱼是海味中的珍品，营养价值很高，蛋白质含量达40%，它含有20多种氨基酸，还含有脂肪、糖、无机盐、钙、铁、碘及维生素等物质。鲍鱼有抑制肿瘤、滋阴、平衡血压和滋补养颜的食疗效果。按中医理论，鲍鱼具有滋阴清热、养肝明目的功能，尤以明目的作用强，故有"明目鱼"之称，还可治疗肝肾阴虚、肝血虚、视物昏暗等症。
适宜人群	一般人均可食用。血压不稳、精神难以集中者适宜多食用。
不宜人群	高血压患者不宜吃太多，感冒发烧、阴虚喉痛者不宜食用。
实用贴士	有些人一吃鲍鱼就胃痛，这是因为它的高蛋白质颇难消化的缘故。
烹调宜忌	1.烹煮鲍鱼时别用太多含钠的调味料，如蚝油、生抽、盐、味精等，以免破坏其鲜味。 2.鲍鱼在蒸熟之后很容易缩小，如果在蒸鲍鱼之前，先在鲍鱼上头放上少量的海带或厚萝卜片，然后放入蒸锅中一起蒸，就可以防止鲍鱼缩小了。
食用宜忌	鲍鱼一定要烹透，不宜吃半生不熟的。

适宜搭配的食物

竹笋
滋阴益精、清热利尿

葱、豆豉
滋阴补虚

枸杞
益肝明目、养血补虚

田螺

别名： 螺、蜗螺。
每日适用量： 40克。
选购： 检查螺口，新鲜的螺即使螺肉外露，表面也会呈扭曲状态，轻轻一碰，小尖儿立即就会缩回去。

营养功效	田螺是一味除疾良药，具有很高的食疗、药用价值。螺肉含蛋白质、脂肪、糖、无机盐、烟酸及维生素A、维生素B_1、维生素B_2，还富含维生素D，可治疗细菌性痢疾、风湿性关节炎、肾炎水肿、疗疮肿痛、中耳炎、佝偻病、脱肛、胃痛、小儿湿疹、妊娠水肿、妇女子宫下垂等多种疾病。中医认为田螺味甘、大寒，具有清热、明目、利尿、通淋等功效。
适宜人群	一般人都可食用，尤其尿路感染热结小便不通者。
不宜人群	寒性胃痛者、过敏体质、疮疡患者忌食。
实用贴士	在养殖的水中滴几滴素油，可促使其吐净泥沙。
烹调宜忌	螺类一定要煮透，一般以10分钟为佳，这样可防止病菌和寄生虫感染。
食用宜忌	吃田螺时不宜饮用冰水或吃冰制品，否则易导致腹泻。

适宜搭配的食物

葱
清热醒酒

葡萄酒
祛湿解毒，清热利尿

枸杞、白菜
补肝肾、清热解毒

不宜搭配的食物

羊肉
会引起食积腹胀
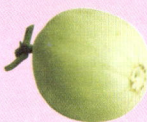

甜瓜
刺激胃肠道，
导致腹泻
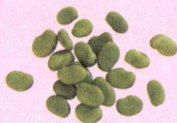

蚕豆
易发生肠绞痛

蛤蜊
易引起中毒
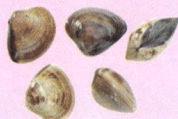

86

扇贝

别名: 海扇、干贝蛤。

每日适用量: 40克。

选购: 表面无杂物、色泽漂亮、触摸时壳会合起属较新鲜的。新鲜扇贝肉色雪白,呈半透明状,如不透明而色白浊的则为不新鲜。

营养功效	扇贝含有丰富的蛋白质、脂肪、碳水化合物、膳食纤维、维生素A、维生素E、核黄素、胆固醇、钙、磷、钾、钠、镁、铁、锌、硒、铜、碘等营养成分。扇贝的闭壳肌的营养丰富,从中提取的一种糖蛋白具有破坏癌细胞的功效。中医认为,扇贝性平、味甘咸,贝肉能下气调中、利五脏、疗消渴,有平肝、化痰、清热、滋阴补肾的功效,对身体虚弱、食欲不振、两眼昏花、营养不良等有疗效。
适宜人群	一般人均适宜。
不宜人群	儿童、痛风病患者。
实用贴士	扇贝闭壳肌晒干后制成的干贝称为珧柱,是著名的海产品之一,鲜美异常,与鲍鱼、海参不相上下。珧柱具有抗癌、软化血管、防止动脉硬化等功效。
烹调宜忌	1.一般的市售扇贝,将肉剔下后,放入清水内用筷子顺一个方向搅动,泥沙自会沉淀。 2.扇贝较少单独烧食,多用于煲粥、煲汤、清炖。 3.干贝在烹调前应用温水浸泡涨发,或用少量清水加黄酒、姜、葱隔水蒸软,再如常烹制入肴。
食用宜忌	1.扇贝蛋白质含量高,过量食用会影响脾胃的消化功能,导致食物积滞,难以消化吸收,还可能引发皮疹或旧疾。 2.扇贝所含的谷氨酸钠可分解为谷氨酸和酪氨酸等,在肠道细菌的作用下,能转化为有毒、有害物质,会干扰大脑神经细胞正常代谢,因此一定要适量食用。

适宜搭配的食物

大蒜
健脾调中、开胃补虚

豆豉
帮助消化、提升营养

大米
降低高胆固醇,和胃调中

菌类
滋阴补肾、增强免疫

蛤蜊

别名：花蛤、蛤。

每日适用量：5~10个（50克左右）。

选购：新鲜的蛤蜊壳有光泽，敲击壳，声音清脆响亮的为新鲜，且越响越好。不新鲜的和死的蛤蜊，壳呈半敞开状态，敲壳时声音不清晰。

保存：可放入清水中喂养，建议尽快食用。

营养功效	蛤蜊含丰富的蛋白质、脂肪、碳水化合物和多种矿物质，具有很高的营养价值。中医认为，蛤蜊性寒、味咸，有滋阴、软坚、化痰的作用，可滋阴润燥，能用于五脏阴虚水渴、纳汗、干咳、失眠、目干等病症的调理和治疗，对淋巴结肿大、甲状腺肿大也有较好疗效。蛤蜊又是一味清补营养食品，它含蛋白质多而含脂肪少，适合血脂偏高或高胆固醇血症者食用。
适宜人群	高血脂、高胆固醇及患有甲状腺肿大的人。
不宜人群	外感未清、脾虚便溏者皆忌食。
实用贴士	将贝类放在淡盐水中浸泡，再放入如菜刀类的铁器，可促使贝类很快吐出泥沙。
烹调宜忌	蛤蜊肉质颇鲜美，烹饪时不宜加味精，也不宜多放盐，以免影响鲜味。
食用宜忌	烹调蛤蜊及贝类一定要煮熟透，并去除泥肠，以免传染上肝炎等疾病。

适宜搭配的食物

豆腐
补气养血、美容养颜

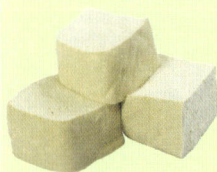

不宜搭配的食物

田螺
刺激胃肠道，导致腹痛、腹泻、消化不良

红糖
易中毒

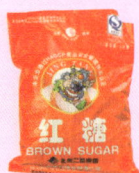

柑橘
增加痰量

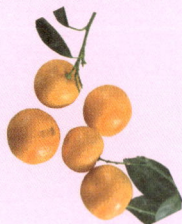

牡蛎

别名：蚝、海蛎子。

每日适用量：50克。

选购：带壳的新鲜，且以肉质柔软膨胀、黑白分明的为佳。去壳的牡蛎则以肉身丰满、边缘乌黑有光泽、汁液澄清且无异味的为佳。

保存：建议现买现食，以免口感及营养降低。

营养功效	牡蛎肉质乳白、细嫩，除含有丰富的蛋白质、维生素和糖类等营养成分外，还含有人体必需的10多种氨基酸、矿物质等营养成分，这些都是人生长和代谢活动所必需的。牡蛎是海产品中的佼佼者，在古代就已被认为是"海族中之最贵者"。牡蛎营养成分独特，具有良好的保健作用。中医认为牡蛎适用于虚损劳疾、失眠心悸、阴虚血亏等症。
适宜人群	糖尿病、高血压、癌症患者、孕妇、男性以及女性更年期综合征患者。
不宜人群	急慢性皮肤病患者，脾胃虚寒、慢性腹泻及便溏者。
实用贴士	牡蛎可提高男性性功能及精子的质量，对男子遗精、虚劳乏损、体虚阳痿等有较好的效果。
烹调宜忌	1.较普遍的烹饪方式有清蒸、鲜炸、生灼、炒蛋、煮汤等。 2.在烹调时不宜加太多盐。 3.牡蛎蒸煮时间不宜过长，大火久煮容易缩水，不利于咀嚼和消化。
食用宜忌	不宜生食，以免感染疾病。

适宜搭配的食物

海带、小白菜、黄瓜、冬瓜、番茄、香菇
减肥保健

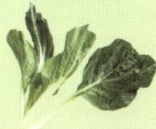

牛奶
强化骨髓及牙齿，促进发育

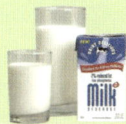

猪腰
补肾强身

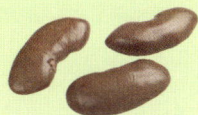

不宜搭配的食物

水果
破坏蛋白质

蚕豆、玉米、芹菜
影响锌的吸收

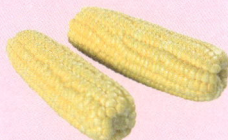

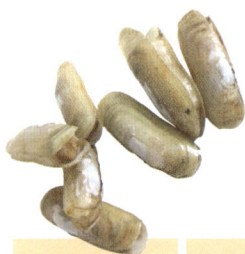

蛏子

别名: 青子、缢蛏。
每日适用量: 100克。
选购: 要选择鲜活的蛏子食用。
保存: 蛏子不宜保存，建议现买现食。

营养功效	蛏肉味道鲜美，且价格便宜，是一种大众化的海产品。蛏子营养较丰富，含有蛋白质、脂肪、碳水化合物、糖、钙、磷、铁等。蛏子富含碘和硒，它是甲状腺功能亢进病人、孕妇、老年人良好的保健食品；蛏子含有锌和锰，常食蛏子有益于脑的营养补充，有健脑益智的作用。医学工作者还发现，蛏子对因放射疗法、化学疗法后产生的口干烦热等症有一定的疗效。中医认为蛏肉甘、咸寒，有清热解毒、补阴除烦、益肾利水、清胃治痢、产后补虚等功效，一般用于产后虚寒、烦热口渴、湿热水肿、中暑泄痢、小便不利等症的辅助治疗。
适宜人群	一般人都可食用，尤其适宜产后虚损、烦热口渴、湿热水肿、醉酒的人。
不宜人群	慢性病患者、脾胃虚寒者、腹泻者应少食。
实用贴士	蛏子养在加了盐的近似海水咸度的水中，可存活数天。
烹调宜忌	1.蛤蜊、蛏子等贝类海产品烹调之前，应在淡盐水中浸泡约1小时，使其吐出泥沙，再检查壳是否紧闭，如果紧闭就不宜食用。 2.蛏子肉质鲜嫩，适于蒸、煮、炒、爆等，或和其他青菜混炒。
食用宜忌	蛏子为发物，过量食用可引发慢性疾病。

适宜搭配的食物

豆豉
健脑益智、
补阴除烦

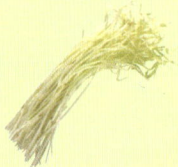

韭黄
益肾清胃，
补虚强身

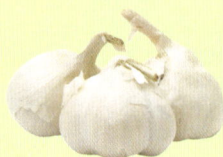

大蒜
清热解毒、
杀菌健胃

辣椒
开胃除烦

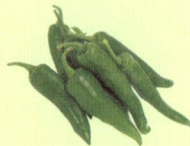

鱿鱼

别名： 乌贼、吊筒、柔鱼。

每日适用量： 40克。

选购： 鲜鱿鱼以肉色接近透明、躯体直挺、无异味的为佳。干品以体厚身干、肉质坚实、肉透微红、无霉点的为佳。

保存： 干品应放在干燥通风处保存。

营养功效	鱿鱼蛋白质含量高，脂肪含量极低，因此热量亦低，是有益健康的食物，有调节血压、保护神经纤维、活化细胞的作用，经常食用鱿鱼能延缓身体衰老。鱿鱼有滋阴养胃、补虚泽肤的功效，它对肝脏具有解毒、排毒的功效。鱿鱼的脂肪里含有大量的高度不饱和脂肪酸，肉中含有高量牛磺酸，都可有效减少血管壁内沉积的胆固醇，对预防血管硬化、胆结石的形成颇具功效。
适宜人群	女性及贫血者。
不宜人群	高血脂症、动脉硬化等心血管疾病及肝病、湿疹、荨麻疹患者。
实用贴士	处理鱿鱼的步骤：鱿鱼买回后，先用清水洗净，再将鱿鱼头拉出，用手撕去鱼皮，顺着鱼身将鱼体剖开，用刀刮去腹部的内膜，最后用刀将鱼眼切除。
食用宜忌	1.食用新鲜鱿鱼时一定要去除内脏，因其含有大量的胆固醇，且鱿鱼要煮熟煮透，否则易致肠胃失调，对健康不利。 2.腐烂的鱿鱼含有大量的致癌物质，不可食用。

适宜搭配的食物

猪蹄 增强补气养血的功能

黄瓜 提供更全面均衡的营养

银耳 延缓衰老

木耳 润肤造血

不宜搭配的食物

茶叶 影响人体对蛋白质的吸收

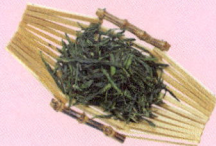

番茄酱 加重肾脏负担

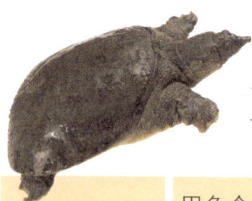

甲鱼

别名：水鱼、王八、鳖、团鱼。
每日适用量：30克。
选购：新鲜甲鱼背部呈橄榄色，有黑斑，腹部呈肉黄色且有浅绿色斑，腹甲是乳白色的。
保存：在塑料箱子或桶中放入1/3的湿沙子，甲鱼可养较长时间。

营养功效	甲鱼含有丰富的氨基酸，并含有一般食物中很少有的蛋氨酸。此外，甲鱼还含有许多磷、锌、钙、铁、脂肪、碳水化合物等营养成分。甲鱼具有极高的药用价值，是滋阴补肾的佳品，有滋阴壮阳、软坚散结、化瘀和延年益寿的功能，尤其适宜中老年及体质虚弱者进补。甲鱼全身是宝，其肉、壳、血、头、胆、卵、脂肪均可入药。甲鱼血可作补血剂，将甲鱼血和蜂蜜混合后让糖尿病患者饮用，可降低血糖值。甲鱼卵可治久疟、久痢。
适宜人群	一般人均可食用，尤其是高血压、冠心病患者。
不宜人群	脾虚者、孕妇、产后泄泻者及慢性胃炎、肾功能不全、肝炎、肝硬化的病人。
实用贴士	宰杀甲鱼时，从内脏中拣出胆囊，取出胆汁，加些水，用调好的胆汁水涂抹甲鱼全身，可去腥增味。
烹调宜忌	烹制甲鱼一定要活宰放血，食用死甲鱼可引起人体中毒。
食用宜忌	甲鱼肉一次不可多食。

适宜搭配的食物

蜂蜜
治贫血、防衰老

鸽肉
滋肾美颜

橘子
补血，保护肠胃道

山药、桂圆
补脾益肺

香菜
改善造血机能

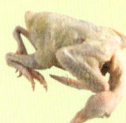

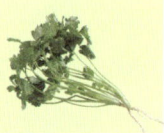

不宜搭配的食物

鸡蛋
使蛋白质变性，降低营养价值

兔肉
加重寒性，易引起腹痛、腹泻

芥末
发毒发疮

薄荷
发生复杂的反应，对人体有害

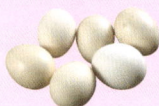

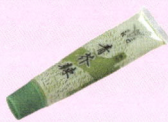

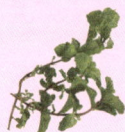

海蜇

别名: 水母。

每日适用量: 40克。

选购: 在选购海蜇皮时，首先观察外表颜色。优质的海蜇皮呈白色或黄色，有光泽，无红衣、红斑和泥沙。其次闻闻是否有腥臭味。

营养功效	海蜇味咸、性平，能化痰软坚、平肝解毒，具有扩张血管、消炎散气、润肠消积等作用，用于支气管引起的咳嗽、支气管哮喘、高血压、风湿性关节炎等病症。海蜇是一种脂肪含量极低，蛋白质和无机盐类含量丰富的水产品。海蜇的口腔部（又称海蜇头）和伞部（又称海蜇皮），都有化痰、软坚、降压、清肠等功效。
适宜人群	急慢性支气管炎、高血压患者，从事理发、纺织、粮食加工等与尘埃接触较多的人员。
不宜人群	脾胃虚寒者。
烹调宜忌	1.海蜇煮、炒、水汆、油汆皆可，以切丝凉拌味道最佳。 2.烹饪海蜇时应适当放些醋，否则会使海蜇走味。
食用宜忌	新鲜的海蜇含水多，皮体较厚，还含有毒素，只有经过食盐加明矾盐渍3次（俗称三矾）使海蜇脱水3次，才能让毒素随水排尽。三矾海蜇呈浅红或浅黄色，厚薄均匀且有韧性，用力挤也挤不出水，这种海蜇方可食用。

适宜搭配的食物

荸荠
清热生津，辅助治疗高血压

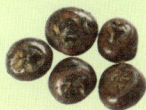

黄瓜
辅助治疗肺结核

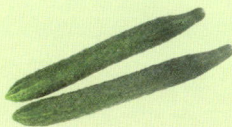

白萝卜
消炎、化痰、解毒、生津

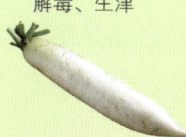

芝麻
润肠通便

不宜搭配的食物

黑木耳
可能导致腹痛、腹泻

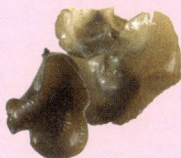

柿子、石榴、葡萄等
导致肠道梗阻

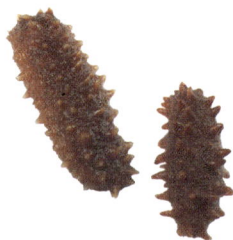

海参

别名： 刺参、海鼠、海瓜。

每日适用量： 涨发品80克。

选购： 海参以肥壮、饱满、顺挺，肉质厚实体粗长，体内无沙者为佳品。

保存： 将海参放在双层无毒塑料食品袋中，扎紧口，挂在通风干燥处，过夏时暴晒几次，可以保存较长时间。

营养功效	海参是少有的高蛋白、低脂肪、低糖、无胆固醇的营养保健食品，营养成分均衡、合理，它富含18种氨基酸，还含有黏多糖、脂肪酸、甾醇、三萜醇、硫酸软骨素等生理活性物质。此外，还含有钙、铁、磷、碘、钒等矿物质。海参对防止人体内脏和皮肤的老化，增强血管弹性，防治高血压、冠心病、水肿、肝炎、胃溃疡以及癌症都有一定的药效。中医认为，海参具有滋阴、补血、健阳、润燥、调经、养胎、抗衰老、抗凝血、增强免疫、防放射线损伤等功效。
适宜人群	老年人、儿童、体质虚弱者、怀孕后期的孕妇，高血压、冠心病、肾炎及糖尿病患者。
不宜人群	关节炎及痛风病、急性肠炎患者。
实用贴士	用暖瓶发海参省时省力：将干海参用温水洗好后放入暖瓶内，灌入开水，待十几小时后倒出，即可如常处理烹饪。
烹调宜忌	烹制海参时加醋会使菜肴的酸碱度下降，口感变差。
食用宜忌	海参属于温热性的食材，过量食用后容易上火，且不易消化，故食用要适量。肾功能不佳者宜少食海参。

适宜搭配的食物

菠菜
补铁补血

竹笋
滋阴养血、清热润燥

豆腐
健脑益智、强身健体

鸡肉
益气补虚、补血健脑

不宜搭配的食物

含鞣酸多的水果，如葡萄、柿子、山楂、石榴
使蛋白质变性，降低营养价值

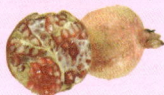

甘草
同食伤身

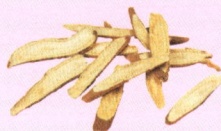

肉禽类
ROUQINLEI

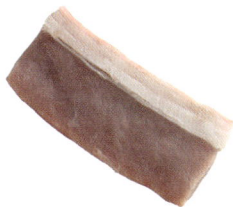

猪肉

每日适用量: 成人每天100克，儿童每天50克。

选购: 新鲜猪肉有光泽，肌肉红色均匀，脂肪洁白，肉的表面微干或湿润，不粘手，肉质有弹性，指压后的痕迹会立即消失，无异味。

保存: 装入保鲜袋后放入冰箱冷冻保存。

营养功效	猪肉是我们摄取动物类脂肪和蛋白质的主要来源。猪肉纤维较为细软，结缔组织较少，肌肉组织中含有较多的肌间脂肪，经过烹调加工后肉味特别鲜美。猪肉的蛋白质和胆固醇含量较高，还富含维生素B$_1$和锌等。中医认为猪肉有滋养脏腑、滑润肌肤、补中益气、滋阴养胃之功效。
适宜人群	一般人均适宜。尤其是头晕、贫血、营养不良之人及儿童。
不宜人群	肥胖、高血压或偏瘫病及肠胃虚寒、宿食不化者。
实用贴士	沾了脏物的猪肉，可用淘米水洗两遍，再用清水冲净。
烹调宜忌	1.新鲜猪肉不宜用热水浸泡，以免营养物质溶于水中影响了猪肉的鲜味，降低了营养。 2.在烧煮猪肉的过程中忌加冷水，以免蛋白质和脂肪遇冷凝固变性。 3.猪肉经过长时间高温炖煮后，不饱和脂肪酸会有所增加，从而使胆固醇大大降低。
食用宜忌	1.多食猪肉会令人虚肥、大动风痰，易引起腹胀、腹泻。 2.服降压药和降血脂药时不宜多食猪肉。

适宜搭配的食物

大蒜
消疲劳、强体质

南瓜
提高营养，
预防糖尿病

柠檬
柠檬可解猪
肉油腻

辣椒
促进消化液
的分泌

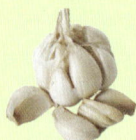

芋头
增强补益作用

枸杞
滋补肝肾、延
年益寿

草菇
促进脂肪分解，
提高免疫力

白萝卜
有利营养的消化
吸收

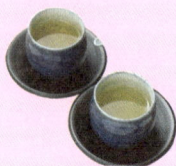

不宜搭配的食物

茶
易导致便秘

豆类
降低营养

虾
耗人阴精，
不利健康

田螺
伤害胃肠道

菱角
易导致儿童腹泻

牛肉
性味和功效相
反，难消化

乌梅、百合
易引起中毒

羊肝
气滞胸闷

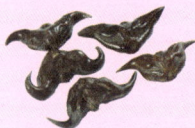
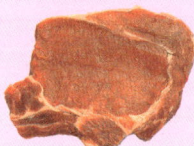
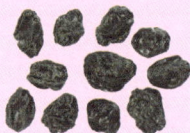
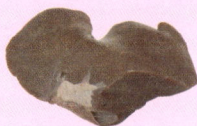

猪蹄

别名： 猪手、猪脚。

每日适用量： 100克。

选购： 肉色红润均匀，脂肪洁白有光泽，肉质紧密，手摸有坚实感，外表及切面微微湿润，不粘手，无异味的为上好猪蹄。

保存： 放入冰箱冷冻保存。

营养功效	猪蹄中含有较多的蛋白质、脂肪和碳水化合物，并含有钙、磷、镁、锌以及维生素A、维生素D等有益成分。猪蹄含有丰富的胶原蛋白，有利于减轻中枢神经过度兴奋，对焦虑状态及神经衰弱、失眠有良好的治疗作用。猪蹄还富含甘氨酸，有镇静作用。猪蹄含有的有效营养成分还可防治肌营养障碍，对消化道出血等失血性疾病也有一定疗效，并可改善全身的微循环，从而使冠心病和缺血性脑病得以改善。猪蹄汤具有催乳作用，对于哺乳期妇女能起到催乳和美容的双重作用。
适宜人群	产妇、女性、失血者。
不宜人群	慢性肝炎、胆囊炎、胆结石、动脉硬化及高血压患者。
实用贴士	时常小腿抽筋或麻木的人，还有因某些药物引起痉挛的人，常吃猪蹄汤有一定缓解作用。
烹调宜忌	烹调猪蹄时要少放盐，否则会降低营养价值。略加一点醋则可增加营养价值。
食用宜忌	有筋的猪蹄不仅好吃，美容养颜功效更显著。老人和小孩不宜大量食用。

适宜搭配的食物

章鱼
加强了补益之功效

花生
促进乳汁分泌

西芹
宁心安神、益气补虚

不宜搭配的食物

黄豆
干扰和降低人体
对营养的吸收

猪肚

别名：猪胃。

每日适用量：50克。

选购：新鲜的猪肚呈白色略带浅黄，质地坚挺厚实，有光泽，有弹性，黏液较多，但无异味。

保存：建议尽快食完，也可放入冰箱冷冻保存。

营养功效	猪肚含有蛋白质、脂肪、碳水化合物和大量的钙、钾、钠、镁、铁等矿物质以及维生素A、维生素E等营养成分。中医认为猪肚气味甘、微温，有补益脾胃之功效，多用于治疗脾虚腹泻、虚劳瘦弱、消渴、小儿疳积、尿频、遗尿、遗精等症。
适宜人群	体虚瘦弱、脾胃虚弱、食欲不振、泄泻下痢者。
不宜人群	湿热痰滞者及高血压、高血脂、糖尿病及心脑血管患者。
实用贴士	猪肚为猪全身胆固醇含量最低的部分，适宜各种年龄和体质的人。
烹调宜忌	1.将猪肚放在盆内，加入少许食盐和醋，用双手反复揉搓，待猪肚上的黏液凝固脱离后用清水反复冲洗可洗净猪肚。 2.一般先将猪肚煮烂后再用其他烹饪方法制作。 3.烹饪时注意不能先放盐，否则猪肚就会紧缩。
食用宜忌	感冒期间最好不要食用猪肚，大病久病后也不宜食用。

适宜搭配的食物

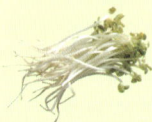

豆芽
调理脾胃、补气养血、增进食欲

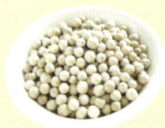

白胡椒
健脾胃，驱除体内寒气

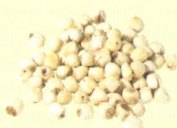

莲子
补益作用显著

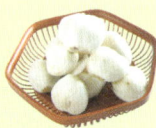

百合
养阴安神

胡萝卜
益气补血

不宜搭配的食物

啤酒
易引发痛风

猪肺

每日适用量：50克。

选购：看是否有脓点、出血点或伤斑，再嗅一嗅是否有腐臭或其他令人不快的气味。以表面色泽粉红、光泽均匀、富有弹性的为新鲜猪肺。若颜色为褐绿色或灰白色，有异味，则说明猪肺已变质。

保存：猪肺易腐败变质，最好尽快食完。

营养功效	猪肺含有大量人体所必需的营养成分，包括脂肪、蛋白质、铁、钙、磷以及维生素B$_1$、维生素B$_2$等。中医认为猪肺具有补肺、止咳、止血的功效，主治肺虚咳嗽、咯血等症。凡肺气虚弱如肺气肿、肺结核、哮喘、肺痿等病人，以猪肺作为食疗之品，最为有益。
适宜人群	肺虚久咳、肺结核、肺痿咯血者。
不宜人群	肥胖者、高血脂者。
烹调宜忌	1.取50毫升白酒慢慢倒入肺管中，然后用手拍打双肺，让酒液渗透。半小时后灌入清水拍洗即可去除腥味。 2.猪肺不好清洗净，可将其放入水中浸泡几分钟，打开水龙头，将猪肺管对准龙头，使水灌入肺管内，灌至猪肺胀满，将水倒出。反复多次，直至肺内血水等污物被冲洗干净，猪肺变白。然后切成块，入热水锅里稍余烫，再如常烹饪。经过这样处理的猪肺不仅干净，还能保持口感的鲜美。
食用宜忌	常人不可多食，感冒发烧期间不可食用。

99

适宜搭配的食物

鱼腥草
消炎解毒、滋阴润肺

梨
补肺养气、镇咳祛痰

白果、杏仁、罗汉果、川贝
清肺化痰、润肺止咳

不宜搭配的食物

白菜花
令人气滞

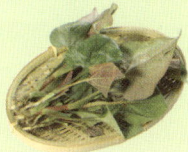

麦芽糖
不利健康

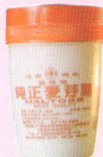

猪肝

每日适用量: 50克。

选购: 新鲜的猪肝呈褐色或紫色,用手按压坚实有弹性,有光泽,无腥臭异味。

保存: 猪肝不宜保存,应尽快食用。买回的猪肝没用完,可在外层上涂上少许食用油,再放入冰箱保存,这样仍可保留猪肝的鲜嫩。

营养功效	猪肝含有多种营养物质,尤其富含维生素A和微量元素铁、锌、铜等。中医认为猪肝性温、味甘,有补血健脾、养肝明目的功效。猪肝中铁的含量是猪肉的18倍,人体的吸收利用率也很高,是天然的补血佳品,用于防治贫血、头昏、目眩、视力模糊、两目干涩、夜盲及目赤等均有较好的效果。
适宜人群	贫血者、儿童、孕妇。
不宜人群	高胆固醇、肝病、高血压和冠心病患者。
实用贴士	猪肝加面粉稍加揉搓,再用清水冲洗,可洗净并去除腥味。
烹调宜忌	1.烹饪前要将筋膜除去,否则不易嚼烂、消化。 2.烹饪时不宜炒得太嫩,否则有毒物质残留其中,易诱发某些疾病。
食用宜忌	食用猪肝宜适量,一周一至两次即可。

适宜搭配的食物

菠菜 治疗贫血

白菜 促进营养物质的吸收

菊花脑、紫苏 清肝明目、解毒补血

苦瓜 清热解毒、补肝明目

枸杞 补血明目

不宜搭配的食物

番茄 破坏维生素C

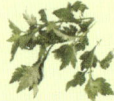

鲫鱼 降低营养,并容易导致腹痛

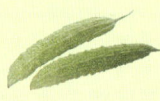

辣椒油 破坏猪肝的营养

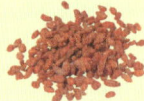

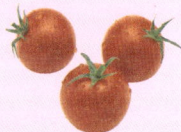
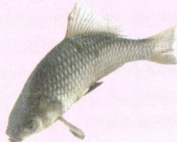
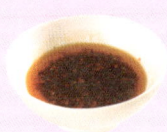

猪腰

别名: 猪肾、猪腰子。

每日适用量: 100克。

选购: 新鲜的猪腰呈浅红色,表面有一层薄膜,有光泽,柔润且有弹性。不新鲜的猪腰带有青色,质地松软,并有异味。用水泡过的猪腰体积大,颜色发白。

保存: 猪腰不宜保存,建议购买后尽快食完。

营养功效	中医认为,猪腰性平味咸,归肾经,具有补肾益精、利水的功效,主治肾虚腰痛、遗精盗汗、产后虚羸、身面水肿等症。我国医学理论有"以脏养脏"之说,即常吃动物的某种脏器就可滋补人的同种脏器。妇女在妊娠期肾脏负担加重,适量吃些猪腰可以滋补肾脏。
适宜人群	肾虚引起的腰酸背痛、遗精盗汗、耳聋、耳鸣者,孕妇。
不宜人群	高血脂、高胆固醇患者。
实用贴士	猪腰一般有腥味,可将约15粒花椒放入锅内水中,待水烧沸后,放入猪腰焯烫,捞出沥去水后便可加工各式菜肴了。经这样处理过的猪腰,成菜后味道鲜美,毫无异味。
烹调宜忌	剖开猪腰可以看到白色纤维膜内的浅褐色腺体,那就是肾上腺。烹饪时一定要将肾上腺割除干净,否则有异味,同时猪腰表面的薄膜也需除去。
食用宜忌	猪腰的肾上腺富含皮质激素和髓质激素。孕妇误食了肾上腺,其所含的皮质激素会使孕妇体内血钠增高、排水减少而诱发妊娠水肿。髓质激素则可促进糖原分解,使心跳加快,诱发妊娠高血压或高血糖等病患,同时还会出现恶心、呕吐、手足麻木、肌肉无力等中毒症状。故孕妇食用猪腰要正确加工,且食用要适量。

适宜搭配的食物

银耳
补脾清肠、养阴清热

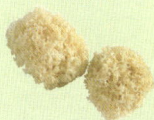

冬菇
补肾补虚

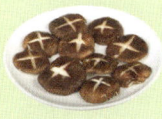

芝麻酱
可治肾虚水肿

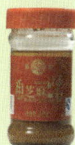

不宜搭配的食物

吴茱萸、白菜花
不利健康

猪肠

别名: 猪大肠、肥肠。

每日适用量: 约80克。

选购: 质量好的猪肠颜色呈白色,质稍软,有韧性,黏液多,异味轻。色泽变暗,有青有白,黏液少,组织软、无韧性,异味重的质量不好。

保存: 猪肠购买后应尽快食用。

营养功效	猪肠中含有大量人体必需的钠、锌、钙、磷、钾等元素,还含有大量的蛋白质和适量脂肪,营养价值较高。中医认为,猪肠性寒,味甘,有润肠、祛风、解毒、止血等功效,能去下焦风热、止小便频数,主治肠风便血、血痢、痔漏、脱肛等症。
适宜人群	痔疮、便血、脱肛者,小便频多者。
不宜人群	脾虚便溏者忌食。
实用贴士	猪肠不易洗净,可用以下方法巧洗猪肠: 1.先用清水冲去污物,再用酒、醋、葱、姜的混合物搓洗,然后放入清水锅中煮沸,取出后再用清水冲洗,这样就可以洗得很干净了。 2.用少量的醋、微量的盐兑水制成混合液,将猪肠放入浸泡片刻,再放入淘米水中泡一会儿(在淘米水中放几片橘片更好),最后放入清水中搓洗干净,这样既可较易洗净,又能去除腥味。 3.用可乐浸泡猪肠半小时,捞出再用淘米水搓洗,最后放入清水中洗净,能迅速洗净并除去异味。
食用宜忌	感冒期间忌食猪肠。

适宜搭配的食物

无花果
健脾理肠、消炎解毒

不宜搭配的食物

黄酒
导致乳少

猪血

别名：猪红。

每日适用量：50克。

选购：猪血在收集的过程中容易被污染，购买经过灭菌加工的盒装猪血较好。

保存：猪血不宜保存，应尽快食完。

营养功效	人体所必需的8种氨基酸，猪血中全部都具备。猪血含铁量较高，还含有铜、锌、钠、磷、钾、锰、铬等多种人体必需的微量元素，对动脉硬化、冠心病、贫血、老年痴呆等疾病有很好的防治作用。猪血具有利肠通便的作用，可以清除肠腔的沉渣浊垢，对尘埃及金属微粒等有害物质具有净化作用，可避免人体产生积累性中毒，是人体中的"清道夫"。
适宜人群	贫血患者、老人、妇女和从事纺织、环卫、采掘等工作的人。
不宜人群	胃下垂、痢疾、腹泻等疾病患者。
烹调宜忌	1.因猪血腥味较重，烹调时应配葱、姜、蒜和料酒等调味，并一定要烧透、煮透。 2.猪血不宜单独烹制。
食用宜忌	猪血不宜食用过多，血中含有大量的有机铁，过量食用会造成铁中毒，影响其他矿物质的吸收，所以除了特殊需要的人群外，建议一般人一周食用1~2次。

适宜搭配的食物

鱼肉 补益气血、平肝祛风

韭菜 补血、提升营养

木耳 清肺通肠、补血补虚

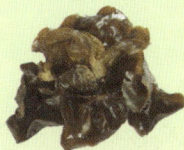

不宜搭配的食物

黄豆 导致气滞、消化不良

海带 易引起便秘

103

猪骨

每日适用量：150克。
选购：应选肉色均匀、表面有光泽、不粘手、无异味的猪骨。
保存：可放入冰箱冷冻保存。

营养功效	猪骨除含有大量磷酸钙、骨胶原、骨黏蛋白外，还含有蛋白质、脂肪、维生素等。猪骨中蛋白质、铁、钠等的含量远远高于鲜猪肉中的，而且营养成分容易被人体消化吸收。食用猪骨能及时补充人体所必需的骨胶原等营养物质，可增强骨骼的造血功能，从而强壮机体，延缓衰老。
适宜人群	一般人都适合食用，特别适宜老年人、孕妇及儿童。
不宜人群	感冒发热者，急性肠道感染者。
实用贴士	炖猪骨汤时冷水入锅较好，可使骨头中的营养物质充分溶解。
烹调宜忌	猪骨可红烧、蒸煮，以炖汤最好。炖猪骨汤时加一小匙醋，可使骨头中的磷、钙溶解于汤中，并可保存汤中的维生素。
食用宜忌	骨折初期不宜饮用排骨汤，中期可少量进食，后期食用可达到很好的食疗效果。

适宜搭配的食物

白萝卜
清热解毒、顺气止咳、健体强身

海带
调节代谢、防癌抗癌

冬瓜
利尿消肿、润肺生津

胡萝卜
增强营养

玉米
健脑益智、补充营养

莲藕
补脾气，润肠胃

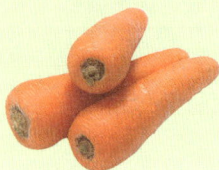

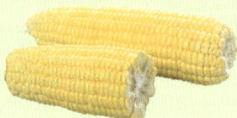

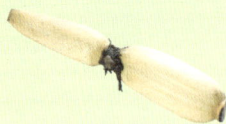

鸡肉

每日适用量：100克。

选购：新鲜的鸡眼球饱满，表皮有光泽，不粘手，用手指按压后能迅速恢复原样。

保存：可收拾干净后放入冰箱冷冻保存。

营养功效	鸡肉是高蛋白、低脂肪的食品，其中氨基酸的组成与人体的需要十分接近，它所含有的脂肪酸易被人体吸收，还含有多种维生素、钙、磷、镁、铁等矿物质成分，是儿童生长发育所必需的。鸡肉对营养不良、畏寒怕冷、乏力疲劳、月经不调、贫血、虚弱等症状有很好的食疗作用。中医认为，鸡肉有温中益气、补精填髓、益五脏、补虚损的功效，可用于脾胃气虚、阳虚引起的乏力、水肿、产后乳少、虚弱头晕等症，对于肾精不足所致的小便频数、耳聋、精少精冷等症也有很好的辅助疗效。
适宜人群	老年人、病人、体弱者特别适合食用鸡肉。
不宜人群	动脉硬化、感冒、高血脂、冠心病等病症患者要谨慎食用。尿毒症、高烧患者禁食。
实用贴士	鸡肉中磷的含量较高，为避免影响人体对铁元素的吸收，在服用补铁剂时暂不要食用鸡肉。
烹调宜忌	从市场买回的冷冻鸡肉，可在烧煮前用姜汁浸3~5分钟，能起到返鲜除异味的作用。
食用宜忌	1.鸡屁股是淋巴腺集中的地方，含有多种病毒、致癌物质，所以不可食用。 2.禁忌食用多龄鸡头。 3.吃鸡肉进补并非多多益善。多食鸡肉易生痰，体胖、患严重皮肤疾病者宜少食或忌食。 4.鸡肉进补时须注意雌雄两性作用有别。

适宜搭配的食物

酒
促进营养物质的运输

赤豆
营养全面

萝卜
利于营养物质的消化吸收

油菜
强肝美肤

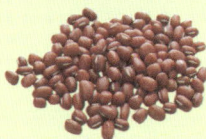
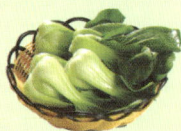

青椒、洋葱
营养更全面

菜心
补充丰富的维生素

鱼腥草
消炎解毒、温中益气

菌类
益智促生长，防治肝脏肠胃疾病

绿豆芽
减少心血管疾病

柠檬
促进食欲

百合
补血养血、开胃补虚

松子
提高蛋白质利用率

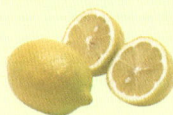

枸杞、胡萝卜
补五脏、益气血

栗子
能健脾养胃，还能增强机体造血能力

人参
增强补益功效，填精补髓调经

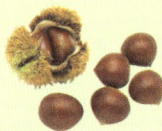
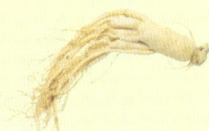

不宜搭配的食物

李子
同属温性食品，易助热上火

芥末
伤元气

芝麻、菊花
易导致中毒

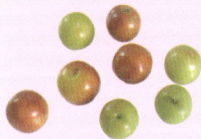
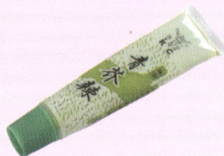
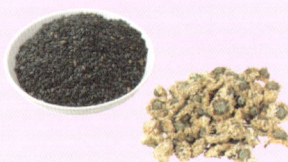

鸡肝

每日适用量：30克。

选购：应选择颜色鲜明、气味清正、个大、光滑、完整、无异味的新鲜鸡肝。

保存：应放入冰箱保存。

营养功效	鸡肝富含蛋白质、脂肪、碳水化合物、钙、磷、铁、维生素A、维生素B$_1$、维生素B$_2$、维生素C等营养成分。中医认为，鸡肝味甘、性微寒，有补肝肾、明目、消疳、杀虫、养血、活血及止血等作用，主治肝虚目暗、夜盲、小儿疳积、小儿遗尿等症。
适宜人群	视力下降、夜盲症、佝偻病、产妇贫血、肺结核及孕妇先兆流产者。
不宜人群	冠心病、高血压、脂肪肝患者及血脂高的患者。
实用贴士	男性要少食鸡肝，常食鸡肝会导致精子的数量减少。
烹调宜忌	鸡肝不宜直接烹煮，应先用清水浸泡，反复冲洗后方可煮食。
食用宜忌	鸡肝不宜多食，以免胆固醇含量增多，加重动脉硬化，引发冠心病等。

适宜搭配的食物

枸杞
益肝明目

胡萝卜、丝瓜
营养互相促进，有利眼与脑的保健

番茄
补血、养肝、明目

不宜搭配的食物

辣椒、菜花、毛豆、苦瓜、山楂
破坏维生素C

乌鸡

别名： 乌骨鸡、泰和鸡、竹丝鸡。
每日适用量： 150克。
选购： 骨色和肉色都是黑色的为佳。
保存： 可放入冰箱保存。

营养功效	乌鸡含有10种氨基酸，维生素B$_2$、烟酸、维生素E的含量都很高，而胆固醇和脂肪的含量则很少。食用乌鸡可以提高免疫功能，延缓衰老，强筋健骨，对防治骨质疏松、佝偻病、女性缺铁性贫血等有明显功效。中医认为，乌鸡有补中止痛、滋补肝肾、益气补血、滋阴清热、调经活血、止崩治带等功效，对妇女的气虚、血虚、脾虚、肾虚等症及小儿生长发育迟缓、妇女更年期综合征等尤为有效。
适宜人群	适合一切体虚血亏、肝肾不足、脾胃不健的人食用。
不宜人群	体肥、患严重皮肤病、感冒发热或湿热内蕴而见食少、腹胀者不宜食用。
实用贴士	乌鸡连骨（砸碎）熬汤，滋补效果最佳。炖煮时最好不用高压锅，使用沙锅文火慢炖最好。
烹调宜忌	乌鸡营养丰富，最适合做汤食用，有利于营养物质的吸收。
食用宜忌	乌鸡虽是补益佳品，但多食能生痰助火，生热动风，故食用要适量。

适宜搭配的食物

大蒜
消疲劳、强体质

菜心
调节人体免疫功能和抗衰老

黑芝麻
美容养颜

大米
养阴、退热、补中

三七
补虚益血

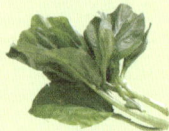

鳖甲
滋补肝肾、益气补血、滋阴清热、调经活血

红枣
补血补肾，益肝明目

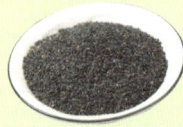

鸭肉

每日适用量：80克。
选购：要选择肌肉新鲜、有光泽的鸭肉。
保存：可放入冰箱保存。

营养功效	中医认为，鸭肉性偏凉，具有滋五脏之阴、清虚劳之热、补血、养胃生津、止咳息惊等多种功效。现代医学研究认为，经常食用鸭肉不仅能补充人体必需的多种营养成分，对一些低烧、食少、大便干燥和有水肿的人也有很好的疗效。
适宜人群	虚弱、食少、便秘、水肿者，心脏病患者。
不宜人群	体质虚寒、胆囊炎、痛经、寒性腹泻、腹痛患者。
实用贴士	1.鸭子的毛较难除去，宰杀之前喂一点酒，可使毛孔增大，便于去毛。 2.烹调鸭肉时加少许柠檬汁能解油腻。
烹调宜忌	鸭肉中含氮浸出物比其他畜肉的多，故鸭肉鲜美。在烹调时加少量盐，能有效地溶出含氮浸出物，使鸭肉汤的味道更鲜美。
食用宜忌	虽然鸭肉对健康有益，但应注意不要食用过多，否则会导致动脉硬化等不良后果。

适宜搭配的食物

山药、白菜
降低胆固醇，
滋阴补肺

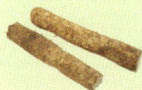

金银花
滋润肌肤、
消除暗疮

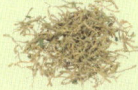

酸菜
开胃利膈、
消肿利尿

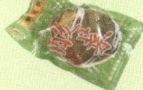

大蒜
消疲劳、强体质

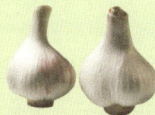

干贝
补充蛋白质

不宜搭配的食物

甲鱼
可导致腹痛、腹泻和营养不良

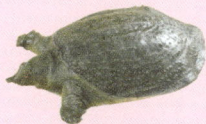

杨梅
严重的可致休克、死亡

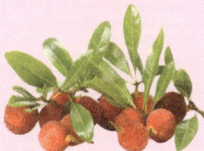

109

鸽肉

每日适用量：半只。

选购：优质的鸽肉肌肉有光泽和弹性，经指压后凹陷部位能立即恢复，皮肤无红色充血痕迹，脂肪洁白，无异味。

保存：可入冰箱冷冻保存。

营养功效	鸽肉含丰富的蛋白质，脂肪含量很低，营养作用优于鸡肉，且比鸡肉易消化吸收，吸收率高达97%，是产妇和婴幼儿的最好营养品。鸽肉所含造血用的微量元素相当丰富，对手术后病人、贫血者有大补功能。鸽肉中还含有丰富的泛酸，对脱发、白发和未老先衰等有很好的疗效。中医认为鸽肉性平味咸，能解毒、补肾壮阳、缓解神经衰弱，对病后体弱、血虚闭经、头晕神疲、记忆力衰退有很好的补益作用。
适宜人群	体虚病弱者、手术后病人、脱发者、老年人、学生、孕妇、产妇、儿童。
不宜人群	性欲旺盛者及肾功能衰竭者。
实用贴士	民间验方常以鸽肉配其他药物治疗头晕病、妇科疾病。女性常食鸽肉，还可提高性欲。
烹调宜忌	清蒸、煲汤、煮粥、炒食皆可，若选择油炸方法食用，会降低营养价值，最佳的烹饪方法是炖汤。
食用宜忌	1.乳鸽骨含有丰富的软骨素，经常食用可使皮肤变得白嫩、细腻，增强皮肤弹性，使面色红润。 2.鸽血中富含血红蛋白，能使手术后的伤口很快愈合。

适宜搭配的食物

竹笋
促进消化、增进营养

芝麻
健脑益智

红枣
补血补虚

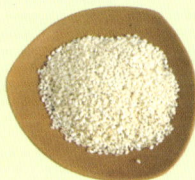
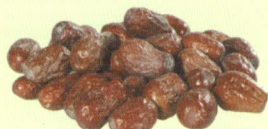

鹌鹑

每日适用量： 80克。

选购： 新鲜鹌鹑肉应是肌肉有光泽和弹性，不粘手，指压后的痕迹能迅速恢复原样，无异味。

保存： 建议尽快食用，以免变质。

营养功效	鹌鹑肉营养丰富，蛋白质含量高达22.2%，还含有多种维生素、矿物质以及卵磷脂、激素和多种人体所必需的氨基酸，是高蛋白、低脂肪、低胆固醇食物，常食有防治高血压及动脉硬化之功效。鹌鹑肉含有的卵磷脂和脑磷脂，是高级神经活动不可缺少的营养物质，具有健脑作用。中医认为，鹌鹑肉可以补五脏、益精血、止泻痢、消疳积、温肾助阳。常食鹌鹑可辅助治疗水肿、肥胖型高血压、糖尿病、贫血、胃病、肝肿大、肝硬化等多种疾病。
适宜人群	风湿性关节炎、心脑血管疾病患者、肥胖者、中老年人及虚弱者。
实用贴士	1.男子经常食用鹌鹑，可增强性功能，养肝清肺，增气力、壮筋骨。 2. 鹌鹑肉与枸杞、益智仁、远志一起煎熬食用，可治疗神经衰弱和提高智力。
食用宜忌	1. 不宜食用未煮熟的鹌鹑肉，因为可能会感染寄生虫病。 2.鹌鹑肉保存过久会腐烂变质，含有大量的细菌及毒素，食用后易发生食物中毒，应尽快食用完。 3.感冒期间忌食。

111

适宜搭配的食物

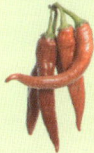

辣椒
增进食欲

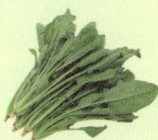

菠菜
保护心血管

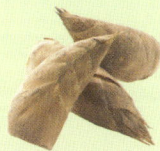

冬笋
滋润肺燥、宣肺止咳

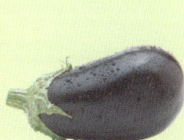

茄子
预防心血管疾病

不宜搭配的食物

香菇、木耳等菌类
易导致面生黑斑

猪肝
引起不良生理反应

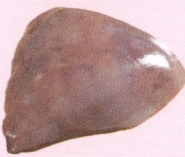

牛肉

每日适用量：80克。

选购：新鲜牛肉有光泽、红色均匀、肉纹清晰、表面不粘手，肉质有弹性、无异味。

保存：可放入冰箱冷冻保存。将牛肉放入含有柠檬的水中煮沸两三分钟，捞出保存，可保鲜较长时间，且鲜味和营养成分都不会减少。

营养功效	牛肉含有很高的肉毒碱，主要参与脂肪的新陈代谢。牛肉是高蛋白、低脂肪的保健食材，还含有丰富的矿物质和维生素等，有利于预防肥胖、动脉硬化、高血压和冠心病。我国中医认为，牛肉有补中益气、强健筋骨、滋养脾胃、化痰息风、止渴止涎的功效，适宜于气短体虚、筋骨酸软、贫血久病及面黄目眩之人食用。
适宜人群	一般人都能食用。
不宜人群	内热盛者及皮肤病、肝病、肾病患者慎食。
烹调宜忌	1.炒牛肉忌加碱，当加入碱时，氨基酸就会与碱发生反应，蛋白质因沉淀变性而失去营养价值。 2.烹饪牛肉时放少许山楂、橘皮或茶叶有利于熟烂，也可加些酒或醋。
食用宜忌	过量食用牛肉会提高结肠癌、前列腺癌的患病几率和胆固醇、脂肪的积累量，故食用需适量，建议每周食用一次。

适宜搭配的食物

土豆
保护胃黏膜

芋头
改善食欲不振，还有美容养颜的作用

洋葱、葱
促进胃液分泌，有利消化和吸收

陈皮
促消化、促脂肪分解

牛蒡
刺激胃肠蠕动，改善便秘

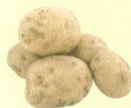
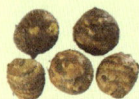
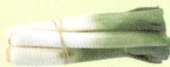
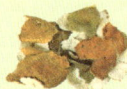

不宜搭配的食物

栗子
易引起滞气、腹胀

韭菜、生姜、白酒
易令人发热动火

田螺
刺激胃肠道，导致腹痛、腹泻等

红糖
引起腹胀

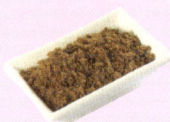

羊肉

每日适用量：50克。

选购：要分清绵羊肉和山羊肉，绵羊肉肉质较细嫩，膻味较淡，山羊肉发散，不粘手，肉质较粗糙，膻味较重。

保存：可放入冰箱保存。

营养功效	羊肉含有蛋白质、脂肪、钙、磷、铁等多种成分，具有滋补作用。羊肉对防治虚劳羸瘦、腰膝酸软、产后虚寒腹痛等皆有较显著的作用，是益气补虚、温中暖下的佳品。
适宜人群	身体虚弱及脾胃虚寒者。
不宜人群	肝炎、感冒、感染性疾病患者。
食用宜忌	1.羊肉属热性食物，宜搭配凉性和甘平性的蔬菜，如冬瓜、白菜、萝卜、莲藕等，才能起到解毒、去火的作用。羊肉最宜在冬天食用。 2.涮羊肉不宜求嫩，以免羊肉中的寄生虫未杀灭而进入体内导致疾病。

113

适宜搭配的食物

茄子 预防心血管疾病

柠檬 能除去膻味

洋葱 增强免疫力

山楂 除膻利消化

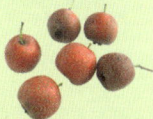

香菜：补益气力、固肾壮阳　　**辣椒**：除膻补虚　　**生姜**：治腰背冷痛、风湿疼痛

不宜搭配的食物

醋 易生火助热

荞麦面 功效相反，易患热风症

鲇鱼 易中毒

乳酪 降低营养，影响健康

南瓜：腹胀、便秘　　**梅干菜**：易引起胸闷　　**茶**：能生成收敛物质导致便秘

狗肉

每日适用量: 50克。

选购: 色泽鲜红、发亮且水分充足的为新鲜狗肉。颜色发黑发紫、肉质发干者为变质狗肉。肌肉之间血液不凝固的可能是毒死的狗肉。

保存: 可放入冰箱冷冻,但建议尽快食完。

营养功效	狗肉中含有少量稀有元素,对治疗心脑缺血性疾病、调整高血压有一定益处。狗肉还可用于治疗老年人的虚弱症,如尿溺不尽、四肢厥冷、精神不振等。中医认为,狗肉气味咸、酸、温,有补肾、益精、温补、壮阳等功用。
适宜人群	老年人、男性及脾肾气虚、胸腹胀满、水肿、腰膝软弱者。
不宜人群	阳虚内热、脾胃湿热及严重高血压者。
实用贴士	食狗肉后易口干,喝米汤可缓解这一症状。
烹调宜忌	刚宰杀的狗肉有土腥气味,不宜立即食用,应先用盐渍一下,或者用白酒、姜片反复揉搓,再用白酒稀释浸泡狗肉1小时左右,可除去狗肉的土腥味。
食用宜忌	吃完狗肉后不宜立即喝茶,否则易导致便秘。

适宜搭配的食物

茄子
预防心血管疾病

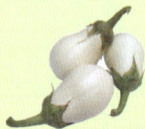

香菜
促进食欲、调补身体

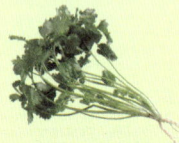

柠檬
可除去狗肉的异味

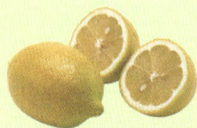

不宜搭配的食物

鲤鱼、杏仁
会产生不利人体的物质

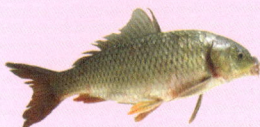

绿豆
腹痛、腹泻、消化不良

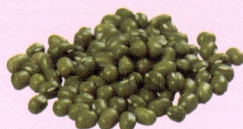

泥鳅、葱、蒜
同属温热之物,易上火

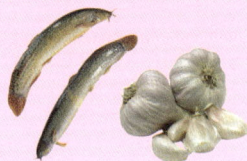

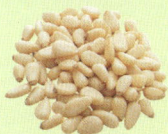

兔肉

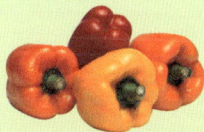

每日适用量：80克。

选购：优质鲜兔肉肌肉有光泽，红色均匀，脂肪洁白或黄色。劣质兔肉肌肉稍暗，用刀切开的截面尚有光泽，脂肪缺乏光泽。

保存：可放入冰箱冷冻保存。

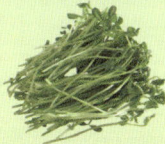

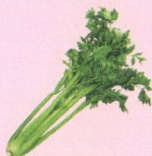

营养功效	兔肉是高蛋白、低脂肪、低胆固醇的保健食品，还富含卵磷脂，而结缔组织又少，肉质细嫩易于消化，所以，心血管病、糖尿病患者以及其他新陈代谢有障碍的人常吃兔肉，既可满足营养需求，又可祛病健身。中医认为兔肉有补中益气、解热止渴、健脾养胃之功效。
适宜人群	心血管病、糖尿病患者，肥胖者，慢性胃炎、胃与十二指肠溃疡、结肠炎等患者。
不宜人群	孕妇，脾胃虚寒、腹泻者。
实用贴士	女性吃兔肉可减少皱纹，男性食兔肉可延长寿命。
烹调宜忌	兔的"臭腺"味极腥臭，烹饪时要除去，否则会使兔肉难以下咽。
食用宜忌	兔肉性凉，最好在夏季食用。

适宜搭配的食物

松子
美容养颜、益智醒脑

辣椒、萝卜
提高机体免疫力

豆苗
促进人体新陈代谢

茄子
保护心血管

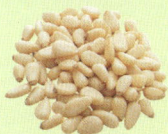

葱、大蒜：肉嫩易消化　**枸杞**：治腰背酸痛、糖尿病　**生菜**：促进营养吸收

不宜搭配的食物

芹菜
易伤头发

芥末
可导致心律不齐

小白菜
引发腹泻呕吐

甲鱼
皆属寒性，不利健康

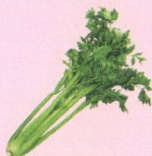
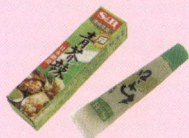
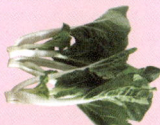
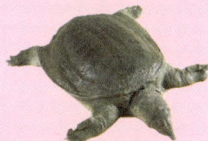

橘子、鸡肉、鸡蛋、鸭肉、姜：易致腹泻，不利健康

驴肉

每日适用量： 50克。

选购： 新鲜驴肉肌肉有光泽、颜色红润，肌肉部分呈暗褐色无光泽的为不新鲜驴肉。

保存： 熟肉制品应在0~4℃的条件下冷藏保存，否则容易变质。

营养功效	驴肉的蛋白质含量比牛肉、猪肉都高，而脂肪的含量却很低，是典型的高蛋白、低脂肪、低胆固醇食品。驴肉还含有碳水化合物、钙、磷、铁及人体所需的多种氨基酸，能够提高人体免疫力。中医认为，驴肉气味甘、凉、无毒，有补血养血、养心安神之功效，适用于气血亏虚、气短乏力、心悸、健忘、睡眠不宁、头晕等症。著名的阿胶就是用驴皮熬制而成，具有很好的补血、护肝、养颜之功效。
适宜人群	心血管疾病、体弱劳损、气血不足患者以及老人和女性。
不宜人群	孕妇、脾胃虚寒者及慢性肠炎、腹泻、皮肤瘙痒疾病者。
实用贴士	鲜驴肉略带腥味，如果烹调不得法，不但将驴肉做得老，而且使腥味加重或变为酸味。可在烹饪时加苏打水调和去腥。
烹调宜忌	1.驴肉必须浸泡5小时左右，以泡出血水为宜。 2.烹饪驴肉时，可配些蒜汁、姜末，既能杀菌，又可除味。
食用宜忌	吃驴肉后不宜立即饮茶，否则易便秘。

适宜搭配的食物

辣椒	豆豉	枸杞	红枣	大蒜
增强机体免疫力	可改善更年期症状	疏肝理气、养心安神	补气养血	消疲劳、强体质

不宜搭配的食物

猪肉	金针菇	马齿苋
易致腹泻	容易引发心痛	易致腹泻

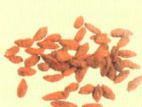
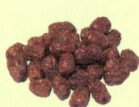
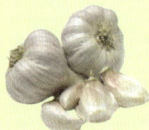
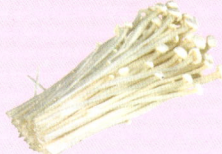
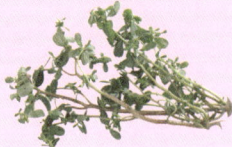

116

鹿肉

每日适用量：80克。

选购：优质鹿肉瘦肉多，肌肉红润有光泽，纹理均匀。如肌肉暗淡无光泽、有异味，不宜选购。

保存：可放入冰箱冷冻保存。

营养功效	鹿肉富含人体所需的10多种氨基酸和微量元素，以及可提高人体代谢功能和增强人体的滋补物质，对人体的血液循环系统、神经系统也有良好的调节作用。鹿肉可气血双补、添精补髓、增强体质，是老少皆宜的食品。中医认为，鹿肉性温、味甘，无毒，补五脏、调血脉，适量食用能强身健体、补肾壮阳，提高机体免疫能力，对腰膝酸痛、阳痿早泄、妇女宫寒、崩漏带下等疗效明显。
适宜人群	肾阳虚者、手脚冰凉者特别适合。
不宜人群	有外伤、发热上火、癌症等患者不宜食用。
实用贴士	鹿肉属于纯阳之物，补益肾气之功效为所有肉类之首，故对于新婚夫妇及肾气日衰的老人，鹿肉是很好的补益食品。
烹调宜忌	建议采用做汤或红烧的烹饪方法食用，对胃肠的损伤较小。
食用宜忌	1.鹿肉和牛羊肉一样属于红肉，多食、久食对身体健康有影响。2.在炎热的季节不宜食鹿肉。

117

适宜搭配的食物

辣椒 提高代谢，增强滋补作用

大蒜 消疲劳、强体质

不宜搭配的食物

南瓜 引起腹胀、腹痛

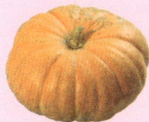

鲍鱼 引发痼疾

鲇鱼 易发生不良生化反应，不利健康

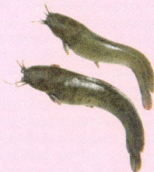

蛋奶类
DANNAILEI

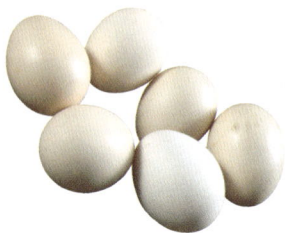

鸡蛋

每日适用量：1~2个。

选购：将鸡蛋用手摇一摇，有响声、可晃动的可能是变质的鸡蛋。

保存：擦净后放入冰箱，竖着放较横着放好。

营养功效	鸡蛋中含有多种维生素和氨基酸，比例与人体很接近，利用率达99.6%。鸡蛋中的铁含量尤其丰富，且吸收率达100%，是人体铁的良好来源。鸡蛋几乎含有人体需要的所有营养要素，被人们誉为"理想的营养库"。中医认为，鸡蛋有清热、解毒、消炎的作用，可用于治疗食物及药物中毒、咽喉肿痛、失音、慢性中耳炎等疾病。蛋黄中含有卵磷脂、甘油三酯、胆固醇和卵黄素，对神经系统和大脑发育有很大的作用，非常适合婴幼儿和儿童食用。
适宜人群	儿童、孕妇、产妇、老人、病人。
不宜人群	高胆固醇血症者、肾脏疾病患者、皮肤生疮化脓者、发热病人。
实用贴士	煮鸡蛋时易破裂，可在煮前先用针扎几个针眼，或往水中加几滴醋和盐，就可以防止蛋壳破裂，而且蛋壳也容易剥除。
烹调宜忌	1.在煎、炒、烹、炸、煮、蒸等各种食法中，以煮、蒸较好，这样容易消化吸收。 2.连壳煮鸡蛋要冷水下锅。
食用宜忌	1.过量食用鸡蛋会加重肾脏负担。 2.煎、炸鸡蛋虽好吃，但较难消化，结石、胆囊炎患者食用极容易引起发病。

适宜搭配的食物

百合
清热解毒、润燥安神

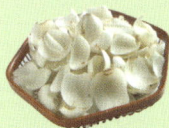

菌类
味鲜、无胆固醇

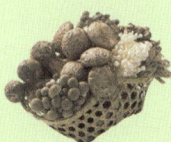

菠菜
预防贫血

枸杞
治肾虚腰痛

韭菜
补益作用显著，对胃病患者和肾病患者有帮助

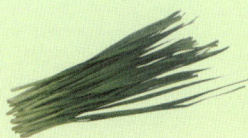

羊肉
促进血液循环，提高免疫力

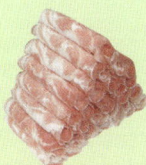

苦瓜
健胃、防感冒

海鲜、干贝、牛奶
营养更全面

不宜搭配的食物

豆浆
影响蛋白质的吸收利用

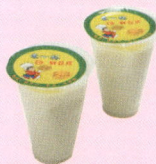

茶叶
使蛋白质变性，失去原有营养

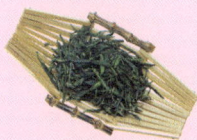

橘子
影响蛋白质的消化吸收

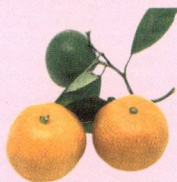

柿子
引发腹泻、腹痛，易形成"柿结石"

白糖
影响消化吸收

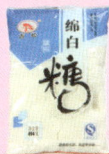

甲鱼
损害健康

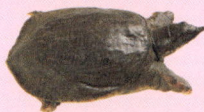

鲤鱼
可使小儿生疮

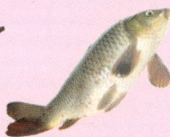

葱、蒜
性味、功效皆相悖

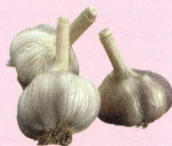

鸭蛋

每日适用量：1个。

选购：色泽鲜明、蛋壳较毛糙、摇晃无声响，在灯光下观看通透明亮的为佳品。

保存：擦净后放入冰箱保存。

营养功效	鸭蛋含有蛋白质、磷脂、维生素A、维生素B_2、维生素D、钙、钾、铁、磷等物质。中医认为，鸭蛋性凉、味甘，具有滋阴补虚、清热润肺、养血、美肤之功效，可以清肺火，止热咳、喉痛，可治妇女产后赤白痢、烫伤、湿疹、静脉曲张性溃疡、幼儿消化不良、风寒、风火牙痛、高血压及肺阴虚所致的干咳、咽痛、心烦、失眠等疾病。
适宜人群	骨质疏松者、阴虚火旺者。
不宜人群	脾阳不足、寒温下痢者，有心血管病、肝肾疾病的人应少吃。
实用贴士	鸭蛋营养丰富，完全可与鸡蛋媲美。鸭蛋比鸡蛋个大、皮厚，常用来腌制咸鸭蛋或制成松花蛋。
烹调宜忌	鸭子容易感染沙门氏菌，这种病菌能够渗入正在形成的鸭蛋内，只有经过一定时间的高温处理，细菌才能被杀死，所以鸭蛋要在开水中煮15分钟方可食用，且煮熟后不要立刻取出，而应留在开水中使其慢慢冷却。
食用宜忌	鸭蛋腥味较重，不宜多吃，且应熟透后食用。

适宜搭配的食物

百合
滋阴润肺

马齿苋
清热解毒、止痢

不宜搭配的食物

桑葚
易引发肠胃不适

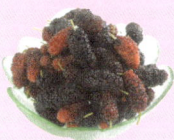

李子
易引起中毒

鹌鹑蛋

别名：鹑鸟蛋。

每日适用量：3~5个。

选购：不要选择有裂缝的鹌鹑蛋。优质蛋色泽鲜艳，壳硬，蛋黄呈深黄色，蛋白黏稠。蛋的重量为10克左右，比鸽蛋还小。

保存：轻轻擦净后放入冰箱保存。

营养功效	鹌鹑蛋中所含的蛋白质、维生素B$_1$、维生素B$_2$、卵磷脂、铁等成分都比鸡蛋要高，还含有丰富的矿物质和维生素，尤其维生素P，有防治高血压及动脉硬化之功效。中医认为鹌鹑蛋有补益气血、强身健脑、降脂降压、丰肌泽肤等功效，对贫血、营养不良、神经衰弱、月经不调、高血压、支气管炎、血管硬化等病人具有调补作用。鹌鹑蛋含有的卵磷脂和脑磷脂，是高级神经活动不可缺少的营养物质，能益智健脑。
适宜人群	儿童、贫血患者、月经不调的女性。
不宜人群	心脑血管疾病患者。
实用贴士	用沸水和冰糖冲鹌鹑蛋花食用，可治肺结核或肺虚久咳。
食用宜忌	1.鹌鹑蛋能滋阴壮体，诸无所忌，比鸡蛋更容易被人体吸收利用。 2.吃鹌鹑蛋能预防因吃鱼虾发生的皮肤过敏、风疹及某些药物性过敏。

121

适宜搭配的食物

韭菜
可治肾虚腰痛、阳痿

红糖
补血补虚

牛奶
补脾益胃、健脑益智

银耳
清热解毒、通便止血

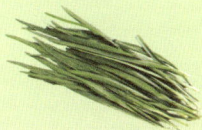
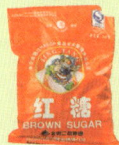
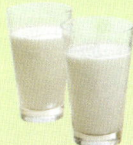

不宜搭配的食物

猪肝、菌类
易使人生黑斑或痔疮

茶
降低营养

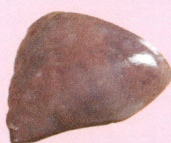
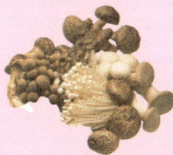
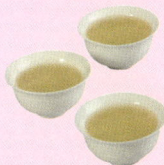

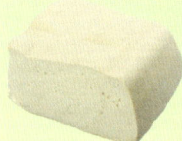

咸鸭蛋

别名： 盐蛋、腌蛋、咸蛋。

每日适用量： 半个。

保存： 咸鸭蛋的腌制方法有两种，一种是放在盐水中浸泡，一种是将盐溶解后与黄泥拌成糊状再裹上鸭蛋腌渍。如果是水腌的咸蛋，将咸蛋擦干放在保鲜袋里，置阴凉处存放；而包泥腌渍的咸蛋，则需保持泥皮湿润。

营养功效	咸鸭蛋营养丰富，富含脂肪、人体所需的各种氨基酸和钙、磷、铁等矿物质。咸鸭蛋中含钙量很高，约为鲜鸡蛋的10倍，特别适宜骨质疏松的中老年人食用。咸鸭蛋性寒，能清肺热、降阴火。咸蛋黄油，儿童多食可治疳积，外抹可治烫伤、湿疹。
适宜人群	骨质疏松的中老年人。
不宜人群	孕妇。
实用贴士	咸鸭蛋分为普通咸鸭蛋和红心咸鸭蛋。品质优良的咸鸭蛋具有"鲜、细、松、沙、油、香"几大特点，煮熟后切开的断面黄白分明，蛋白质地细嫩，蛋黄细沙，呈橙黄或朱红色起油，周围有露状油珠，中间无硬心。灯光下透视，蛋黄呈鲜红色，蛋白透明清澈，蛋黄靠在一边，则为优质咸蛋，相反则为劣质的，应避免食用。
烹调宜忌	1.咸蛋腌好后要从坛子中立即取出来，否则会越来越咸，影响食用。 2.煮熟后可直接食用，也可将蛋黄、蛋白分开与其他食物搭配烹饪。
食用宜忌	咸鸭蛋的含盐量较高，每只咸鸭蛋含有盐10克以上，不可多食。特别是孕妇，食盐过多必然大量饮水，水、盐积聚在体内，容易导致孕妇水肿。

适宜搭配的食物

豆腐
提升营养

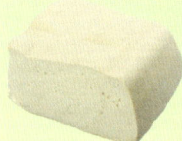

南瓜
强壮身体

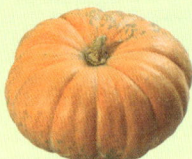

丝瓜
清降肺热

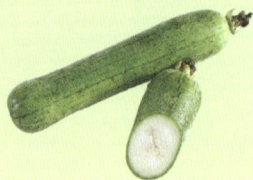

松花蛋

别名：皮蛋。

每日适用量：半个。

选购：要购买圆身、没有裂纹、色泽鲜明、蛋壳灰白、无黑斑、无异味的松花蛋，打开蛋壳能看见有花纹状。

保存：皮蛋是用碱性物质浸制而成，蛋内饱含水分，若放在冰箱内贮存，水分就会逐渐结冰，从而改变松花蛋原有的风味。低温还会影响皮蛋的色泽，容易使皮蛋变成黄色。皮蛋最好放在塑料袋内密封保存，保质期可达3个月。

营养功效	松花蛋中氨基酸的含量和种类比鸡蛋要多，矿物质含量也有所增加，脂肪含量下降，易于人体吸收，并能增进食欲、中和胃酸、降压。中医认为，松花蛋性凉，对眼痛、牙痛、高血压、耳鸣、眩晕等疾病有治疗作用。
适宜人群	食欲不振者、牙痛、眩晕者。
不宜人群	儿童。
实用贴士	1.将丝线放在去壳的松花蛋上绕一圈，稍用力一拉，可均匀完整地切开松花蛋，而蛋黄不粘。 2.巧辨松花蛋优劣：放在灯光下透视，品质良好的松花蛋透光面积小，蛋白呈暗红色，蛋黄完整；将松花蛋往上抛起再落下，质量好的蛋，感觉有弹性且沉重；在耳边摇一摇，没有响声的为好蛋。
烹调宜忌	可炒、凉拌、做汤，也可直接食用。
食用宜忌	1.松花蛋含碱较多，因此有一股碱味，在食用时加入适量的姜醋汁，不仅能消除松花蛋的碱涩味，还能起到杀菌作用。 2.大部分松花蛋含铅，食用过多易引起铅中毒，导致失眠、贫血、好动、智力减退、缺钙等症状，所以食用要适量。

适宜搭配的食物

瘦肉
养阴益气

辣椒
开胃，促消化

123

牛奶

别名：牛乳。

每日适用量：250毫升。

选购：建议选购盒装，品质有保证的牛奶。

保存：牛奶宜避光保存，不宜冷冻，最适宜的温度为2~3℃。

营养功效	牛奶含有优质的蛋白质以及丰富的脂肪、维生素A和维生素D，且牛奶脂肪颗粒小，呈高度乳化状态，易于消化吸收，而且胆固醇含量少，对中老年人、女性尤为适宜。同时，牛奶中存在多种免疫球蛋白，能增加人体抗病能力。中医认为，牛奶性味甘、微寒，具有润肺、润肠、通便的作用。《本草纲目》记载：牛乳可以治反胃，补益劳损、润大肠、治气痢、除黄疸。
适宜人群	儿童、中老年人、女性、失眠者。
不宜人群	缺铁性贫血、乳糖酶缺乏症、胆囊炎、胰腺炎患者。
实用贴士	牛奶一经倒进杯子、茶壶等容器中，如果没喝完，应盖好盖子放入冰箱，千万不可倒回原来的容器里。
烹调宜忌	1.牛奶加热时间不宜长，塑料袋装牛奶忌带包装煮沸。 2.煮牛奶忌先放糖，须待煮熟离火后再加糖，以免消耗营养物质。
食用宜忌	1.并不是所有人都适合饮用牛奶，若饮用牛奶有不良反应，可用酸奶或豆浆代替。 2.不要空腹饮用牛奶，应配合面包、蛋糕、点心等，有利于吸收。 3.夏天饮用牛奶要特别注意卫生，防止牛奶变质。 4.胃肠功能较弱的人不宜大量饮用牛奶，胃肠手术后不宜喝牛奶。 5.睡前饮用适量牛奶可促进睡眠，又能使牛奶的防病功效得到更好地发挥。 6.常喝鲜奶有助于儿童身体的发育，因为牛奶所含的丰富钙质能促进骨骼的发育，而对老人来说，常喝牛奶可减少骨骼萎缩，降低骨质疏松的发生率。

适宜搭配的食物

木瓜
美容养颜、安神宁心

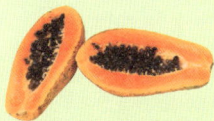

鸡蛋
补充大量优质蛋白质

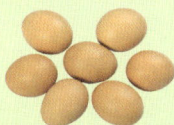

糙米
提升营养价值

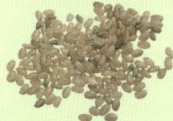

蛋黄
增加营养

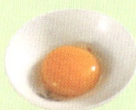

椰汁、山竹汁
美容、助消化

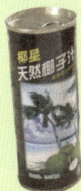

火龙果
防重金属中毒

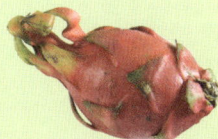

红枣
补血、健脾、开胃

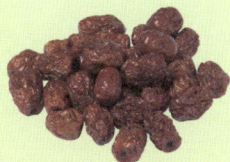

不宜搭配的食物

西蓝花
影响机体对钙的吸收

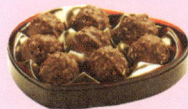

米汤
破坏维生素A

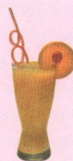

果汁
降低营养，并易导致腹痛、腹胀

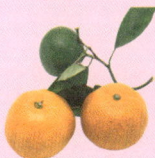

山楂
使蛋白质变性，导致腹痛、腹泻等肠胃疾病

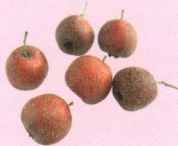

巧克力
不利于消化吸收

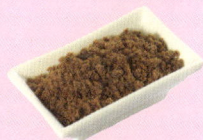

醋
易导致消化不良

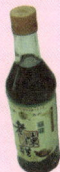

橘子
影响消化吸收

红糖
降低营养

食物相宜相克速查全书

酸奶

每日适用量： 250毫升。
选购： 建议选购盒装，品质有保证的酸奶。
保存： 应放入冰箱冷藏。

营养功效	酸奶能抑制肠道腐败菌的繁殖，防止和阻碍人体吸收有害菌分解的毒素，从而可以调节肠道菌群、增强机体抗病的能力。同时，酸奶能刺激胃酸分泌，提高食欲，增强胃肠的消化功能，促进机体的新陈代谢。经常饮用酸奶，还可以降低血脂和胆固醇水平。酸奶不但具有新鲜牛奶的营养成分，而且还能使蛋白质结成细微的乳块，更容易被人体消化吸收。
适宜人群	电脑操作者、消化不良者、便秘者、骨质疏松者、心脑血管疾病患者、高血压患者、儿童、乳糖不耐受症患者。
不宜人群	胃肠道手术后的病人或其他肠道疾病的患者。
烹调宜忌	酸奶加热后其特有的风味消失，起特殊作用的乳酸菌也会全部被杀死，营养价值降低，所以酸奶忌加热食用。
食用宜忌	1. 乳酸菌中的某些菌种对牙齿有一定危害，容易出现龋齿，所以，饮用酸牛奶后最好及时用清水漱口。 2. 婴儿体内代谢乳酸的酶系统不够健全，所以酸奶不易消化，还可能引起腹泻、呕吐，因此不要给婴儿喂食酸牛奶。

适宜搭配的食物

桃
提高抗病毒能力

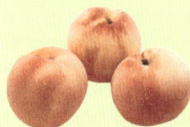

草莓
促进肠道健康，防治便秘

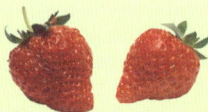

猕猴桃
有利减肥

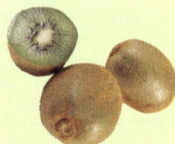

不宜搭配的食物

黄豆
影响钙的吸收与消化

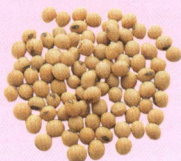

腊肉
容易生成致癌物质

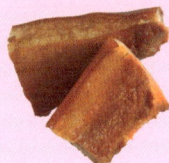

羊奶

别名：羊乳。

每日适用量：200毫升。

选购：建议选购盒装、有品质保证的羊奶。羊奶是否有膻味与羊奶的来源、生产技术和环境有很大关系，品质越高的羊奶越没有膻味。

保存：入冰箱冷藏保存。

营养功效	羊奶的脂肪颗粒体积为牛奶的1/3，更利于人体吸收，并且长期饮用羊奶不会引起发胖，婴儿对羊奶的消化率可达94%以上。羊奶中的蛋白质、矿物质，尤其是钙、磷的含量都比牛奶略高，维生素A和B族维生素含量也高于牛奶，对保护视力、恢复体能有好处。中医认为，羊奶性温、味甘，具有润心肺、补虚劳、利大肠、补肾益精、滋阴养胃的功效，能治消渴、抗癌。中医一直把羊奶看做是对肺和气管特别有益的食物。
适宜人群	幼儿、老人以及病弱者。
不宜人群	无特殊禁忌。
实用贴士	将羊奶涂患处，可治漆疮或口疮。
烹调宜忌	羊奶有膻味，如果在煮羊奶的时候放几粒杏仁或一小袋茉莉花茶，煮开后把杏仁或茶叶渣去掉，基本上就可除去膻味。
食用宜忌	1.羊奶是最接近人奶的高营养乳品，现在很多家庭已经悄然接受了羊奶。 2.对牛奶过敏的人可放心饮用羊奶。 3.睡前一杯羊奶有一定的镇静安眠作用，因其极易消化，也不用担心造成消化系统的负担。

适宜搭配的食物

淮山
改善口渴反胃

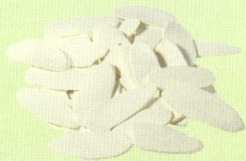

蜂蜜
清热通便

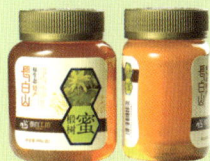

豆制品及菌类

DOUZHIPIN JI JUNLEI

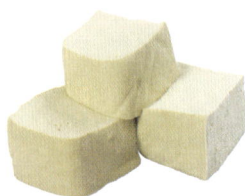

豆腐

每日适用量: 100克。

选购: 老豆腐可选择表面光润、四角平整、有弹性、无杂质和异味、颜色呈浅黄或奶白色的。嫩豆腐以表面洁白细嫩、周体完整、无裂纹和杂质的较佳。

保存: 豆腐不宜保存,建议尽快食完。

营养功效	豆腐具有益气和中、生津润燥、清热解毒的功效,可用于治疗赤眼、消渴,解硫黄、烧酒毒等。豆腐及豆制品的蛋白质含量比大豆高,含有的氨基酸比例也接近人体需要,可降低血铅浓度、保护肝脏、促进机体代谢。豆腐中不含胆固醇,这对高脂血、动脉硬化患者十分有益。豆腐中含有的卵磷脂可促进脑部细胞活跃,能预防老年痴呆症。
适宜人群	儿童、老人、孕产妇,更年期女性、病后调养者、肥胖者。
不宜人群	肾脏病人、痛风病人、缺铁性贫血者、胃寒者。
烹调宜忌	豆腐在烹饪前先放到盐水中浸约半小时,再炒就不易破碎了。
食用宜忌	一次食用过多,不仅阻碍人体对铁的吸收,而且容易引起蛋白质消化不良,出现腹泻、腹胀等不适症状。

适宜搭配的食物

韭菜
治疗便秘

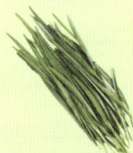

草菇
增进食欲

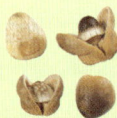

鱼
预防佝偻病

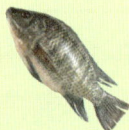

佛手瓜
利尿排钠,扩张血管,降压

西葫芦
预防病毒性感冒

不宜搭配的食物

小葱、菠菜
产生草酸钙,不能被人体消化吸收

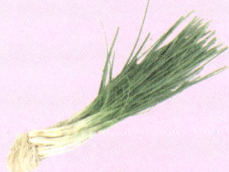

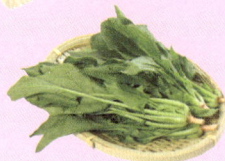

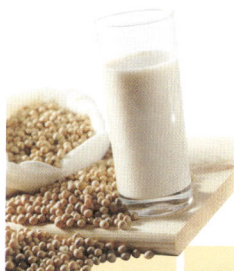

豆浆

每日适用量: 250毫升。
选购: 可以自制,也可以买袋装豆浆。
保存: 豆浆不宜保存,应尽快饮用完。

营养功效	常饮豆浆可维持正常的营养平衡,全面调节内分泌系统,降低血压、血脂,减轻心脏负担,增加心脏活力,优化血液循环,保护心血管。豆浆是心血管的保护神,并有平补肝肾、抗癌、增强免疫等功效。中医认为,豆浆性平,味甘,有长肌肤、益颜色、填骨髓、增气力、解诸毒、补体虚等作用。
适宜人群	任何人均适宜,老人、女人、儿童、糖尿病患者更适宜。
不宜人群	胃寒、泛酸、腹胀、腹泻者。
实用贴士	不宜用保温瓶装豆浆,容易滋生细菌。
烹调宜忌	豆浆用大火煮沸腾后要改文火熬煮5分钟左右,彻底煮熟煮透。
食用宜忌	饮用生豆浆易发生恶心、呕吐、腹泻等中毒症状。

适宜搭配的食物

猪蹄
美容养颜

白菜、白菜花
美容作用明显

大米
降压、滋补

圆白菜
降压降脂、调节内分泌

不宜搭配的食物

红糖、蜂蜜
降低营养

红薯、橘子
使蛋白质凝固变性,不利消化

鸡蛋
生成人体不易吸收的物质

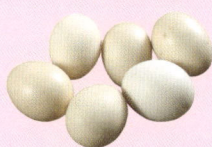

腐竹

别名：豆筋。

每日适用量：50克。

选购：优质腐竹为淡黄色，油光透亮，能看到瘦肉状的纤维组织。假腐竹没有这种纤维，而且白、黄色泽不均匀。

保存：放于干燥通风处保存。

营养功效	腐竹是用豆浆加工而成的，在豆制品中营养价值最高。有资料表明，腐竹含丰富蛋白质而含水量较少，这与它在制作过程中经过烘干，浓缩了豆浆中的营养有关。腐竹中谷氨酸含量很高，是其他豆类的2~5倍，腐竹中所含的磷脂还能降低血液中胆固醇的含量，达到防治高脂血症、动脉硬化的效果，并且还具有良好的健脑作用，能预防老年痴呆症的发生。其所含的大豆苷更有抗炎、抗溃疡等作用。
适宜人群	一般人都适合，尤其适宜高血脂、动脉硬化患者以及老年人、儿童。
不宜人群	肾炎、肾功能不全者及糖尿病酸中毒病人、痛风患者。
实用贴士	可以通过色泽、外观、气味、滋味几方面来辨别真假腐竹：良质腐竹颜色呈淡黄色、有光泽，外观为枝条或片状，质脆易折，具有腐竹固有的香味和滋味，无异味；劣质腐竹颜色呈灰黄色或黄褐色，暗而无光泽，有较多折断的枝条或碎块，有涩味或酸味等不良滋味。
烹调宜忌	腐竹的泡发，最重要的是水温。只有用温水浸泡出来的腐竹，才会软硬一致。若用热水泡发，很容易造成软硬不均匀，甚至外烂内硬的情况。
食用宜忌	1.腐竹是一种营养丰富又可以为人体提供均衡能量的优质豆制品。在运动前后吃，可以迅速补充能量。 2.腐竹较其他豆制品热量要高，控制体重者要少食。

130

适宜搭配的食物

草菇
适合糖尿病患者

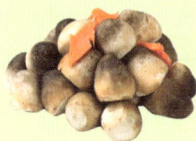

香菜
解热、镇静

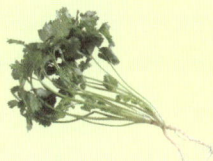

黑木耳
补气健胃

香菇

别名：香菌、香蕈。

每日适用量：鲜品100克。

选购：香菇品种繁多，以菇形圆整、菌肉肥厚、菌柄短粗鲜嫩、大小均匀的为好。

保存：干香菇放在干燥、阴凉、通风处可以长期保存，鲜香菇建议即买即食。

营养功效	香菇是一种高蛋白、低脂肪的健康食品，它富含18种氨基酸，而且活性高、易吸收。香菇可明显提高机体免疫力，能补肝肾、健脾胃、益智安神、美容养颜。香菇中还含有30多种酶，有抑制血液胆固醇升高和预防心血管疾病和肝硬化的作用。香菇含有的干扰素诱生剂，能抑制病毒的繁殖，还含有阻止癌细胞生长、抑制已突变的异常细胞的物质，所以说香菇具有防癌抗癌的功效。
适宜人群	一般人均适宜，尤其适宜心血管疾病、肝炎、佝偻病等患者及抵抗力低下者。
不宜人群	脾胃寒湿气滞、皮肤瘙痒者。
实用贴士	香菇具有极强的吸附性，故不宜与其他挥发性物质一起存放，也不宜放在有气味挥发或有异味的容器内。
烹调宜忌	1.干香菇用温水泡发香味更浓郁。 2.泡发干香菇的水不要丢弃，炒菜时加入可增鲜味。
食用宜忌	健康人多吃香菇能起到防癌的作用，癌症患者多吃香菇能抑制肿瘤细胞的生长。

适宜搭配的食物

豆腐
增强抗癌、降血脂之功效

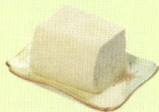

毛豆
预防心血管疾病

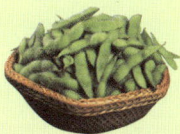

猪肉
营养均衡、强身健体

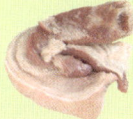

鲤鱼、西蓝花
提升营养

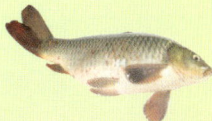

不宜搭配的食物

驴肉
易引起腹痛、腹泻

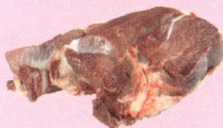

河蟹
易引起皮肤瘙痒、眼睛发炎

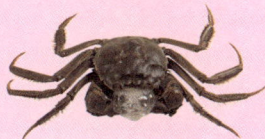

金针菇

别名：金菇。

每日适用量：50克。

选购：要选择新鲜无异味的，以未开伞、菌柄长15厘米左右、均匀整齐、无褐根、根部少粘连的为佳。

保存：用保鲜膜封好放于冰箱保存。

营养功效	金针菇富含赖氨酸和锌，有利于儿童智力的发育，所以也有人将金针菇叫"增智菇"。金针菇还能有效增强体内物质的生物活性，促进新陈代谢，加速营养素的吸收和利用，能有效预防和治疗肝部疾病和胃肠道溃疡，同时还有抵抗疲劳、抗菌消炎、消除重金属盐中毒等功效。
适宜人群	心血管疾病患者、儿童、老人。
不宜人群	脾胃虚寒者不宜多食。
烹调宜忌	可凉拌、炒食，还可做汤和菜肴的配料，亦是火锅原料之一。以炖汤食用较佳，营养物质流失较少。
食用宜忌	1.金针菇宜熟食，不宜生吃，变质的金针菇不宜食用。 2.脾胃虚寒者不宜吃得太多。

适宜搭配的食物

豆干
促进新陈代谢

鸡肉
促进智力发育、促进代谢

绿豆芽
解毒防暑
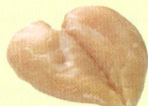

西蓝花
增强解毒能力、提高免疫力
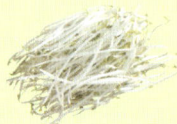
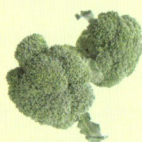

豆腐
益智强体
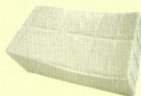

胡萝卜
增强营养
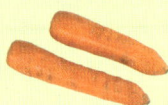

白菜
嫩肤养颜、减肥健身
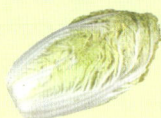

猪肚
消食开胃
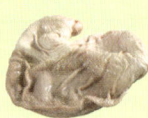

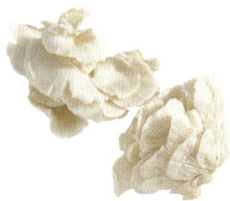

平菇

别名：耳菇、凤尾菇。

每日适用量：100克。

选购：要选择个体完整肥厚、菇形整齐、颜色正常、无病虫害、无异味的新鲜平菇。选购八成熟的平菇为好，八成熟的菇其菌伞的边缘稍向内卷曲。

保存：可用保鲜膜装好，包上几层纸，再放置在冰箱中保存。

营养功效	经研究，平菇含有抗肿瘤细胞的多糖体，对肿瘤细胞有很强的抑制作用，且具有免疫特性，还可抑制病毒的合成和增殖。平菇含有多种营养成分，可以改善人体新陈代谢、增强体质，调节植物神经功能，可作为体弱病人的营养食物。平菇对肝炎、慢性胃炎和十二指肠溃疡、高血压等都有一定的食疗效果。
适宜人群	一般人均可食用。老年人、消化系统疾病、心血管疾病及癌症患者尤其适宜。
不宜人群	对菌类过敏者、便泄者慎食，脾胃虚寒者少食。
烹调宜忌	平菇嫩滑可口，无论素炒还是制成荤菜，都十分鲜嫩美味。最适宜炖汤食用，营养流失较少。
食用宜忌	平菇肉质肥厚，嫩滑可口，有类似牡蛎的香味，且有较高的医疗价值，可作为体弱病人的营养品。

适宜搭配的食物

韭黄
对心血管疾病有疗效

豌豆
为体弱病人补充营养

沙参
提高免疫力

牛肉
增强人体免疫力

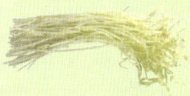
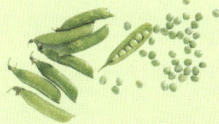
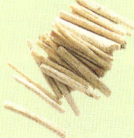
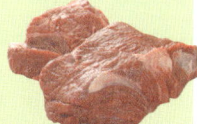

猪肉、西蓝花
改善新陈代谢、防癌抗癌

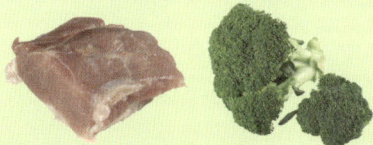

不宜搭配的食物

驴肉
易引发心痛

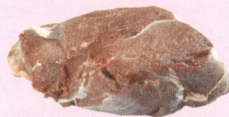

鸡腿菇

别名: 鸡腿蘑。

每日适用量: 80克。

选购: 要选择个体完整无异味的,以菇体粗壮肥大、色白细嫩、肉质密实、不易开伞的为佳。

保存: 不宜保存,建议现买现食。

营养功效	鸡腿菇集营养、保健、食疗于一身。它含有20多种氨基酸,人体必需的8种氨基酸全部具备,对体弱或病后需要调养的人十分有益。鸡腿菇有调节体内糖代谢、降低血糖的作用,并能调节血脂。中医认为鸡腿菇有益胃清神、增进食欲、消食化痔和降低血压的作用。
适宜人群	体弱者,病人,糖尿病、高血脂、高血压患者。
不宜人群	痛风患者。
实用贴士	鸡腿菇含有抗癌活性物质的有效成分,常食对治疗痔疮、癌症有明显效果。
烹调宜忌	1.鸡腿菇炒食、炖食、煲汤均久煮不烂,滑嫩清香。 2.鸡腿菇适宜与肉搭配食用,可增鲜味及营养。
食用宜忌	有专家认为鸡腿菇与酒同食会引起轻度中毒,因此,食用时或食用后不宜饮酒。

适宜搭配的食物

竹荪
对糖尿病人和高血脂患者有保健作用

猪肚
助消化、降脂

冬笋
促进消化,防治便秘

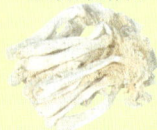

海螺肉
降脂、降血糖

猪肉
提升营养

猪蹄筋
减肥美容

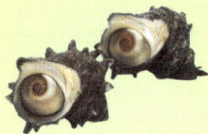
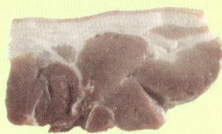

口蘑

别名：白蘑菇、白蘑。

每日适用量：60克。

选购：应选择形如伞状、色乳白、无黄萎、个体完整肥厚、大小均匀的新鲜口蘑。

保存：口蘑不宜保存，建议现买现食。

营养功效	口蘑富含微量元素硒，它能够防止过氧化物损害机体，降低因缺硒引起的血压升高和血黏度增加，调节甲状腺的功能，提高免疫力。口蘑中还含有多种抗病毒的成分，这些成分对辅助治疗由病毒引起的疾病有很好的效果。口蘑还是一种较好的减肥美容食品，它所含的大量植物纤维，具有防止便秘、促进排毒、预防糖尿病及大肠癌、降低胆固醇含量的作用，而且它又属于低热食品，多吃也不会发胖。
适宜人群	肥胖人士、糖尿病患者、女性、体弱者。
不宜人群	肾脏疾病患者。
实用贴士	硒为微量元素中的"抗癌之王"，口蘑正含有丰富的硒，且在人体中的吸收效果也较好。
烹调宜忌	1.口蘑可炒食，又可焯水凉拌，做汤食用能保存更多营养素。 2.口蘑味道鲜美，宜配肉菜食用，制作菜肴不用再放味精或鸡精。
食用宜忌	如果使用泡在液体中的袋装口蘑，则一定要多漂洗几遍以除去部分化学物质。

适宜搭配的食物

猪肉
提升营养

冬瓜
利小便、降压

魔芋
降血脂、减肥

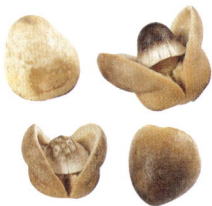

草菇

别名： 稻草菇、包脚菇。

每日适用量： 50克。

选购： 要选择个体完整、无虫蛀、无异味的草菇。

保存： 用保鲜膜封好置于冰箱保存。

营养功效	草菇的维生素C含量高，能促进人体新陈代谢，提高机体免疫力。它还具有解毒作用，如铅、砷、苯进入人体时，维生素C可与其结合形成抗坏血酸，随小便排出。它能够减慢人体对碳水化合物的吸收，是糖尿病患者极好的食品。草菇还能消食去热、滋阴壮阳，增加乳汁，防治坏血病，促进创伤愈合，护肝健胃，是优质的药食兼用型的营养保健食品。
适宜人群	一般人均可食用。尤其适合糖尿病、体弱者。
不宜人群	寒性哮喘患者。
实用贴士	易患感冒，或创伤、疮疡患处久不愈合者，多食用草菇可改善症状。
烹调宜忌	草菇浸泡时间不宜过长，适于做汤或素炒。
食用宜忌	草菇的蛋白质含量比一般蔬菜高好几倍，有"素中之荤"的美名。

适宜搭配的食物

猪肉
促进脂肪分解和降低胆固醇，提高免疫力

腐竹
食疗效果更显著

银鳕鱼
有利心血管

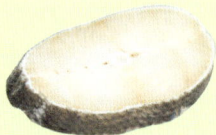

豆腐
健脾胃、降压、降脂

冬笋
促消化、预防便秘

排骨
解毒抗癌

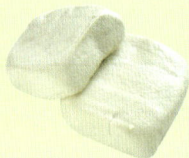
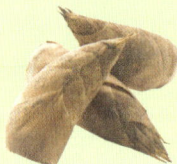
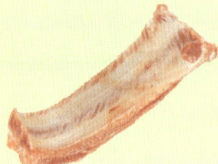

银耳

别名: 白木耳、雪耳。

每日适用量: 15克。

选购: 质量好的银耳耳花大而松散,肉肥厚,色泽呈白色或略带微黄,蒂头无黑斑或杂质。

保存: 置于阴凉通风处可长期保存,但要注意防虫蛀。

营养功效	银耳能提高肝脏解毒能力,保护肝脏功能,它不但能增强机体抗肿瘤的免疫能力,还能增强肿瘤患者对放疗、化疗的耐受力。银耳滋补而不腻滞,对阴虚火旺不受温热滋补的病人来说是一种极好的食物。银耳具有补脾开胃、益气清肠、安眠健胃、补脑、清热、润燥的功效。它还是一种含膳食纤维的减肥食品,能促进胃肠蠕动,加速脂肪的分解。银耳也是美容食品,它富含天然特性胶质,长期食用可润肤,并能祛除脸上的黄褐斑、雀斑。
适宜人群	女性、病弱者、产妇。
不宜人群	外感风寒者。
实用贴士	睡前不宜食用冰糖银耳,以免血黏度增高。
烹调宜忌	银耳宜用开水泡发,泡发后应去掉未发开的部分。发好的银耳忌冷冻保存,因为解冻时容易碎、不成形,且营养成分大量流失。
食用宜忌	隔夜的银耳不宜食用。

适宜搭配的食物

燕窝
防治高血压、冠心病

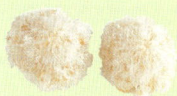

猪腰
补脾益气

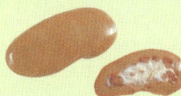

菊花
清肝明目、美容养颜

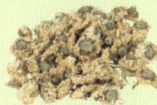

冰糖
促进血液循环,润肤养颜

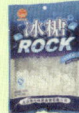

莲子
减肥,除斑

雪梨、川贝
润肺止咳

不宜搭配的食物

菠菜、蛋黄、动物肝脏等
易生成难溶性化合物

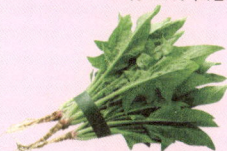

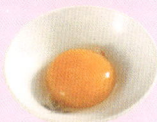

黑木耳

别名：蕈耳、木耳。
每日适用量：15克。
选购：宜选择色泽黑褐、质地柔软者。
保存：干品置于干燥处可保存较长时间。

营养功效	黑木耳除含有大量蛋白质、糖类、钙、铁及钾、钠、少量脂肪、粗纤维、维生素、胡萝卜素等人体所必需的营养成分外，还含有卵磷脂、脑磷脂等。研究发现，常吃黑木耳可抑制血小板凝聚，降低血液中胆固醇的含量，对冠心病、动脉血管硬化、心脑血管病颇为有益，并有一定的抗癌作用。黑木耳中的胶质，还可将残留在人体消化系统内的灰尘杂质吸附聚集，排出体外，起到清涤肠胃的作用。黑木耳所含的蛋白质、脂肪、糖类，不仅是人体必需的营养成分，也是美容的物质基础，可润泽皮肤毛发，促进脂肪排泄，还有利于降血糖、血脂。
适宜人群	一般人均可食用，尤其适宜高血压患者、糖尿病患者、肥胖者、冶金工人、纺织工人、理发师。
不宜人群	脾虚消化不良或大便溏泻者忌用。有出血性疾病的人不宜食用。
实用贴士	1.巧辨木耳：优质木耳表面黑而光润，有一面呈灰色，手摸上去感觉干燥，无颗粒感，无异味。假木耳看上去较厚，分量也较重，手摸时有潮湿或颗粒感，嘴尝有甜或咸味(一般用糖或盐水浸泡过)。 2.用淘米水泡发的木耳肥大、松软，味道鲜美。
烹调宜忌	干木耳宜用温水泡发，泡发后仍紧缩在一起的部分不宜食用。
食用宜忌	1.鲜木耳含有一种叫卟啉的光感物质，人食用后经太阳照射可引起皮肤瘙痒、水肿，严重的可致皮肤坏死，因此不可食用。而干木耳经暴晒处理和食用前的浸泡，会分解这种物质，可以放心食用。 2.常食黑木耳能养血驻颜，令人肌肤红润，容光焕发，延缓衰老，女性可多食。

适宜搭配的食物

海带
利于排毒，促进吸收

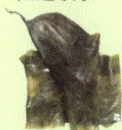

猪脑
滋肾补脑

柿饼
滋阴凉血、润肠通便

鱿鱼
滋阴养胃、补血润肤

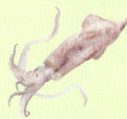

蒜薹
活血、养胃、降脂

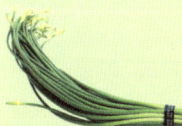

豆角
促进铁的吸收

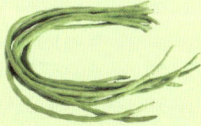

豆腐、蒜苗
预防心脑血管疾病

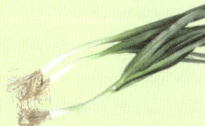

章鱼
美容养颜

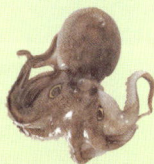

绿豆
清热凉血、益气除烦、活血降压

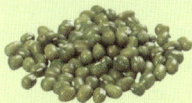

猪腰
改善体弱、腰酸背痛等症状

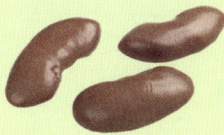

银耳
润肺补血

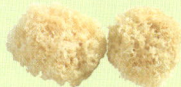

菊花
增强免疫力

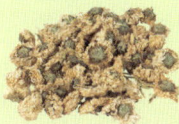

红枣、红糖
补气养血

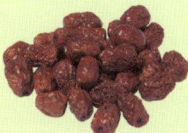

核桃、蜂蜜
凉血化瘀

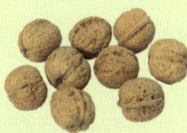

芦荟
防治糖尿病

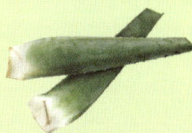

不宜搭配的食物

白萝卜
易导致皮炎

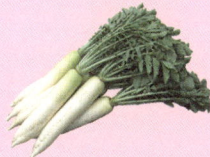

田螺
发生化学反应，影响健康

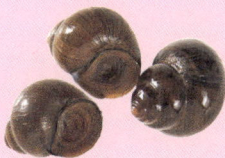

茶
阻碍机体对铁的吸收

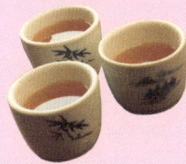

五谷杂粮类
WUGUZALIANGLEI

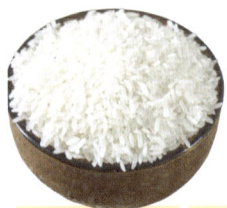

粳米

别名：大米、稻米、白米。

每日适用量：100克。

选购：以外观坚实、饱满、干燥无虫蛀、无霉点、无杂质的为佳。

保存：用木质有盖容器装盛，置于阴凉、干燥、通风处保存。

营养功效	中医认为粳米有健脾和胃、补中益气、除烦渴、止泻痢的功效，能使五脏血脉精髓充溢、筋骨肌肉强健，适用于腹痛、腹泻、虚劳损伤者。粳米可刺激胃液分泌、有助于消化，且能帮助脂肪的吸收。粳米所含的蛋白质可使血管保持柔软，达到降血压的效果。其所含的水溶性食物纤维，可将肠内的胆汁排出体外，预防动脉硬化等心血管疾病。
适宜人群	一般人均可食用，尤其适合高热、久病初愈的体虚者及消化功能弱者。
不宜人群	糖尿病、高血脂、肾脏病患者应少食。
实用贴士	将装有酒的瓶子埋在米中，瓶口高出米面，打开瓶盖，可防止大米生虫。
烹调宜忌	淘米忌用力搓洗和久泡，以防米粒中的可溶性维生素和无机盐损失过多。
食用宜忌	发烧后久病初愈者、老年人、产妇和婴幼儿，粳米粥可作调养之用。

适宜搭配的食物

白面
营养更均衡

红薯、小米、绿豆
提升营养

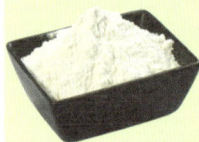

不宜搭配的食物

赤豆
容易生口疮

蜂蜜
引起胃痛

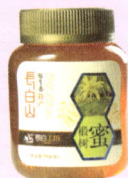

糯米

别名：江米。

每日适用量：30克。

选购：以米粒饱满、色泽白、没有杂质和虫蛀现象者为佳。

保存：装于有盖密封的容器内，置通风、阴凉、干燥处储存，要防潮、防米虫。

营养功效	糯米的主要成分是碳水化合物、蛋白质、脂肪、钙、磷、铁、维生素B_1、维生素B_2、烟酸等。中医认为糯米具有补中益气、止泻、健脾养胃、止虚汗、安神益心、调理消化和吸收的作用。对于脾胃虚弱、神疲乏力、多汗、呕吐者及经常性腹泻、痔疮、产后痢疾等症状有舒缓作用，对体虚产生的盗汗、血虚、头昏眼花也有改善作用。
适宜人群	体虚、自汗盗汗、脾虚腹泻者，肺结核、神经衰弱者，病后或产后调养者。
不宜人群	肥胖者、糖尿病、肾脏病患者尽量少吃。
实用贴士	将糯米煮成粥，非常适合患有神经衰弱及病后、产后的人食用，可达到滋补营养、养胃气的功效。
烹调宜忌	糯米越泡会越黏，希望糯米黏一点则可泡上几天，每天换2~3次水即可。
食用宜忌	1.老人、儿童、脾胃虚弱者等消化能力弱者不宜食蒸糯米饭。 2.糯米食品宜加热后食用，冷糯米食品不但很硬，影响口感，更不易消化。

适宜搭配的食物

红枣
健脾补气

莲子
益气和胃、补脾养肺

枸杞
滋补肝肾，改善头晕目眩

芹菜
清凉消肿、清新口气

不宜搭配的食物

酒
会酒醉难醒

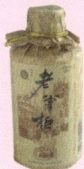

苹果
易导致恶心、腹痛

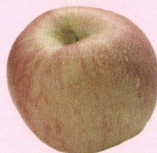

糙米

每日适用量：25克。

选购： 以外观完整、米粒饱满、色泽显黄褐色或浅褐色、且散发香味者为佳。

保存： 应置于阴凉、通风、干燥处保存。糙米胚芽中含有多种酶，容易引起糙米变质，故不宜存放太久。

营养功效	糙米的最大特点是含有胚芽。糙米含有丰富的B族维生素及维生素E、蛋白质、碳水化合物、纤维素、不饱和脂肪酸和锌。维生素具有减肥、降低胆固醇、保护心脏及健脑的功能。糙米中含有丰富的锌，这对胰腺含锌量低至正常值一半的糖尿病患者来说，是极好的食品。糙米还保留了大量膳食纤维，可促进肠道有益菌增殖、加速肠道蠕动、软化粪便，预防便秘和肠癌。
适宜人群	糖尿病、高血压、肥胖、便秘者，女性。
不宜人群	肠胃不佳者。
实用贴士	现代研究表明，常食糙米能改善青春痘、黑斑、皱纹、皮肤粗糙等不良皮肤症状。
烹调宜忌	1.糙米可做饭或粥，但单独做饭口感不好，可适当加一点精米。 2.糙米因煮起来较费时，故煮前需先洗净后再用冷水浸泡，浸泡的水不要丢掉，可一同烹饪。
食用宜忌	吃糙米饭的时候一定要多嚼，因为糙米外面有一层壳，不易消化。且一次不要吃太多。

适宜搭配的食物

大米
提高氨基酸的利用率

桑葚
美白皮肤

牛奶
提升营养

西蓝花
防癌抗癌

咖啡
治疗痔疮、高血压

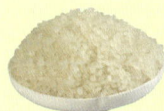
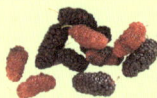
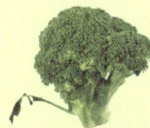
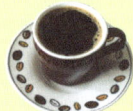

薏米、绿豆
润肠通便、减肥

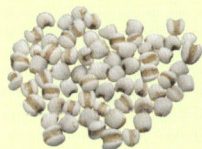
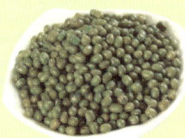

不宜搭配的食物

红薯
同食难以消化

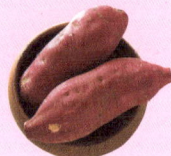

小米

别名：粟米、粟谷、黄米。

每日适用量：40克。

选购：小米以皮薄米实、颜色金黄、无杂质者为佳。

保存：用密封容器装置于通风、阴凉处，以免起霉、虫蛀。

营养功效	小米味甘性凉，具有益肾和胃、除热、健脾补虚、滋阴养血的作用，对脾胃虚寒、消渴、反胃呕吐、腹泻与产后、病后体虚或失眠者有益。小米含有容易被消化的淀粉，很容易被人体消化吸收。现代医学研究发现，小米含的色氨酸会促使五羟色胺促睡血清素分泌，可使人产生睡意，所以小米也是很好的安眠食品。
适宜人群	产妇、老人、体弱者、失眠者。
不宜人群	气滞者，素体虚寒、小便清长者。
实用贴士	常吃小米还能解除口臭，减少口中的细菌滋生。
烹调宜忌	淘米时不要用手搓，忌长时间浸泡或用热水淘米。
食用宜忌	1.小米是碱性谷类，身体酸痛或胃酸不调者可以多吃。 2.小米蛋白质的氨基酸组成并不理想，女性产后不能完全以小米为主食，注意搭配其他食物，才可避免缺乏营养。

适宜搭配的食物

鸡蛋
补血滋阴、清热解毒

大米
营养互补

山药
改善消化不良、止泻

莲子
降血压、助睡眠

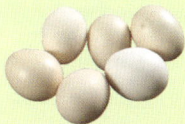
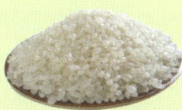
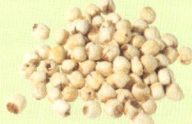

不宜搭配的食物

白酒
易引发心脏病

杏仁
易引起上吐下泻

虾皮
易致人恶心呕吐

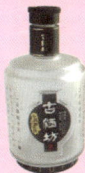
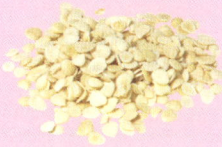
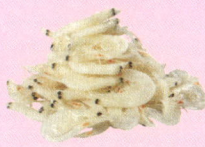

食物相宜相克速查全书

玉米

别名：苞谷、苞米、棒子。

每日适用量：30克。

选购：以玉米粒整齐、饱满、无缝隙、色泽金黄、表面光亮的为佳。

保存：玉米可风干水分保存；剥落的玉米粒应于密封容器中，置于阴凉、干燥处保存；鲜玉米也可留少许皮和须，装入保鲜袋后放入冰箱。

营养功效	玉米有开胃益智、宁心活血、调整中气等功效，还能降低血脂，对于高血脂、动脉硬化、心脏病患者有助益，并可延缓人体衰老、预防脑功能退化、增强记忆力。玉米中含有一种特殊的抗癌物质——谷胱甘肽，其所含微量元素镁也具有抑制癌细胞生长和肿瘤组织发展的作用。此外，玉米富含维生素，常食可促进肠胃蠕动，加速有毒物质的排出。
适宜人群	心血管疾病及便秘患者，儿童，老人。
不宜人群	腹胀、尿失禁患者。
实用贴士	玉米须有利尿降压、止血止泻、助消化的作用，如用新鲜玉米煲汤，可使用少许玉米须。
烹调宜忌	霉坏变质的玉米会产生致癌物质（黄曲霉素），不可再食用。
食用宜忌	玉米蛋白质中缺乏色氨酸，单一以玉米为主食易发生癞皮病，应搭配其他豆类食品食用。

144

适宜搭配的食物

木瓜
预防冠心病和糖尿病

核桃
延缓衰老

洋葱
降糖、降脂

草莓
预防黑斑和雀斑

不宜搭配的食物

田螺
易致中毒

牡蛎
影响锌的吸收

土豆
容易使体重增加、血糖上升

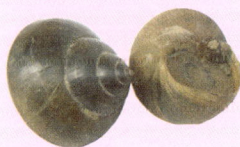

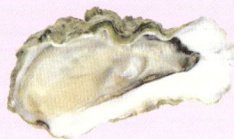

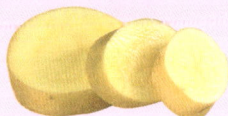

薏米

别名：薏苡仁、薏仁。

每日适用量：25克。

选购：以粒大完整、结实、杂质及粉屑少，且带有清新气息的为佳。

保存：装于有盖密封容器内，置于阴凉、通风、干燥处保存。

营养功效	薏米有抗癌作用，尤其对子宫癌的防治有明显的效果。薏米还具有利尿、消炎、镇痛等疗效。另外，薏米含有大量的维生素B_1，可以改善粉刺、黑斑、雀斑与皮肤粗糙等现象，是皮肤光滑、美白的好帮手。可以说，薏米的药用价值极高，中医认为它能强筋骨、健脾胃、消水肿、去风湿、清肺热等，并且是一种缓和的滋补剂，益脾而不滋腻。
适宜人群	女性，脾胃虚弱、便溏腹泻、小便不利、胃癌、子宫颈癌、慢性肠炎、尿路感染、水肿患者。
不宜人群	汗少、便秘、尿多、遗精、遗尿者，怀孕早期的妇女，儿童。
实用贴士	薏米中含有丰富的B族维生素，对防治脚气病十分有益。
烹调宜忌	薏米难以煮熟，所以可先用温水浸泡2小时，待其充分吸收水分后再煮，便很容易煮熟了。
食用宜忌	不宜食用过多，薏米所含的糖类黏性较高，吃太多可能会妨碍消化。

适宜搭配的食物

冬瓜
解暑利湿

银耳
滋补生津、健脾清肺

白果
清燥热、除湿

香菇
防癌抗癌

牛奶
消除粉刺、黄褐斑

鸡肉
补肾虚、益脾胃

不宜搭配的食物

海带
妨碍维生素E的吸收

菠菜
破坏维生素C

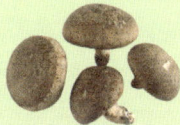
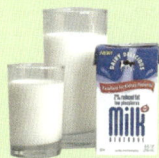
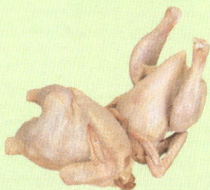
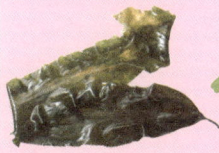
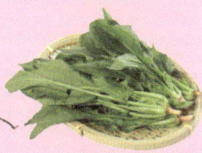

小麦

别名：麦子。

每日适用量：50克。

选购：以色泽深褐、麦粒饱满、完整并有淡淡坚果味儿的为佳。

保存：用密封容器装好，置于阴凉、干燥、通风处可保存较长时间。

营养功效	小麦有养心益肾、清热止渴、调理脾胃的功效，特别适合体虚者食用。对于心血不足产生的失眠、心悸不安、情绪起伏有良好的调理效果。小麦还可养心气，能安定精神，治疗神经衰弱，增加气力。
适宜人群	体虚自汗、盗汗、多汗者及失眠多梦、情绪不稳者。
不宜人群	糖尿病患者及有过敏症状者。
实用贴士	将小麦炮制研磨成粉敷于患处，可治疗烫伤、外伤出血、皮肤生疮等症。
烹调宜忌	小麦可直接煮粥，也可磨成粉做面食食用。煮粥前宜先用清水浸泡40分钟左右再烹饪。
食用宜忌	小麦中的不可溶性膳食纤维可以预防便秘和癌症。用小麦做的面包和点心，尤其是全麦面包是抗忧郁食物，能缓解精神压力、紧张等。

适宜搭配的食物

大米
营养全面

山药
健脾养胃

大枣、黄芪
治疗自汗、盗汗

不宜搭配的食物

枇杷
易生痰

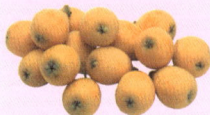

荞麦

别名： 荍麦、三角麦、乌麦。

每日适用量： 40克。

选购： 荞麦以颗粒完整、形状饱满、呈三角形、色泽为浅绿色、散发清淡气息者为佳。

保存： 置于有盖容器内，放于阴凉、干燥处。谨防潮湿。

营养功效	荞麦粉中的蛋白质含量高于大米和白面，含19种氨基酸，其中赖氨酸和精氨酸含量远远超过其他粮食作物，尤其符合儿童成长需要。荞麦含植物脂肪，其中对人体有益的油酸和亚油酸含量也很高，可降低胆固醇、体内血脂肪。荞麦含有的有效营养成分还对高血脂及因此而引起的心脑血管疾病具有良好的预防保健作用。中医认为荞麦能下气利肠、清热解毒，具有清理肠道沉积废物的作用。
适宜人群	体虚自汗、多汗、盗汗、脂肪肝、糖尿病、高血压、水肿、习惯性便秘者。
不宜人群	脾胃虚寒、消化功能不佳、经常腹泻者，孕妇。
实用贴士	荞麦对皮肤可产生某些刺激，故皮肤过敏者慎食。
烹调宜忌	荞麦可煮粥，也是制作各种糕点、糖果的优良原料。
食用宜忌	1.荞麦面做成的各种主食，是糖尿病患者的保健食品。 2.荞麦煮的时间宜短，要做得松软易食用。荞麦的汤汁里溶有芦丁和蛋白质，最好连汤一起喝掉。

适宜搭配的食物

蜂蜜
止咳

白砂糖
可辅助治疗痢疾

瘦肉
止咳、平喘

黄豆
防治脚气病及心脑血管疾病

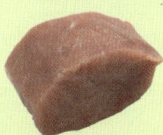

不宜搭配的食物

猪肝、黄鱼
容易引发痼疾，影响消化

肥肉
易致消化不良

羊肉
二者功能相反

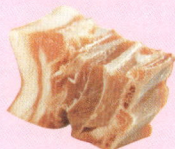

燕麦

别名： 野麦、雀麦。
每日适用量： 40克。
选购： 以浅土褐色、外观完整、散发清淡香味的为佳。
保存： 置于有盖容器内存放，保持阴凉、干燥。

营养功效	燕麦是一种低糖、高蛋白质、高能量食品，非常容易消化。燕麦含有多种酶类，不但能抑制老年斑的形成，而且具有延缓人体细胞衰老的作用，是老年心脑血管病患者的最佳保健食品。燕麦中丰富的可溶性纤维，可促进胆酸排出体外，降低血液中胆固醇含量、减少高脂肪食物的摄取。可溶性纤维会吸收大量水分，容易有饱足感，所以燕麦也是瘦身者节食的极佳选择。燕麦中含有的钙、磷、铁、锌等矿物质，可预防骨质疏松，促进伤口愈合。中医则认为燕麦有补益脾肾、润肠、止汗、止血的作用。
适宜人群	一般人都可食用，尤其是中老年人。
不宜人群	虚寒病症患者。
实用贴士	每天早上冲食一袋即食的燕麦片，完全可以满足补充营养的需要，且方便快捷。
烹调宜忌	燕麦质地较硬，口感不太好，但经过精细加工制成燕麦片，不仅食用方便，口感也得到了改善。燕麦片、燕麦粥都是很好的早餐食品。
食用宜忌	不宜一次食用燕麦过多，否则会造成胃痉挛或者胀气。

适宜搭配的食物

大米
提高氨基酸的利用率

冬菇
防癌、抗衰老

山药
强身健体

牛奶
有利营养物质的吸收

不宜搭配的食物

菠菜
影响对钙的吸收

红薯
难以消化，易致胃痉挛、胀气

黄豆

别名：大豆。

每日适用量：40克。

选购：以豆粒饱满完整、颗粒大、金黄色的为佳。

保存：置于阴凉、干燥、通风处保存，防霉变。

营养功效	黄豆有健脾宽中、润燥消水的功效。黄豆含有丰富的铁，易吸收，可防治缺铁性贫血。所含的锌具有促进生长发育，预防不育症的作用，而所含的维生素B$_1$可促进婴儿脑部的发育，防止肌痉挛。黄豆所含不饱和脂肪酸、皂甙、黄豆甙、生物碱能预防多种心脑血管疾病。常食黄豆不仅可防肠癌、胃癌，还因为黄豆中维生素E、胡萝卜素、磷脂的含量丰富，可预防老年斑、老年夜盲症，增强老年记忆力，是延年益寿的最佳食品。
适宜人群	更年期妇女，糖尿病、心血管疾病患者及脑力工作者、减肥者。
不宜人群	严重肝病、肾病、痛风、消化性溃疡、动脉硬化患者。
烹调宜忌	可炒食、煮粥、炖汤，可加工为各种豆制品。烹饪前应浸泡3小时。
食用宜忌	1.应食用煮熟、煮透的黄豆，半生不熟的黄豆食用后会引起恶心、呕吐等症状。 2.黄豆在消化过程中会产生过多的气体，易造成腹胀，故消化不良、有慢性消化道疾病的人应少食。

适宜搭配的食物

红枣、花生
丰胸、通乳

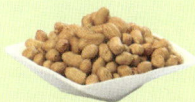

茄子
保护血管

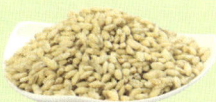

谷类、鸡蛋
提高蛋白质的利用率

香菜
增强免疫力

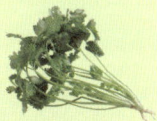

不宜搭配的食物

猪蹄
干扰和降低人体对营养的吸收

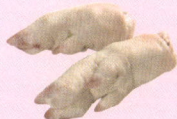

猪肝
易引发痼疾

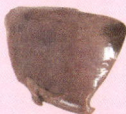

虾皮
引发消化不良

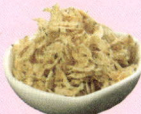

酸奶
影响钙质的消化和吸收

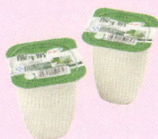

菠菜
影响铜代谢

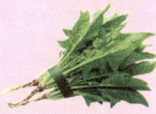

绿豆

别名：青小豆。

每日适用量：40克。

选购：以颗粒细致、鲜绿的为佳。

保存：用容器装好置于阴凉、通风、干燥处即可长时间存放。

营养功效	绿豆具有清热消暑、利尿消肿、润喉止咳、明目降压之功效。绿豆不仅能解许多种毒物中毒，如酒精中毒、药物中毒等，尤其是食物中毒，还是重要的消暑食品。绿豆可以起到清心安神、治虚烦、润喉止痛、改善失眠多梦及精神恍惚等作用，还能有效清除血管壁中沉积的胆固醇和脂肪，防止心血管病变。
适宜人群	高血压、咽喉肿痛、大便燥结、中暑、疮毒者及经常接触有毒物质的人。
不宜人群	中毒性肝炎患者、脾胃虚寒腹泻者忌食，脾胃虚弱者少食。
实用贴士	绿豆粉和白酒调成糊状，治疗小面积烧伤效果十分理想。
烹调宜忌	绿豆忌煮得过烂，以免有机酸和维生素遭到破坏，降低其清热解毒的功效。
食用宜忌	在服药期间，特别是服补药时不要食用绿豆，以免降低药效。

150

适宜搭配的食物

南瓜
清热解毒、降低血糖

百合
养心健脾

莲藕
健胃、疏肝利胆、降压

蒲公英
可治多种炎症、小便不利等

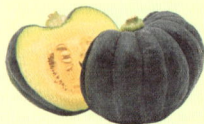

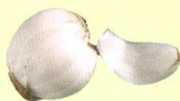

不宜搭配的食物

食盐
破坏B族维生素，降低营养

狗肉
易导致腹胀

食用碱
破坏营养物质

鱼
影响营养吸收

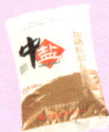

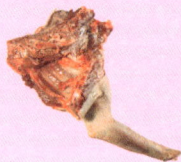

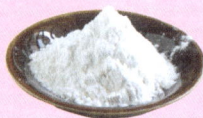

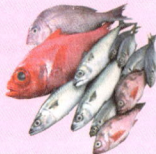

赤豆

别名：红小豆、饭豆。
每日适用量：30克。
选购：应选择颗粒饱满、均匀，颜色较鲜艳，没有虫蛀者。
保存：用容器装好置于阴凉、通风、干燥处即可长时间存放。

营养功效	赤豆富含淀粉，因此又被人们称为"饭豆"，是生活中不可缺少的高蛋白、低脂肪、高营养、多功能的杂粮。赤豆含有皂苷，可刺激肠道，有良好的利尿作用，能解酒、解毒，对心脏病和肾病、水肿患者均有益。赤豆含有的膳食纤维，具有良好的润肠通便、降血压、降血脂、调节血糖、解毒抗癌、预防结石、健美减肥的作用。赤豆含有叶酸，产妇多吃赤豆有催乳的功效。
适宜人群	各类型水肿、产后缺乳、肥胖、酒醉者。
不宜人群	尿频者、被蛇咬伤者、阴虚而无湿热者、小便清长者忌食。
实用贴士	将赤豆研成粉末，用冷水调敷患处，一日两次，可治热毒痈及扭伤。
烹调宜忌	1.赤豆一般制成豆沙包、赤豆饭或赤豆粥。 2.赤豆只能做甜食，如加盐，其利尿的功效就会减半。
食用宜忌	赤豆宜与豆类搭配食用，可使营养互补，从而提升营养价值。

151

适宜搭配的食物

鸡肉
益气补血、滋阴活血

绿豆、百合
提升营养

冬瓜
利水消肿

鲤鱼
适用于各种水肿

不宜搭配的食物

羊肚
作用相悖

大米
易上火

羊肝
致水肿、腹泻、腹痛

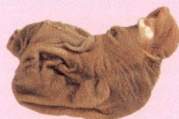

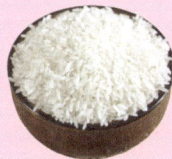

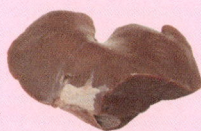

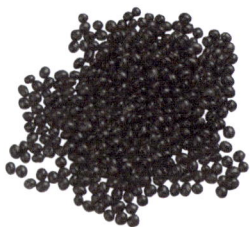

黑豆

别名：乌豆、黑大豆。

每日适用量：50克。

选购：以豆粒完整、大小均匀、乌黑的为佳。

保存：用有盖容器装好置于阴凉、通风、干燥处即可长时间存放。

营养功效	历代医学家多用黑豆来治疗肾虚阴亏、肾气不足等症，也用于补虚损、生肌肉和消水肿。适量食用黑豆，对于糖尿病、小便频数、头晕目眩、视力模糊，或须发早白、脚气水肿、腰痛、贫血等病症均有很好的疗效。黑豆还含有丰富的维生素E，能减少皮肤皱纹，达到养颜美容的目的。此外，黑豆含有丰富的膳食纤维，可促进肠胃蠕动，预防便秘。
适宜人群	脾虚水肿、脚气水肿、贫血、便秘、肾虚者，以及糖尿病患者、体弱者。
不宜人群	小儿、脾虚泄泻者不宜多食，甲状腺功能低下者忌食。
实用贴士	黑豆用水浸泡，捣碎成糊状，冲汤调服可解毒，外敷可散痈肿。
烹调宜忌	可直接煮熟食用，也可制成黑豆浆、豆腐、黑豆面条、黑豆奶等食用。黑豆不宜多食，易胀气。
食用宜忌	黑豆煮熟食用利肠，炒熟食用闭气，只是不宜生吃，尤其是肠胃不好的人生吃后会出现胀气现象。

适宜搭配的食物

谷类
营养更全面

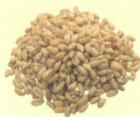

红糖
滋补肝肾、活血行经

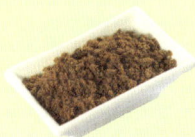

柿子
祛风解毒

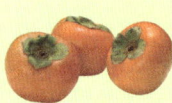

鲤鱼
可解孕期脚肿

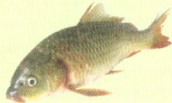

不宜搭配的食物

猪肉
降低营养，易致消化不良

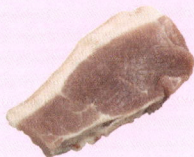

莲子

别名: 藕实、莲肉、莲蓬子。

每日适用量: 30~50克。

选购: 以颗粒大、均匀饱满的为好。新鲜的莲子则以色泽象牙黄,并带有清香气的为佳。

保存: 干品莲子可用保鲜袋装好,放入有盖密封容器内,置于阴凉、干燥、通风处保存。

营养功效	莲子含有多种无机盐和维生素,其中丰富的钙质不仅能固齿,还具有促进凝血,使某些酶活化、维持神经传导性、镇静安神、养心等作用。尤其莲子中钾元素为所有的植物食品之冠,对维持肌肉的兴奋性、心跳规律和各种代谢有重要的作用。中医认为莲子可治疗脾虚泄泻、心悸不安、失眠、多梦、食欲不振、男子遗精滑精、妇女月经过多、白带过多等,它的特点是既能补,又能固,所以可补中止泻、安中固精。
适宜人群	中老年人、体虚者、失眠者、食欲不振者、癌症患者非常适宜食用。
不宜人群	大便秘结、脘腹胀闷者慎食。
实用贴士	莲心极苦,但有清热、固精、安神、强心、降压之效。
食用宜忌	发黄、变霉的莲子不宜食。

153

适宜搭配的食物

枸杞
健美抗衰、乌发明目

金银花
治暴泻痢疾

山药、红薯
镇静、安神养心

木瓜、银耳、百合
养颜安神

鸭肉
防病抗病、强记忆

猪肚
补益作用增强,适合营养不良和气血两虚者

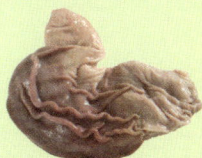

不宜搭配的食物

甲鱼
可能引起中毒

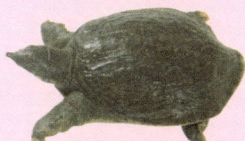

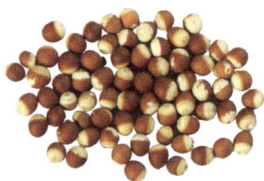

芡实

别名: 鸡头实、鸡头果、刺莲蓬实。

每日适用量: 50克。

选购: 以颗粒饱满均匀、质脆硬、外观一端为红褐色、断面白色、气息清淡、无皮壳碎末、无发霉虫蛀者为佳。

保存: 用容器装好置于通风、干燥处保存,注意防霉、防蛀。

营养功效	芡实可以加强小肠吸收功能,增加血清胡萝卜素浓度,可使肺癌、胃癌的发病几率下降。芡实含有丰富的淀粉,可为人体提供热能,防止人体元气耗损、益精强志,是体虚病者的服食佳品。中医认为芡实有补脾益肾、收敛止泻、镇痛镇静的作用,其补中带收涩之力能缓和腹泻、神经痛、风湿骨痛、腰膝关节痛等症。现代医学也证明,芡实的收涩之性可以改善生殖系统的循环状况,改善男性精子稀少,并调理女性体质虚弱、白带过多、冷感等症状,此外,芡实对于成人小便失禁、尿频、久泻不止也有疗效。长期适量食用芡实,能促进血液循环,使脸色红润,不仅可以耳聪目明,还可防止衰老。
适宜人群	体虚久病、风湿骨痛、腹泻、尿频、腰膝关节痛者以及男性、妇女。
不宜人群	便秘、尿赤者,以及产妇不宜食。
实用贴士	秋凉后如果食入大量难以消化的补品,会加重脾胃的负担,甚至损害消化功能,所以秋季进补的原则是既要营养滋补,又要容易消化吸收。芡实就具有这一特点。人们食用芡实调整之后,再服用其他补品,消化系统就能适应了。
烹调宜忌	芡实烹调前宜浸泡1小时左右,使其变软。
食用宜忌	芡实不宜一次吃太多,否则难以消化。

适宜搭配的食物

大米
健身体、强筋骨

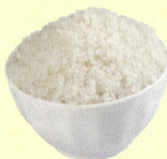

牛肉
调补脾胃、益气养血

猪瘦肉
缓解神经痛、头痛、关节痛等

核桃、红枣
滋补脾肾,固涩精气

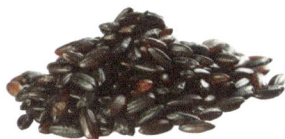

紫米

别名：紫糯米。

每日适用量：30克。

选购：紫米以米粒细长，表皮呈紫色的为佳，分皮内白非糯性和表里皆紫糯性两种。

保存：用有盖容器盛装，置于阴凉、干燥、通风处保存。

营养功效	紫米主要含有赖氨酸、维生素B$_1$、维生素B$_2$、叶酸、蛋白质、色氨酸、脂肪等多种营养物质以及铁、锌、钙、磷等人体所需矿物质。中医认为紫米有补血益气、健脾暖肝、明目活血的功效，对于胃寒痛、消渴、夜尿频多、神经衰弱等症有一定疗效。
适宜人群	孕产妇、康复期病人、贫血者。
实用贴士	因紫米价格较高，在市场中销售的紫米多为黑米假冒。在选购时可根据以下方法进行鉴定：纯正的紫米米粒细长，颗粒饱满均匀，外观色泽呈紫白色或紫白色夹小紫色块，用水洗涤，水色呈黑色（实际为紫色）。用手抓取易在手指中留有紫黑色。用指甲刮除米粒上的色块后，米粒仍然呈紫白色。而黑米外观色泽光亮，黑色包裹整颗米粒，用指甲刮除色块后米粒色泽同大米。蒸制后的紫米粒大饱满、黏性强，味极香。
烹调宜忌	1.紫米是一种老少皆宜的食品，可以煮粥食用，也可以加工成副食品。 2.紫米富含纯天然营养色素和色氨酸，下水清洗或浸泡会出现掉色现象，因此不宜用力搓洗，浸泡后的水（红色）应随同紫米一起蒸煮食用，不要倒掉。
食用宜忌	一次不宜食用过多，否则难以消化。

155

适宜搭配的食物

莲子	鸡肉	花生、红枣
治疗神经衰弱	健脾补虚	补血养颜

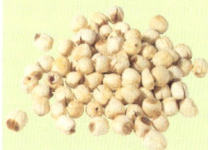

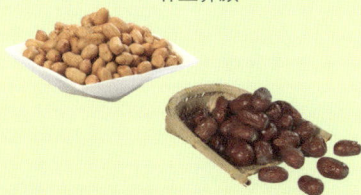

水果类
SHUIGUOLEI

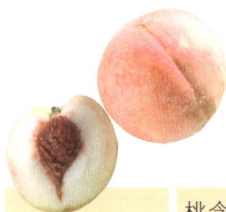

桃

别名： 寿果、仙桃。

每日适用量： 1个。

选购： 要选择颜色均匀、形状完好、表皮有细小茸毛（油桃除外）的桃。

清洗： 将桃放在淡盐水中浸泡几分钟，可很容易洗去桃毛。

营养功效	桃含有多种对人体健康有益的成分，吃桃可以解渴、滋润肌肤。桃的糖分并不多，可以供给身体极为合理的能量，可将之列入节食减肥食谱。桃富含能保护皮肤、头发、神经和肠胃的B族维生素，以及促进人体生长发育的维生素E。桃还含有人体所必需的多种矿物质，如维持细胞活力所需的钾和钠，骨髓必需的钙和磷，保持血色素正常所必需的铁等。此外，桃含有多种纤维，有润肠作用，可防治便秘。
适宜人群	气血亏虚、面黄肌瘦、心悸气短、贫血、水肿、肥胖、便秘者。
不宜人群	糖尿病人、孕妇慎食，胃肠功能不良者、老人、儿童要少食。
实用贴士	将桃洗净后在沸水中浸一分钟，再浸入冷水中，则皮可很容易地剥下。
食用宜忌	1.未成熟的桃或烂的桃不宜食用。 2.桃性温味甘，不宜多食，否则内热过盛易发疮疖，或导致胃胀胸闷。

适宜搭配的食物

牛奶
清凉解渴，营养更全面

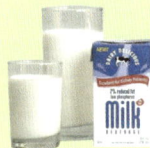

莴笋
利水消肿

不宜搭配的食物

白酒
易导致上火

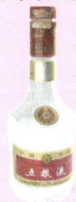

龟、鳖
使蛋白质变性，降低营养

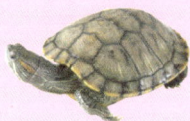

苹果

别名：频婆果、奈、林檎。
每日适用量：1~2个。
选购：以果皮外有一层薄霜的为好。
保存：用塑料袋装好放于冰箱。
清洗：先用清水浸泡，再清洗。

营养功效	苹果含有碳水化合物、蛋白质、脂肪、膳食纤维、多种矿物质、维生素和微量元素，可补充人体的营养。苹果能够降低血胆固醇、降血压、保持血糖稳定，还有利于减肥。苹果汁能杀灭传染性病毒、治疗腹泻，还能预防蛀牙。中医则认为苹果有安眠养神、补中焦、益心气、消食化积、解酒毒之功效。
适宜人群	高血压、肥胖、腹泻者，婴幼儿、老人、孕妇。
不宜人群	冠心病、肾病、糖尿病人不宜多吃，曾有心肌梗死病史者不宜食。
实用贴士	消化不良、气壅不通者，榨汁服用，能够顺气消食。
食用宜忌	1.吃苹果时要细嚼慢咽，这样有利于消化。 2.苹果不宜多吃，以免伤脾胃。 3.吃饭前后不宜立即吃苹果，以免影响正常的进食及消化。

适宜搭配的食物

黄颡鱼
降压、降胆固醇

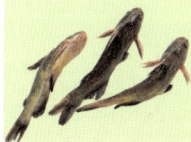

芦荟
生津止渴、健脾消食

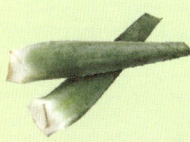

枸杞
营养更丰富

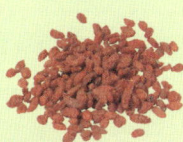

绿茶
防癌、抗老化

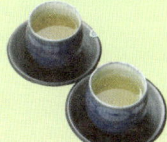

不宜搭配的食物

胡萝卜
破坏维生素C

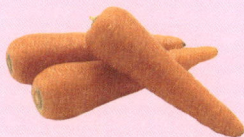

鹅肉
易致腹泻

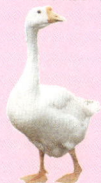

梨

别名：白梨。

每日适用量：1个。

选购：应选表皮光滑、无虫蛀孔洞、无损伤的果实。

保存：应以防腐、防褐变为主要目标，可用塑料袋装好置于冰箱。

清洗：用清水浸泡片刻，去皮食用。

营养功效	梨水分充足，富含多种维生素、矿物质和微量元素，能够帮助器官排毒、净化，还能软化血管、促进血液循环、促进钙质的输送、维持机体的健康。梨含有的碳水化合物和维生素有保肝和帮助消化的作用。梨还具有降血压、清热镇痛的作用，高血压患者如有头晕目眩、心悸耳鸣，经常吃梨可减轻症状。中医认为梨有生津止渴、清热降火、养血生肌、润肺去燥等功效，适宜冬春季节发热和有内热的病人食用。
适宜人群	肝炎、肝硬化、肾功能不全者，以及咳嗽、发热者，高血压患者尤其适合。
不宜人群	脾胃虚寒者不宜多吃。
实用贴士	发热者宜加冰糖煮水服用。
食用宜忌	1.吃梨时要细嚼慢咽才能得到较好的吸收效果。 2.吃梨不宜喝开水，一冷一热的刺激易导致胃功能失调，必致腹泻。

适宜搭配的食物

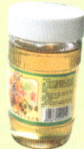
姜汁、蜂蜜
治疗咳嗽、痰多

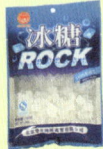
冰糖
润肺解毒

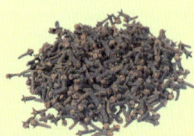
丁香
治呕吐、噎嗝、反胃

不宜搭配的食物

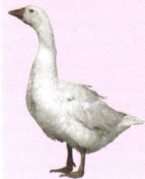
鹅肉
增加肾脏负担

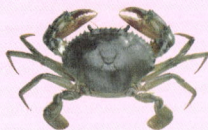
蟹肉
同属寒性食物，刺激胃肠道

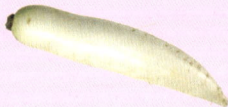
白萝卜
诱发甲状腺肿大

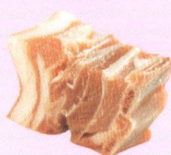
羊肉
阻碍消化

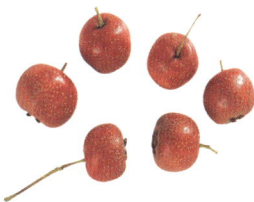

山楂

别名： 红果、棠棣子、山里红。

每日适用量： 3~5个。

选购： 选择颜色深红、果实完整饱满、有清新香味的。

保存： 可放于阴凉通风处，也可放入冰箱保存。

清洗： 放入清水中浸泡片刻，再清洗干净。

营养功效	山楂含多种有机酸，并含降脂酶，能增强酶的作用，促进动物性蛋白质消化，有助于胆固醇转化。所以吃肉或油腻物后感到饱胀的人，吃些山楂制品有消食的作用。山楂还可以利胆汁，促进胃液分泌。中医认为，山楂有消食健胃、活血化瘀、收敛止痢之功效，对肉积痰饮、泻痢肠风、腰痛疝气、产后恶露不净、小儿乳食停滞等均有疗效。
适宜人群	产妇、积食、泻痢者。
不宜人群	脾胃虚弱及气虚便溏者、孕妇。
食用宜忌	1.食用山楂应有所节制，尤其是处于牙齿更替时期的儿童，长时间贪吃山楂制品，对牙齿生长不利，故吃完山楂后要及时漱口。 2.山楂能促进消化液分泌，患胃病的人不宜空腹喝山楂茶，特别是胃酸过多、胃炎、胃溃疡患者，更不宜饮用。

159

适宜搭配的食物

干姜
治积滞、消化不良

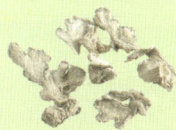

麦芽
治食积、嗳酸、食欲不振

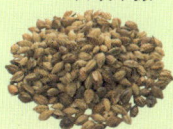

杭白菊
改善心脏功能

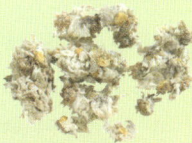

排骨
提高蛋白质利用率，还有美容养颜之功效

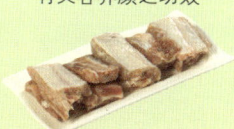

不宜搭配的食物

胡萝卜、黄瓜、南瓜、猪肝
破坏维生素C

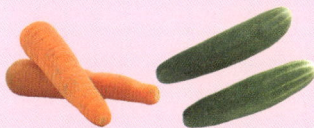

鱼、虾、藻等海味
易致便秘、促进肠内毒素的吸收

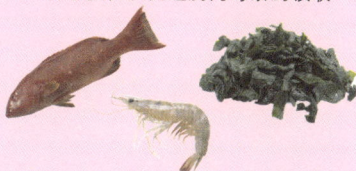

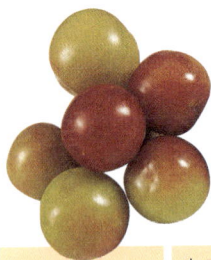

李子

别名：嘉庆子。

每日适用量：3~5个。

选购：要选择颜色均匀、颗粒完整、无虫蛀的果实。成熟的李子果肉软化、酸度降低。

保存：可放入冰箱中冷藏。

清洗：先用水浸泡，再洗净。

营养功效	李子果肉含丰富的糖、多种氨基酸和维生素，营养十分丰富。李子能促进胃酸和消化酶的分泌，有增强肠胃蠕动的作用，同时具有清热生津、利水等功效，适用于阴虚内热、咽干唇燥、津少口渴、水肿、小便不利等症。李子对肝有较好的保养作用，李子中的维生素B$_{12}$有促进血红蛋白再生的作用，对贫血者有益。李子还能乌发、养颜面，能使颜面光洁如玉，是美容养颜不可多得的天然食物。
适宜人群	发热、口渴、肝病腹水、贫血者，以及女性。
不宜人群	溃疡病，以及急、慢性胃肠炎患者。
实用贴士	中医认为过量食李子会伤及筋骨、影响视力，若孕妇、产妇及孩童过食还极易长疮生疖。
食用宜忌	未熟透的李子不可食用。李子含较多的果酸，多吃易引发胃痛。

适宜搭配的食物

红糖
改善贫血，治妇女带下

冰糖
润喉生津

坚果
预防贫血、促进儿童生长

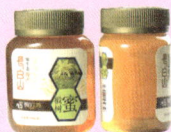

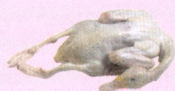

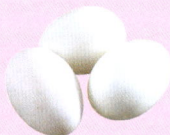

不宜搭配的食物

蜂蜜
同属大温之物，对人体内脏损伤极大

鸭肉
易致腹泻

鸭蛋
易中毒

青鱼
伤脾胃

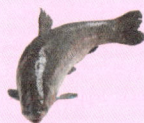

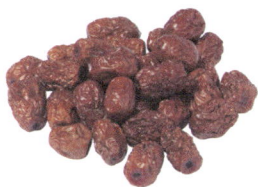

枣

别名：大枣、红枣、良枣。

每日适用量：50克。

选购：要选择无虫蛀、无损伤的大枣。

保存：干品放在阴凉通风处可长期保存。鲜品可放入冰箱保存。

清洗：先用水浸泡，再洗净。

营养功效	枣营养丰富，既含蛋白质、脂肪、粗纤维、糖类、有机酸、黏液质和钙、磷、铁等，又含有多种维生素，有"天然维生素丸"之美称。经常食枣能提高人的免疫机能，能养血安神、健脾和胃、防病抗衰、养颜益寿。脾虚、久泻的人以及肝炎、贫血、血小板减少等病人食用均有益处。
适宜人群	贫血者、体弱者。
不宜人群	痰多者和大便秘结者，腹胀、胃胀者。
实用贴士	将重量为红枣重量4%的盐加入红枣中，分层撒匀，然后密封，可使红枣久藏不坏，也不会变咸。
食用宜忌	1.秋季食鲜枣可以补充维生素C，但过量食用可伤脾胃。 2.腐烂的大枣在微生物的作用下会产生果酸和甲醇，人吃了烂枣会出现头晕、视力障碍等中毒反应，重者可危及生命，要引起注意。

适宜搭配的食物

核桃
营养更全面，美容养颜

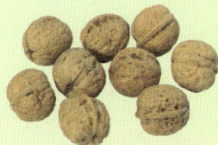

松子
养颜益寿

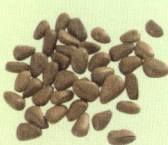

黑木耳
改善贫血

大米
健脾胃、补气血

不宜搭配的食物

鱼＋葱
导致消化不良

虾、螃蟹
能生成有毒的物质，不利健康

海蜇
药效相悖，对身体有害

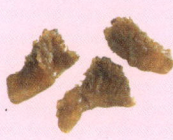

黄瓜、胡萝卜
破坏维生素C

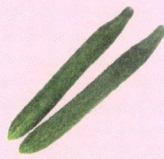

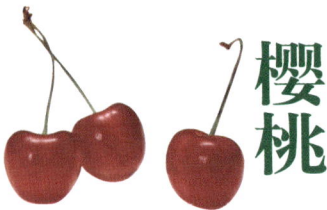

樱桃

别名： 樱珠、朱果、荆桃。

每日适用量： 10~20颗。

选购： 应选颜色鲜艳、颗粒饱满、表面有光泽、有弹性的樱桃。

清洗： 需浸泡，因为樱桃经雨淋后，内生小虫，肉眼难以看见，用清水浸泡一段时间，小虫就能出来。

营养功效	樱桃含有丰富的蛋白质、维生素A、钾、钙、磷等营养成分。而且樱桃的含铁量居各种水果之首，具有促进血红蛋白再生的功效，既可防治缺铁性贫血，又可养颜驻容、除皱消斑，使皮肤嫩白中透着红润，同时增强体质，健脑益智。中医认为樱桃味甘性温，具有解表透疹、补中益气、健脾和胃、祛风除湿的功效，对病后体虚、倦怠少食、脾虚腹泻、肾虚腰腿疼痛、活动不灵、遗精等能起到辅助治疗作用。
适宜人群	痛风、关节炎、贫血、体虚、食欲不振者。
不宜人群	发热、哮喘、咳嗽等患者不宜多食。
实用贴士	美国的科学家们认为，樱桃具有和阿司匹林一样的药效。
食用宜忌	1.樱桃具有止痛消炎的作用，关节炎病人每天食用一点樱桃，对缓解症状有帮助。 2.若食用樱桃过多有轻度不适，可用甘蔗汁来清热解毒。

适宜搭配的食物

枸杞
可治疗血虚劳损、头晕乏力、腰膝酸软

白糖
可治风湿腰腿痛

哈密瓜
促进铁的吸收

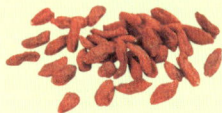
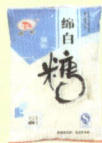
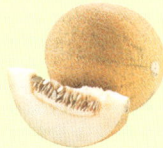

不宜搭配的食物

黄瓜、胡萝卜、动物肝脏
破坏樱桃的维生素C，降低营养

酒
助火生痰

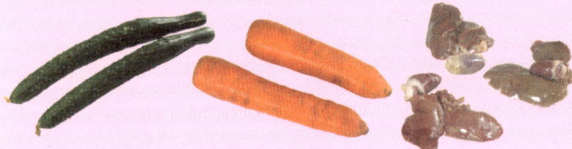
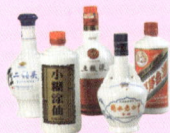

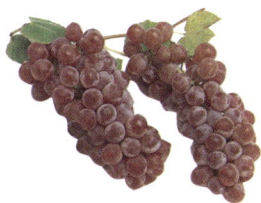

葡萄

别名： 蒲桃、草龙珠。

每日适用量： 100克。

选购： 颗粒饱满结实、果粒不易脱落、果皮光滑、皮外有一层薄霜的为好。

保存： 放入冰箱保存。

清洗： 在洗葡萄的水中加入一些面粉，来回摆洗，最后冲净即可。

营养功效	葡萄主要含有葡萄糖，极易被人体吸收，同时还富含矿物质和维生素。中医将葡萄列为补血佳品，可舒缓神经衰弱和疲劳过度，同时认为它还能改善心悸盗汗、干咳少痰、腰酸腿痛、筋骨无力、脾虚气弱、面浮肢肿以及小便不利等症。葡萄所含热量很高，而且葡萄中大部分有益物质可以被人体直接吸收，对人体新陈代谢等一系列活动可起到良好的促进作用。葡萄中含有的白藜芦醇可以阻止健康细胞的癌变，并能抑制癌细胞扩散，所含的酒石酸能助消化，适量食用能和胃健脾，对身体大有裨益。
适宜人群	贫血、神经衰弱、疲劳体倦、心悸盗汗、干咳少痰、水肿者，以及儿童、女性。
不宜人群	糖尿病患者、脾胃虚寒者不宜多吃。
实用贴士	吃葡萄应连皮一起吃，因为葡萄的很多营养成分都存在于皮中。
食用宜忌	吃葡萄后不能立刻喝水，否则易腹泻。但是这种腹泻不是细菌引起的，泻完后会不治而愈。

163

适宜搭配的食物

枸杞
促进新陈代谢、养血生血

蜂蜜
除烦止渴

芹菜
促进吸收，预防便秘

莲藕
辅助治疗泌尿系统感染

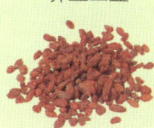
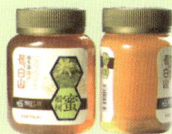
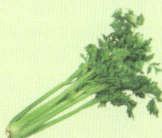
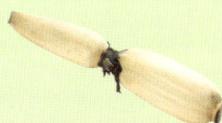

不宜搭配的食物

虾、蟹、海参、海藻等
刺激胃肠道，不利消化

人参
易生疾病

白萝卜
诱发甲状腺肿

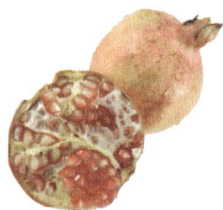

石榴

别名：安石榴、金罂、天浆。

每日适用量：1个。

选购：应以果实饱满、重量较重，且果皮表面色泽较深的为好。

保存：不宜保存，建议买回后尽快吃完。

清洗：将皮洗净即可。

营养功效	石榴含有多种营养成分，如钙、磷、铁等，维生素C的含量比苹果、梨高1~2倍。石榴酸甜多汁，果汁含水量较高。石榴有明显的收敛作用，能够涩肠止血，加之其具有良好的抑菌作用，所以是治疗腹泻、出血的佳品。石榴汁治疗心血管疾病的临床效果已经得到证实，其所含的多酚含量比绿茶高得多，还是抗衰老和防治癌瘤的佳品。石榴汁是一种比红酒、番茄汁等更有效的抗氧化果汁。
适宜人群	出血、腹泻、心血管疾病患者，以及女性、老人、儿童。
不宜人群	感冒、急性盆腔炎、尿道炎患者及便秘者。
实用贴士	石榴与土豆同食易中毒，可用韭菜水解毒。
食用宜忌	多食石榴会伤肺损齿，故食用要适量。

适宜搭配的食物

山楂
对痢疾有一定的治疗作用

猪瘦肉
促进铁的吸收

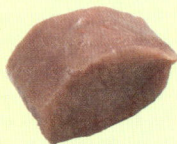

不宜搭配的食物

土豆
易中毒

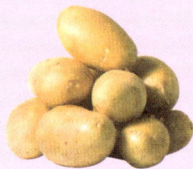

螃蟹、鳝鱼、带鱼
刺激胃肠，引发腹痛、恶心

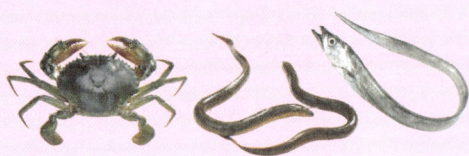

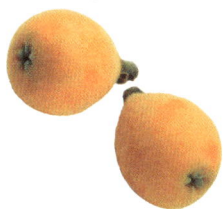

枇杷

别名：腊兄。

每日适用量：1~2个。

选购：要选择颜色金黄、颗粒完整、果面有茸毛和果粉的果实。

保存：在阴凉通风条件下保存，或放入冰箱。

清洗：将枇杷放入水中，用小刷子刷净外皮。

营养功效	枇杷富含人体所需的各种营养元素，常食可止咳、润肺、利尿、健胃、清热，对肝脏疾病也有疗效，是重要的营养水果和保健果品。枇杷所含的有机酸，能刺激人体消化腺分泌，对增强食欲、促进消化、止渴解暑有很好的作用。中医认为枇杷能润肺止咳、和胃降逆，凡风热燥火等所引起的咳嗽、呕逆都可应用，是止咳、止呕的常用药物。
适宜人群	一般人均可食用，尤其是肺燥咳嗽、胸闷痰多者。
不宜人群	脾胃泄泻者、糖尿病患者谨慎食用。
实用贴士	枇杷果实及叶都有抑制流感病毒的作用，常吃可以预防感冒。枇杷叶晾干制成茶叶，有泄热下气、和胃降逆之功效，是止呕良品，可辅助治疗各种呕吐、呃逆。
食用宜忌	1.多食枇杷易助湿生痰，继发痰热。 2.枇杷仁有毒，不可食用。

适宜搭配的食物

蜂蜜
润喉止咳、防治感冒

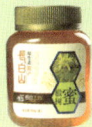

丁香、人参、姜片
治反胃、呕逆

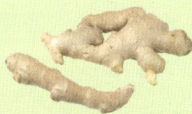

薏米
清肺散热

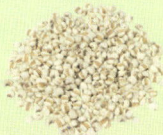

石榴
增进食欲、帮助消化

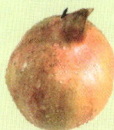

不宜搭配的食物

黄瓜、胡萝卜
破坏维生素C

海鲜
使蛋白质凝固，影响消化吸收

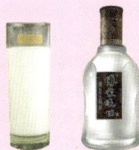

牛奶、白酒
不利人体健康

大麦
会导致肠胃不适

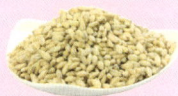

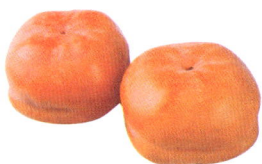

柿子

别名：米果、镇头迦、猴枣。

每日适用量：100克。

选购： 要选择果皮光滑、没有黑斑、果实完整、颜色红润的柿子。

保存： 质硬的柿子可在成熟状态下保存。已经变软的柿子放入冰箱冷藏可保存3~5天。

营养功效	柿子含有大量的蔗糖、葡萄糖和果糖，有降低血压、预防动脉硬化之功效，维生素C和胡萝卜素的含量也较高，同时柿子含丰富的碘。柿子还含有果胶，这是一种可溶性膳食纤维，有良好的润肠通便作用，对于缓解便秘、保持正常菌群生长等有很好的功效。中医认为柿子性寒，具有清热止渴、润肺止咳、凉血止血的功效。
适宜人群	便秘、热咳、高血压、甲状腺患者。
不宜人群	慢性胃炎、消化吸收等胃功能低下者，糖尿病、外感咳嗽、水肿患者及产后妇女忌食。
实用贴士	柿子皮不能吃，因为柿子中的鞣酸绝大多数集中在皮中，在柿子脱涩时，不可能将鞣酸全部脱尽，如果连皮一起吃更容易形成胃柿石。
食用宜忌	柿子中含10.8%的糖类，且吃后很易被吸收，使血糖升高，所以糖尿病患者忌食柿子。

适宜搭配的食物

黑豆
清热解毒、治尿血

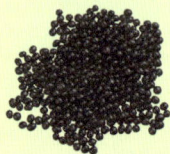

蜂蜜
治甲状腺肿大

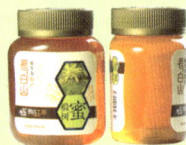

不宜搭配的食物

蟹肉
不利于消化吸收

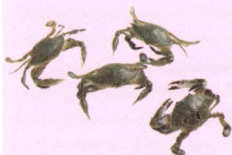

酒
容易导致肠道梗阻

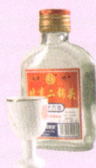

海鲜
易出现呕吐、腹泻等食物中毒现象

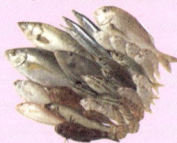

鹅肉
在胃中生成硬块，容易导致腹痛、腹泻

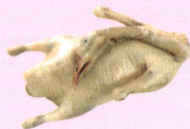

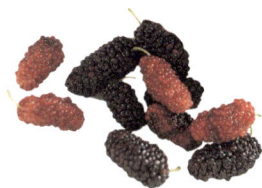

桑葚

别名：桑果、桑实。

每日适用量：50克。

选购：应选紫红色或紫黑色，并且无汁液流出的完整果实。

保存：不宜保存，建议现买现食。

清洗：放入水中浸泡后洗净。

营养功效	桑葚富含蛋白质、人体必需的多种氨基酸和很容易被人体吸收的果糖、葡萄糖，能预防动脉硬化，对心脑血管有保护作用。桑葚能营养肌肤，使皮肤白嫩，并能促进代谢、延缓衰老，还可刺激肠黏膜，促进肠液分泌，加强肠蠕动，防治便秘。常食桑葚可以明目，缓解眼睛疲劳及眼部干涩等症状。中医认为，桑葚有滋补肝肾、补血养颜、生津止渴、乌发明目之功效，可用于肝肾阴亏、腰膝酸软、目暗耳鸣、关节不利、津亏血少、口渴烦热、肠燥便秘等病症。
适宜人群	女性、中老年人、心脑血管疾病患者、用眼过度者。
不宜人群	糖尿病、脾胃虚寒者。
实用贴士	儿童不宜多吃，因桑葚含有胰蛋白质酶抑制物——鞣酸，会影响机体对铁、钙、锌等元素的吸收。
食用宜忌	1.未成熟的桑葚不能吃。 2.桑葚中含有溶血性过敏原及透明质酸，过量食用容易发生溶血性肠炎。

适宜搭配的食物

小米
保护心血管

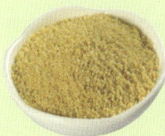

枸杞子
乌发明目

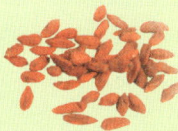

薄荷
清心明目，治疗肠道疾病

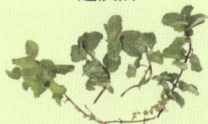

何首乌、旱莲草
乌发健体、抗衰老

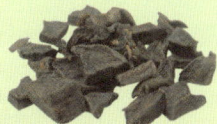

蜂蜜
除烦润燥、止渴提神

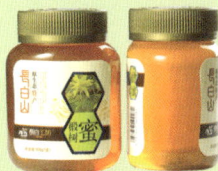

不宜搭配的食物

鸭蛋
不利健康

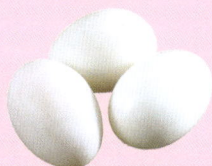

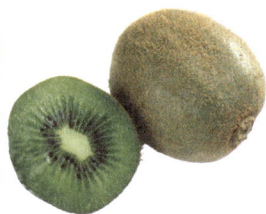

猕猴桃

别名：奇异果。

每日适用量：1个。

选购：选择果实饱满、绒毛尚未脱落、果实软硬适中的。

保存：可装入保鲜袋后放入冰箱保存。

清洗：用刷子将绒毛刷净，用清水冲洗。

营养功效	鲜猕猴桃中维生素C的含量在水果中是最高的，还含有丰富的膳食纤维，可加快脂肪的分解，帮助消化、防止便秘，还能干扰黑色素生成，并有助于消除皮肤上的雀斑。猕猴桃还含有丰富的蛋白质、碳水化合物、多种矿物质，都为人体所必需。猕猴桃有降低胆固醇和甘油三酯的作用，亦可抑制致癌物质的产生，能促进心脏健康，稳定情绪，对高血压、高血脂、冠心病、尿道结石也有预防和辅助治疗作用。
适宜人群	高血压、高血脂、冠心病、尿道结石患者。
不宜人群	脾胃虚寒、先兆性流产、月经过多和尿频者。
实用贴士	1.将未成熟的果实和苹果放在一起，有催熟的作用。 2.早晨空腹吃1~2个猕猴桃，隔1小时后再进餐，可治便秘。
食用宜忌	猕猴桃性寒，不宜多食，特别是脾胃功能较弱的人，食用过多易引起腹痛、腹泻。

适宜搭配的食物

酸奶
促进肠道健康

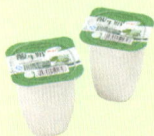

生姜
一同榨汁饮用，可清胃止呕

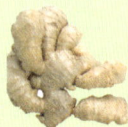

燕麦
缓解女性经前综合征

枣
促进铁的吸收

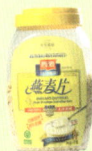

不宜搭配的食物

胡萝卜
降低营养

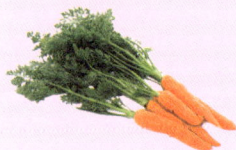

黄瓜、动物肝脏
破坏猕猴桃中的维生素C

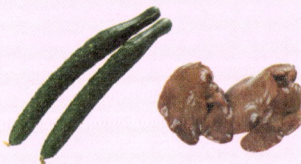

螃蟹、虾
易中毒

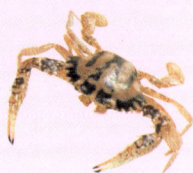

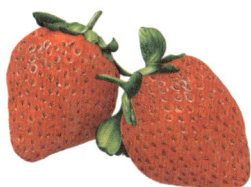

草莓

别名：洋莓、红莓。

每日适用量：10颗。

选购：应选择大小均等、果形完整、无畸形、外表鲜红，且无碰伤、冻伤或病虫的新鲜草莓。

保存：将草莓带蒂包好勿压，放入冰箱保存。

清洗：先将草莓洗净，然后摘除蒂。

营养功效	草莓富含多种有效成分，果肉中含有大量的糖类、蛋白质、有机酸、果胶等，此外，草莓还有丰富的维生素、矿物质和部分微量元素，对动脉硬化、冠心病、心绞痛、脑溢血、高血压、高血脂等，都有积极的预防作用。草莓中含有的果胶及纤维素，可促进胃肠蠕动，改善便秘，预防痔疮、肠癌的发生。草莓中还含有胺类物质，对白血病、再生障碍性贫血有一定疗效。中医认为草莓有润肺生津、健脾和胃、利尿消肿、解热祛暑之功效，适用于肺热咳嗽、食欲不振、小便短少、暑热烦渴等症。
适宜人群	心脑血管疾病患者，肺热咳嗽、口干声哑、食欲不振者。
不宜人群	胃肠功能不佳、尿路结石者。
实用贴士	将新鲜的草莓用淡盐水浸泡一会儿，既可杀菌又可洗净。
食用宜忌	对阿司匹林过敏的人不宜多食草莓，以免加重病情。

169

适宜搭配的食物

麻油
通肠润肺、清热解毒

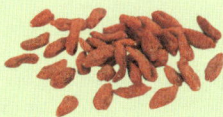

枸杞
补气养血

山楂
消食减肥

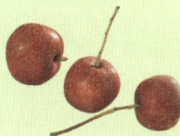

冰糖
生津解渴、清热解毒

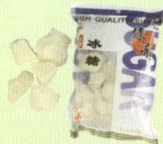

牛奶
促进蛋白质的吸收，
养心安神

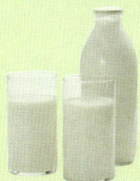

不宜搭配的食物

红薯
易致肠胃不适

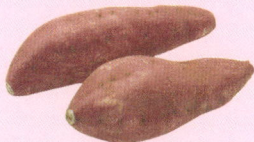

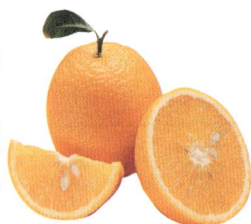

橙

别名：甜橙、橙子、黄果。

每日适用量：1~2个。

选购：要选择外形饱满、有弹性、着色均匀、能散发出香气的果实。

保存：放在阴凉通风处或放入冰箱保存。

清洗：用水洗净外皮即可。

营养功效	橙子含有丰富的果胶、蛋白质、钙、磷、铁及维生素B_1、维生素B_2、维生素C等多种营养成分，尤其是维生素C的含量较高，还含有胡萝卜素，能软化和保护血管，降低胆固醇和血脂，对防治皮肤干燥也很有效。橙子能强化免疫系统，预防流感、伤风等。橙子皮内含有的橙皮素还有健胃、祛痰、镇咳、止逆和止胃痛等功效。脑力劳动者常吃橙子，有助于维持大脑活力，并缓解用眼疲劳。儿童吃橙子可开胃、增高。女性吃橙子可以美容养颜。
适宜人群	心血管疾病患者、食欲不振者、脑力劳动者、女性、儿童。
不宜人群	糖尿病、脾胃虚寒者。
实用贴士	服药期间吃一些橙子或饮橙汁，可使机体对药物的吸收量增加，从而使药效更明显。
食用宜忌	1.饭前或空腹时不宜食用，否则橙子所含的有机酸会刺激胃黏膜，对胃不利。 2.胃肠功能虚寒的老人吃橙子要适可而止，以免诱发腹痛、腰酸腿软等症状。

适宜搭配的食物

柑橘
促进维生素C吸收，增强免疫力

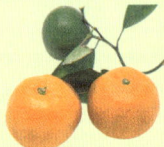

猕猴桃
预防关节损伤

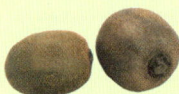

奶油
降低人体对胆固醇的吸收

不宜搭配的食物

猪肉
易引起腹痛

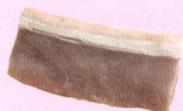

牛奶
破坏牛奶中的蛋白质，易致腹泻、腹痛

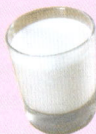

萝卜
易诱发甲状腺肿大

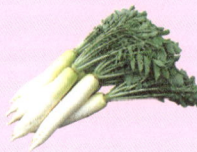

槟榔
破坏橙子的维生素C

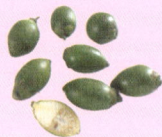

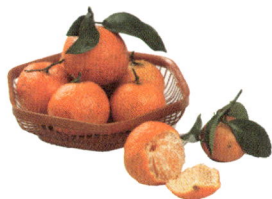

柑橘

别名：蜜橘。
每日适用量：1~2个。
选购：要选择果皮颜色金黄、柔软平整的柑橘。
保存：放入冰箱中保存，但建议不要存放太久。
清洗：将外皮擦净即可。

营养功效	橘子含丰富的糖类、维生素、苹果酸、柠檬酸、蛋白质、脂肪、食物纤维以及多种矿物质，有降低人体中血脂和胆固醇的作用。中医认为橘子具有润肺、止咳、化痰、健脾、顺气的药效，是一种健康水果。
适宜人群	老年人、支气管炎患者、心血管疾病患者。
不宜人群	胃肠、肾、肺功能虚寒的人。
实用贴士	过量食用会引起中毒反应，出现全身变黄等症状，但对人体危害不大。
食用宜忌	1.多吃橘子会出现口干舌燥、咽喉干痛、大便秘结等症状。 2.为避免其对胃黏膜产生刺激而引起不适，最好不要空腹吃橘子。 3.肠胃功能欠佳者，吃太多橘子，容易发生胃结石。

适宜搭配的食物

鸡肉 加速脂肪分解

芦荟 增强机体免疫力

黑木耳 可治疗痛经

蒜、白糖 提供丰富营养，治疝气

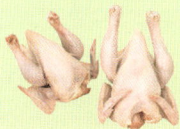

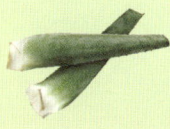

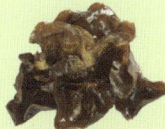

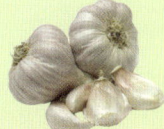

不宜搭配的食物

蛤蜊 破坏营养

龙须菜、鳖 影响消化吸收

动物内脏、胡萝卜 破坏柑橘中的维生素C

白萝卜 易诱发甲状腺肿

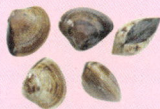

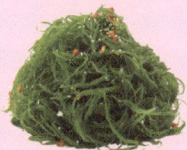

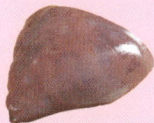

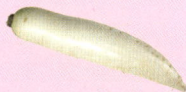

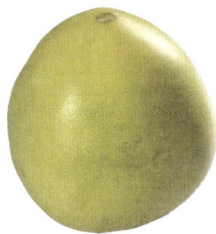

柚

别名：壶柑、文旦。

每日适用量：200克。

选购：要选体形圆润、表皮光滑、质地有些软的。

保存：阴凉通风处可保存2周。

清洗：洗净外皮即可。

营养功效	柚子含有丰富的蛋白质、糖类、有机酸及维生素、钙、磷、镁等营养成分，能降血糖、降血脂、减肥、美容等。此外，由于柚子含有生理活性物质皮苷，可降低血液黏稠度，减少血栓形成，故而对脑血管疾病如脑血栓、中风等有较好的预防效果。中医认为柚子具有理气化痰、润肺清肠、补血健脾等功效，能治食少、口淡、消化不良等症，还能帮助消化、除痰止渴、理气散结。
适宜人群	脑血管疾病、糖尿病、肾病患者，食欲不振者、呼吸系统不佳的人，以及女性。
不宜人群	脾虚泄泻者、高血压患者。
实用贴士	柚子能预防、治疗呼吸道疾病，尤以治疗感冒、咽喉疼痛为佳。
食用宜忌	服药期间禁止食用柚子。有胃病和十二指肠溃疡的人要远离柚子。

适宜搭配的食物

鸡肉
温中益气、下痰止咳

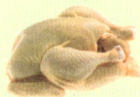

蜂蜜
理气和胃、润肺清肠

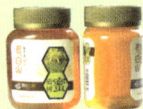

猪肚
健脾暖胃

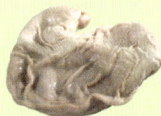

番茄
适合糖尿病患者

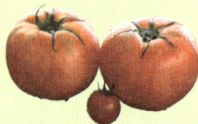

不宜搭配的食物

螃蟹
刺激胃肠道

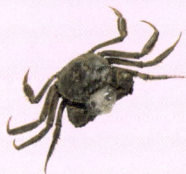

黄瓜、胡萝卜
破坏维生素C

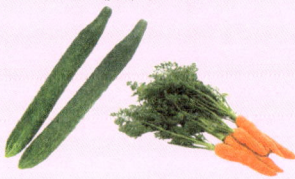

猪肝
破坏营养成分

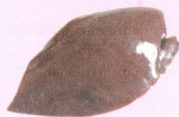

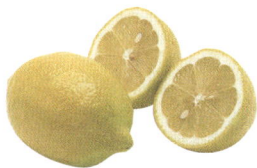

柠檬

别名： 柠果、檬子。

每日适用量： 25克。

选购： 要选果皮有光泽、颜色橙黄、新鲜而完整无损伤的果实。

保存： 放入冰箱中保存。

清洗： 先放入清水中浸泡，再洗净。

营养功效	柠檬果实中含有丰富的糖类、钙、磷、铁及维生素B_1、维生素B_2、维生素C等多种营养成分，可以促进新陈代谢、延缓衰老、增强身体免疫力。同时，柠檬也是美容价值相当高的水果。中医认为柠檬具有止渴生津、祛暑、安胎、健胃、疏滞、止痛等功能。
适宜人群	口干烦躁、消化不良者，胎动不安的孕妇，肾结石、高血压、心肌梗死患者。
不宜人群	发热、胃溃疡、糖尿病患者。
实用贴士	高血压、心血管疾病患者常饮柠檬汁，对改善症状、缓解病情非常有益。
食用宜忌	柠檬一般不能像其他水果一样生吃鲜食，而多用来制作饮料或调味。

适宜搭配的食物

白糖
祛暑止渴、安胎保胎

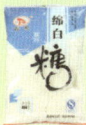

猪肉
促进消化吸收

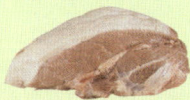

盐
治疗伤寒、痰火

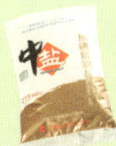

荸荠
清热、生津、止渴

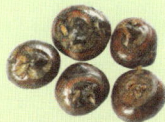

不宜搭配的食物

萝卜、黄瓜
破坏维生素C

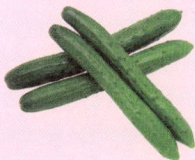

虾、蟹、海参、海蜇等
降低营养，导致胃肠不适

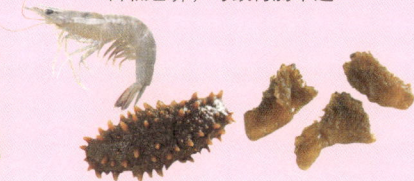

牛奶
影响消化吸收

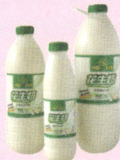

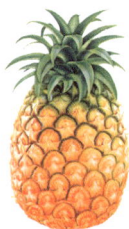

菠萝

别名： 凤梨、露兜子、黄梨。

每日适用量： 约100克。

选购： 要选择饱满、着色均匀、闻起来有清香的果实。

保存： 可以放入冰箱，或在阴凉通风处保存。

营养功效	菠萝为夏令医食兼优的时令佳果。菠萝中含有菠菜酵素，常被用来治疗心脏疾病、烧伤、脓疮和溃疡等，有着很好的效果。菠萝中含有一种叫"菠萝朊酶"的物质，有溶解阻塞于组织中的纤维蛋白和血凝块的作用，能改善局部的血液循环，消除炎症和水肿。菠萝汁有利尿作用，还可用于治疗支气管炎等症。中医认为，菠萝性味甘平，具有健胃消食、解热、消暑、解酒、降血压、抗癌、补脾止泻、清热解毒等功用。
适宜人群	肾炎、高血压、支气管炎患者，消化不良者。
不宜人群	过敏者，消化道溃疡、严重肝或肾脏疾病、凝血功能障碍者。
实用贴士	菠萝含有生物苷和菠萝蛋白酶，少数人可引起过敏，出现如腹泻、腹痛、全身发痒、皮肤潮红，甚至呼吸困难或休克等症状。将菠萝切成片用盐水或苏打水浸泡20分钟，可避免出现以上现象。
食用宜忌	发烧及患有湿疹疥疮的人不宜多吃菠萝，胃寒、虚咳者不宜生食或生饮菠萝汁。

适宜搭配的食物

冰糖
生津止渴

茅根
清热利尿、止血

猪肉
促进消化吸收

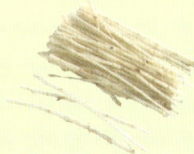

不宜搭配的食物

白萝卜
诱发甲状腺肿

鸡蛋、牛奶
影响蛋白质的消化吸收

黄瓜、南瓜、胡萝卜
破坏维生素C

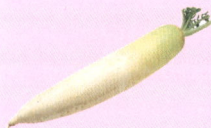

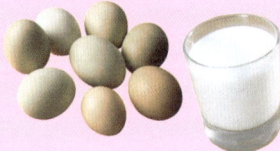

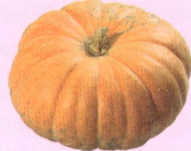

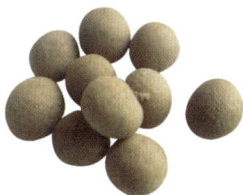

桂圆

别名：龙眼。

每日适用量：6颗。

选购：颗粒较大、壳色黄褐、壳面光洁、壳薄而脆、果肉透明、肉质结实的较佳。

保存：鲜品桂圆不宜保存，建议现买现食。干品可放置于阴凉干燥处密封保存。

营养功效	桂圆果肉鲜嫩、果汁甜美，富含糖分、碳水化合物、多种氨基酸和维生素，其中尤以含维生素P居多，对中老年人而言，有保护血管、防止血管硬化变脆的作用。桂圆肉干被视为珍贵的滋补品，还有抑制癌细胞生长的作用。中医认为桂圆有补益心脾、养血宁神、健脑益智的功效，主治气血不足、心悸怔忡、健忘失眠、血虚萎黄，对病后需要调养及体质虚弱的人有辅助疗效。
适宜人群	健忘失眠、面色萎黄、四肢乏力、心绪不宁者，中老年人，体弱者，女性。
不宜人群	肺结核、感冒、慢性支气管炎患者。
实用贴士	孕妇应慎食，因孕妇本身体质偏热，桂圆也是温热食物，食用过多会增加内热，容易发生动血、动胎、漏红、腹痛、腹胀等先兆性流产症状。
食用宜忌	桂圆属温热食物，多吃易导致便秘，有上火发炎症状时不宜食用。

175

适宜搭配的食物

人参
治疗神经衰弱、健忘等症

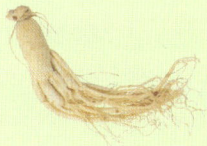

大米
可治失眠心悸

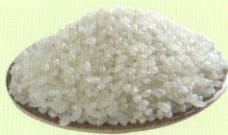

鸡、当归、红枣
强身健体、养血补虚

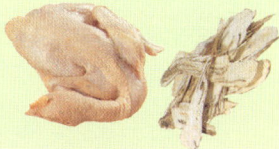

鸡蛋、白糖
三者同用可治偏头痛

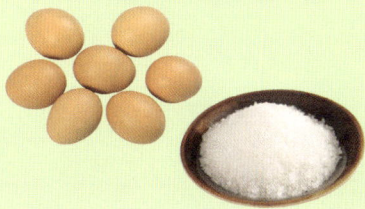

不宜搭配的食物

绿豆
性味相悖

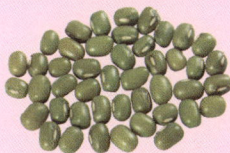

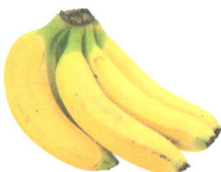

香蕉

别名：大蕉、粉蕉、甘蕉。
每日适用量：约100克。
选购：应选没有黑斑的、肥大饱满的为好。
保存：香蕉不宜放在冰箱保存，悬挂于阴凉通风处即可。
清洗：洗净外皮即可。

营养功效	香蕉含有丰富的维生素和矿物质，食用香蕉可以很容易地摄取到各种各样的营养素。香蕉中钾的含量丰富，人体缺钾会出现全身软弱无力、胃肠无法蠕动而腹胀，严重者还会影响心肌收缩，引起心律紊乱，诱发心力衰竭，每天吃上一根香蕉，就能满足体内钾的需求，同时还可保护胃肠道，防止血压上升及肌肉痉挛。香蕉还含有镁，具有消除疲劳的效果。
适宜人群	大便秘结者、咽干喉痛者、浑身无力者、婴儿、减肥者。
不宜人群	溃疡症、胃痛、消化不良、肾功能不全、慢性肾炎、高血压、水肿、腹泻者。
实用贴士	香蕉忌与梨同储存，因为梨释放的气体会加速香蕉的成熟，使其变质。
食用宜忌	1.香蕉不宜空腹食用。 2.香蕉含易被婴儿吸收的果糖，对于水泻不止的乳糖酶缺乏婴儿，可作为主食喂养。

适宜搭配的食物

燕麦	冰糖	苹果	巧克力
改善睡眠	润肠通便、祛火生津	提高营养	振奋精神、改善心绪

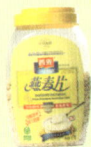 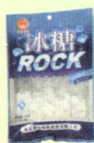 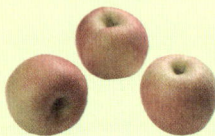 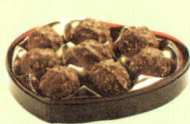

不宜搭配的食物

芋头	红薯	山药
易致胃腹痛	引起身体不适	易致脘腹胀痛

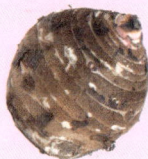 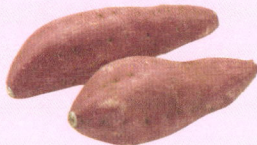 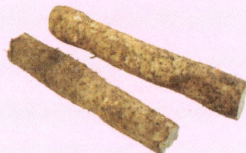

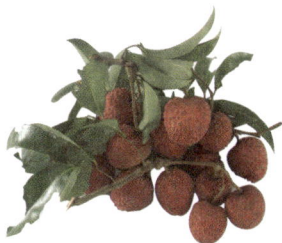

荔枝

别名：丹枝、丹荔。
每日适用量：6颗。
选购：果实饱满、果肉透明结实的为佳。
保存：密封后置于阴凉处储存。
清洗：洗净外皮即可。

营养功效	荔枝除了鲜食外，还可以晒干、酿酒、制醋、做药。荔枝中的葡萄糖含量十分丰富，又有补血健肺之功效，能促进血液循环，对心肺功能不佳的人有很好的补益作用。常食荔枝能补脑健身，开胃益脾，有促进食欲之功效。中医认为荔枝有生津、益血、健脑、理气、止痛等功效，对贫血、心悸、失眠、口渴、气喘有较好的疗效。
适宜人群	胃寒、贫血、体质虚弱、口臭者以及产妇、老人。
不宜人群	上火或发炎症状的人。
实用贴士	歌手或老师等职业者，每日吃三四个，对声带有保健作用。
食用宜忌	1.荔枝不宜一次吃太多，大量食用鲜荔枝，会导致人体血糖下降，出现口渴、出汗、头晕、腹泻等症状。多食还有导致便秘的隐患。 2.过敏体质者不宜吃。 3.忌空腹吃荔枝，饭后半小时食用为佳。

适宜搭配的食物

红枣
治贫血、神经衰弱

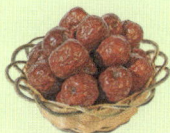

白酒
治疗胃痛

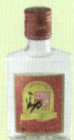

冰糖
可改善脱发

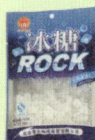

生姜
治脾虚腹泻

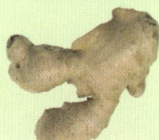

不宜搭配的食物

黄瓜、胡萝卜、动物肝脏
破坏荔枝中的维生素C

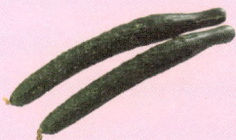

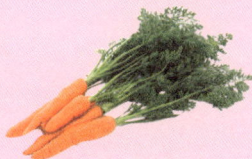

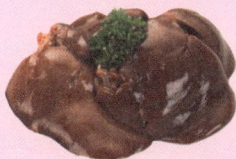

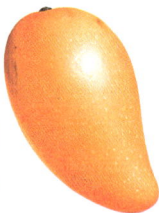

芒果

别名：庵罗果、檬果、蜜果、望果。
每日适用量：100克。
选购：应选表皮光滑、平整、颜色均匀、软硬适中的果实。
保存：置于阴凉通风处保存。
清洗：洗净果皮即可。

营养功效	芒果中含有丰富的矿物质及维生素、碳水化合物，蛋白质和脂肪的含量则较少，芒果含有的丰富维生素A、维生素C，有益于视力健康、延缓细胞衰老、提高脑功能、预防老年痴呆。中医认为芒果是解渴生津的水果，有益胃止咳、生津解渴及止晕眩等功效，甚至可治胃热烦渴、呕吐不适及晕车、晕船等症。
适宜人群	心血管疾病、咳嗽痰多、眩晕症患者及女性。
不宜人群	糖尿病、皮肤病、风湿、溃疡、肿瘤患者。
实用贴士	芒果果肉煎水进食，对抑制孕妇呕吐有一定效果。
食用宜忌	1.芒果不宜一次食入过多，临床有过量食用芒果引发肾炎的报道。 2.一般人一口气吃数个芒果会有失声之感，可马上用淡盐水漱口化解。

适宜搭配的食物

牛奶
美容养颜
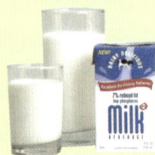

猪瘦肉
清肺化痰
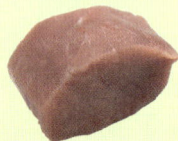

鸡肉
补脾益气
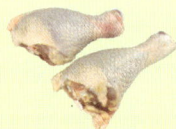

不宜搭配的食物

大蒜等辛辣食物
易致黄疸
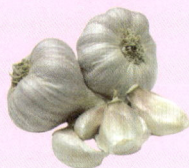

动物肝脏
破坏芒果中的维生素C
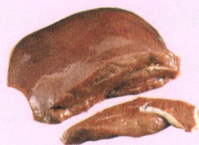

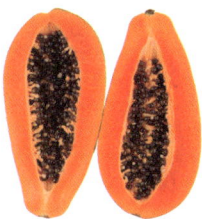

木瓜

别名： 乳瓜、番瓜、万寿果。

每日适用量： 100克。

选购： 要选择果皮完整无损伤、颜色亮丽的果实。

保存： 常温下能储存2~3天，切开后要尽快食完。

清洗： 用清水洗净外皮即可。

营养功效	木瓜含番木瓜碱、木瓜蛋白酶、凝乳酶、胡萝卜素等，并富含17种以上氨基酸及多种营养元素，其中所含的齐墩果成分是一种具有护肝降酶、抗炎抑菌、降低血脂的化合物，木瓜酶对乳腺发育很有助益，有催奶的功效。常食木瓜还有美容、护肤、乌发、减肥的功效，木瓜还是丰胸佳果。中医认为木瓜能理脾和胃、平肝舒筋、软化血管、抗菌消炎，临床上常用木瓜治疗风湿性关节炎、腰膝酸痛、脚气、小腿肌肉痉挛、消化不良、腹痛等疾病。
适宜人群	营养缺乏、消化不良、肥胖、产后缺乳者。
不宜人群	孕妇、过敏体质者。
实用贴士	木瓜性温，其中的营养成分容易被皮肤直接吸收，从而使皮肤变得光洁、柔嫩、细腻，皱纹减少，面色红润。
食用宜忌	体质虚弱及脾胃虚寒的人，不要食用经过冰冻后的木瓜。

179

适宜搭配的食物

带鱼
补气补虚、养血通乳

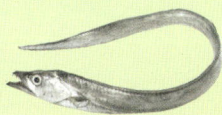

莲子
养心安神

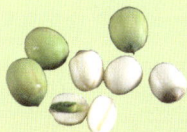

玉米笋
保肝护肾

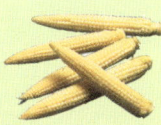

牛奶
清肠热、通便

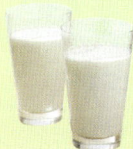

不宜搭配的食物

胡萝卜
破坏维生素C

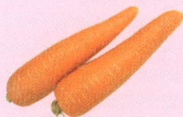

南瓜
降低营养价值

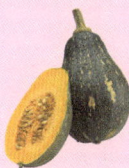

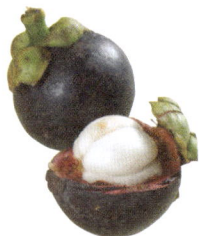

山竹

别名: 凤果、倒捻子。

每日适用量: 2个。

选购: 要选择蒂绿、果蒂较多、果软的新鲜果实。

保存: 放在冰箱中保存。

清洗: 将绿色的蒂去掉，洗净外皮即可。

营养功效	山竹含柠檬酸，还含有维生素B$_1$、维生素B$_2$、维生素C和矿物质，对体弱、营养不良、病后都有很好的调养作用。山竹富含的蛋白质和脂肪，对皮肤不好的人有很好的食疗作用，饭后食用山竹还能分解脂肪，有助于消化。中医认为山竹性寒，具有降燥、清凉解热的作用。
适宜人群	营养不良者、体弱者。
不宜人群	肥胖、体质虚寒、心脏病、肾病患者不可多吃。糖尿病患者不宜食用。
实用贴士	山竹的外果皮粉末内服可治腹泻、赤痢，外敷可治皮肤病。
食用宜忌	1.山竹富含膳食纤维，但它在肠胃中会吸水膨胀，过多食用容易引起便秘。 2.剥壳时注意不要将紫色汁液染在肉瓣上，因为会影响口感。 3.在泰国，人们将榴莲、山竹视为"夫妻果"，如果吃了过多榴莲上了火，吃上几个山竹就能缓解。

适宜搭配的食物

牛奶
美白皮肤、助消化

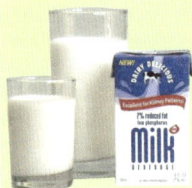

哈密瓜
益智醒脑、改善健忘

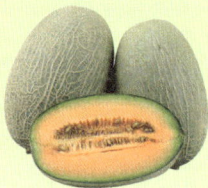

不宜搭配的食物

啤酒、西瓜
同为寒凉之物

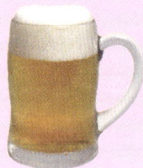

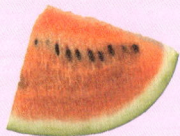

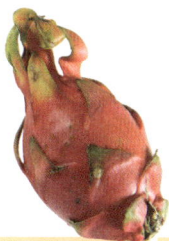

火龙果

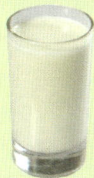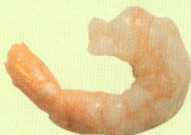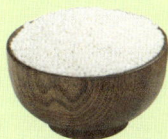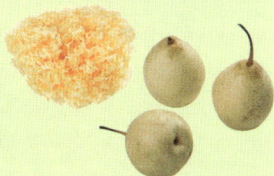

别名：红龙果、情人果。

每日适用量：1个。

选购：要选择果皮鲜亮有光泽、触摸稍硬的火龙果。

保存：热带水果不宜放入冰箱中，以免冻伤而很快变质，放在阴凉通风处即可，建议尽快食用完。

清洗：洗净外皮即可。

营养功效	火龙果不仅有预防便秘、促进眼睛保健、增加骨质密度、降血糖、降血脂、降血压、帮助细胞膜形成、预防贫血、降低胆固醇、美白皮肤防黑斑的功效，还有解除重金属中毒、保护胃壁、防老年病变、瘦身、防直肠癌等功效。火龙果含有一种特殊的成分——花青素，它有抗氧化、抗自由基、抗衰老的作用，还能提高对脑细胞变性的预防能力，抑制痴呆症的发生。火龙果果肉中的黑色子粒更有促进肠胃消化的功能。火龙果汁具有一定的抑制肿瘤生长、抑制病毒的作用。
适宜人群	肥胖者、贫血者、便秘者、心血管疾病患者、女性、中老年人。
不宜人群	糖尿病人不宜多吃。
实用贴士	火龙果的花具有美容、明目、降火的功效，还能预防高血压。
食用宜忌	1.火龙果很少有病虫害，几乎不用使用任何农药就可以满足其正常的生长，因此，火龙果是一种绿色环保且具有一定疗效和保健营养作用的水果，可放心食用。 2.储存时间过久的火龙果不宜食用。

适宜搭配的食物

牛奶
缓解中毒，特别是重金属中毒

虾仁
补肾健脾

西米
健脾养胃

银耳、雪梨
助吸烟、饮酒者排出毒素

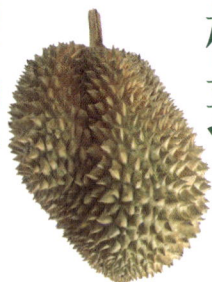

榴莲

别名：金枕、甲仑、青尼。

每日适用量：80克。

选购：榴莲的好坏从外表难以看出，要挑选多丘陵状的，成熟的榴莲果肉淡黄，黏性多汁，气味浓烈无酸味，果柄处气味最浓。

保存：成熟后自然裂口的榴莲保存时间不宜太久，因为已开裂的榴莲很快就会变坏。

清洗：将外皮稍冲洗即可。

营养功效	榴莲营养价值极高，含糖、丰富的蛋白质和脂肪以及维生素、铁、钙等，对人体有很好的滋补作用，有"一个榴莲抵得上10只老母鸡"之说。榴莲所具有的特殊气味有开胃、促进食欲之效，其中的膳食纤维能促进胃肠蠕动，有减肥之功效。中医研究认为，榴莲全身是宝，其果壳煮骨头汤是很好的滋补品，但热性体质、阴虚体质的人应谨慎食用。
适宜人群	体弱、体质偏寒者，产妇。
不宜人群	肥胖、肾病、心脏病、癌症、喉痛咳嗽、感冒、糖尿病患者。
实用贴士	1.吃多了榴莲之后，可吃一些水分含量较大的水果，尤其是山竹，或喝点温开水，可缓解其热性。 2.食用完榴莲后手上会有一股臭味，用榴莲外壳装水清洗，就可去除。
食用宜忌	1.当榴莲产生酒精味时，说明已变质，不宜再食用。 2.榴莲属燥热水果，不可多食，易导致上火和便秘。

适宜搭配的食物

梨、西瓜、绿豆
缓解榴莲热性

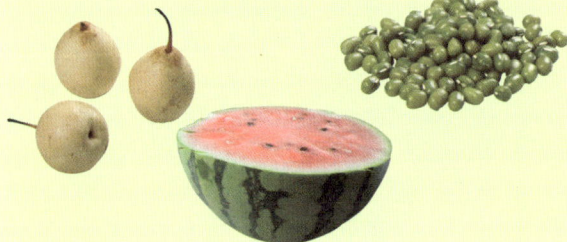

不宜搭配的食物

酒
皆属热气之物

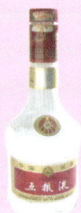

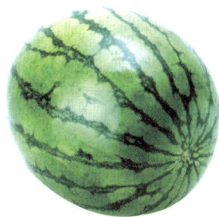

西瓜

别名：夏瓜、伏瓜。

每日适用量：200克。

选购：要选瓜身结实、外皮纹路清晰、颜色深浅分明的西瓜。手拍西瓜，发出咚咚的清脆声音，同时可感觉到瓜身的颤抖，就是成熟度刚刚好的西瓜。

保存：已切开的西瓜不要存放太久，应尽快食完。

清洗：洗净外皮即可。

营养功效	西瓜多汁，含水量高达96.6％，几乎包含人体所需要的各种营养成分，含有大量的蔗糖、果糖、葡萄糖，丰富的维生素 A、B族维生素和维生素C等，大量的有机酸、氨基酸、磷、钙、铁等，还有少量的脂肪和蛋白质，具有助消化、促进食欲、解渴生津、利尿、降血压、去暑疾的效用。
适宜人群	一般人均适宜，尤其高血压、急慢性肾炎、胆囊炎、发热患者。
不宜人群	糖尿病患者、水肿严重者、心力衰竭者，以及脾胃虚寒、便溏者。
实用贴士	夏至之前和立秋之后，体弱者不宜食用。
食用宜忌	西瓜吃多了易伤脾胃，还会引起腹胀、腹泻、食欲下降等，所以食用要适量。

适宜搭配的食物

薄荷
改善不良情绪

大蒜
降压

冰糖
治吐血和便血

绿茶
提神醒脑、镇静

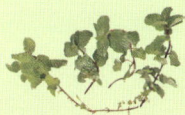 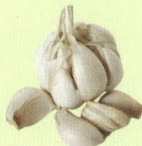 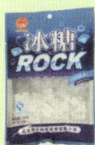 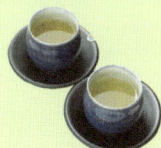

不宜搭配的食物

羊肉
腹胀、腹泻，大伤元气

白酒
降低营养

蜂蜜
影响吸收

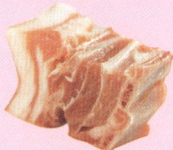 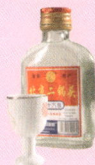 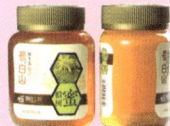

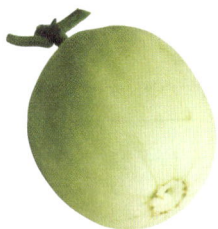

甜瓜

别名：香瓜。

每日适用量：150克。

选购：选购时可以闻一闻，有果香味的瓜一般比较甜。要选择外形完整、无损伤的新鲜果实。

保存：置于阴凉通风处保存，也可放入冰箱。

清洗：将表皮洗净即可。

营养功效	甜瓜含有大量的碳水化合物及柠檬酸、胡萝卜素和B族维生素、维生素C等，可消暑清热、生津解渴、除烦等，能补充人体所需的能量及营养，帮助机体恢复健康。甜瓜中还含有转化酶，能帮助肾脏病人吸收营养，对肾病患者有益。甜瓜蒂中含有葫芦素B，能减轻慢性肝损伤，从而阻止肝细胞脂肪变性及抑制纤维增生。儿童饮用甜瓜汁，对防治软骨病有一定作用。
适宜人群	一般人均可食用，尤其是夏季烦渴者，肾病、肝病患者。
不宜人群	脾胃虚寒、腹胀、腹泻便溏者。
实用贴士	据研究发现，甜瓜子有驱杀蛔虫、丝虫的作用。
食用宜忌	1.不宜过量食用，否则易引起消化不良或腹痛、腹泻，还会损齿伤筋。 2.不宜带皮食用。

适宜搭配的食物

银耳
增强免疫力

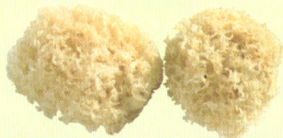

不宜搭配的食物

黄瓜
破坏维生素C

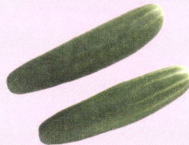

田螺、螃蟹、油饼
易致腹泻、腹痛

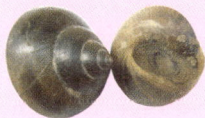

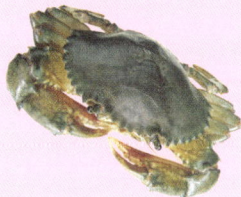

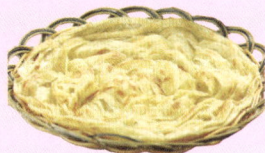

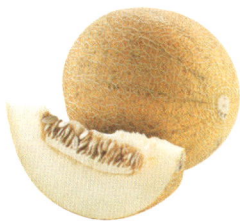

哈密瓜

别名：洋香瓜、甘瓜、甜瓜。

每日适用量：100克。

选购：哈密瓜品种繁多，挑瓜时用手按一按，如果瓜身坚实微软，说明成熟度比较适中，用鼻子闻一闻，有香味的也是成熟度正好的。

保存：哈密瓜属于后熟果类，可以放在阴凉通风处储存一段时间，如已切开则要尽快食用。

清洗：洗净外皮即可。

营养功效	哈密瓜含糖量高，并含有丰富的维生素、粗纤维、果胶、苹果酸、钙、磷、铁等。其中铁的含量很高，对人体的造血机能有显著的促进作用。哈密瓜是夏季解暑的较好的水果之一，也是女性很好的滋补水果。中医认为哈密瓜有利小便、除烦、止渴、防暑、清热解燥、止咳的作用，适用于发烧、中暑、口鼻生疮、贫血、便秘等症状。
适宜人群	发烧、中暑、贫血、便秘、咳喘者，以及肾病、胃病患者。
不宜人群	脚气病、腹胀、腹泻、糖尿病、黄疸患者，以及产后、病后要少食或不食。
实用贴士	哈密瓜应轻拿轻放，不要碰伤瓜皮，因为受伤后的瓜很容易变质腐烂，不耐储藏。
食用宜忌	哈密瓜性凉，一次不宜吃得过多，以免引起腹泻。

适宜搭配的食物

百合
润肺止咳、清心安神

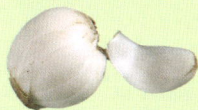

胡萝卜
生津止渴，美容养颜

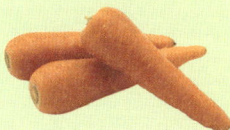

樱桃
提高营养

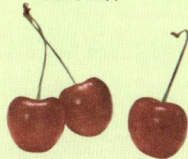

酸奶
提升营养价值

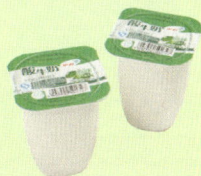

不宜搭配的食物

香蕉
增高血糖

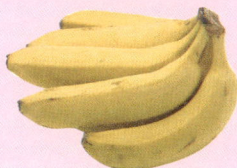

食物相宜相克速查全书

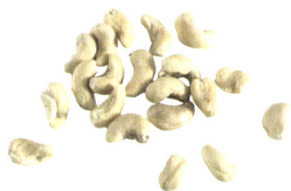

腰果

别名：介寿果。

每日适用量：10~15颗。

选购：以月牙形、色泽白、饱满、气味香、无虫蛀、无斑点的为佳。

保存：用保鲜袋装好置于容器中，放于阴凉、干燥、通风处保存。

186

营养功效	腰果是四大干果之一，含有丰富、多样的B族维生素，对食欲不振、下肢水肿及多种炎症有显著功效。腰果还含有丰富的维生素A，对夜盲症、干眼病及皮肤角化有防治作用，并能增强人体抗病能力、防治癌瘤。腰果中的不饱和脂肪酸可预防动脉硬化、心血管疾病，而亚麻油酸则可预防心脏病、脑中风，是难得的长寿之品。腰果含有丰富的油脂，可以润肠通便、润肤美容、延缓衰老。
适宜人群	心脑血管疾病患者、脑力劳动者、女性。
不宜人群	过敏体质者、腹泻者、肥胖者。
实用贴士	不宜接触生的腰果果壳油脂，会引起皮肤起泡，如误食则会造成嘴唇和脸部发炎。
食用宜忌	1.腰果含热量较高，多吃易致身体发胖。 2.因腰果含油脂丰富，不适合胆功能不良者食用。 3.腰果不宜久存，已有油哈喇味的腰果不宜食用。

适宜搭配的食物

大蒜
消除疲劳、增强免疫力

虾
促进代谢，防治癌瘤

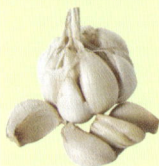
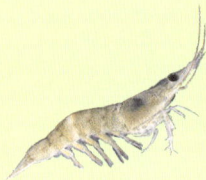

不宜搭配的食物

白酒
影响肝脏功能

蛤蜊
降低营养

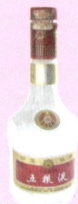
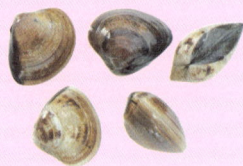

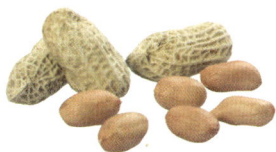

花生

别名：落花生、长生果。

每日适用量：80克。

选购：粒圆饱满、无霉蛀的为佳，干瘪的为次品。

保存：应晒干后放在低温、干燥的地方保存。

营养功效	花生含有大量的碳水化合物、多种维生素、卵磷脂和钙、铁等20多种微量元素，对儿童提高记忆力有益，对老年人有滋养保健之功效。在用花生加工而成的花生油中，含不饱和脂肪酸达76%以上，不但可降低血胆固醇，同时对防止动脉粥样硬化、冠心病的发生均有效。中医认为花生具有健脾和胃、润肺化痰、清喉补气、理气化痰、通乳、利肾去水、降压、止血之功效，可用于治疗因阴虚阳亢而导致的高血压。
适宜人群	高血压者、病后体虚者、手术病人恢复期以及孕产妇。
不宜人群	体寒湿滞、肠滑便泻者、跌打瘀肿或伤口含脓的病人不宜食用。
实用贴士	将花生连红衣一起与红枣配合食用，既可补虚，又能止血，最宜用于身体虚弱的出血病人。
食用宜忌	花生容易霉变，霉变后会产生致癌力极强的黄曲霉素，应忌食。

187

适宜搭配的食物

红葡萄酒	菊花脑、芹菜	红枣	菠菜
保护心脏	预防心脑血管疾病	止血补血	美白皮肤

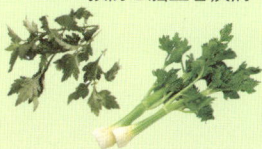
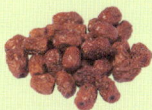
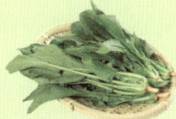

不宜搭配的食物

蟹肉、黄瓜
易导致腹痛、腹泻

蕨菜
易导致腹泻和消化不良

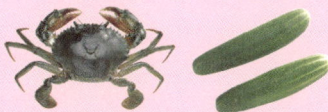
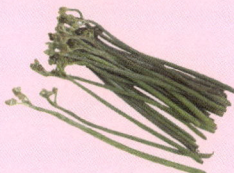

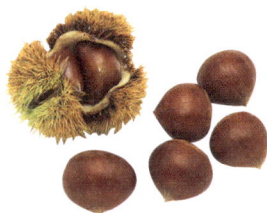

板栗

别名：栗子、毛栗、栗实。
每日适用量：50克。
选购：以颗粒饱满、色泽深褐自然、无霉变、无虫害的为好。
保存：板栗风干后或晒干后连壳可保存较长时间，放在干燥处防霉变即可。

营养功效	板栗为补肾强骨之果，其含有的胡萝卜素含量是花生的4倍，维生素C含量是花生的18倍，有很好的预防癌症，降低胆固醇，防止血栓形成，阻止病毒、细菌侵袭的作用，也是抗衰老的营养食品。因动脉硬化所引起的高血压老人，可多食用板栗。板栗所含的葡萄糖等营养素，能消除疲劳，恢复体力。维生素B_2缺乏症患者，每天吃适量的糖炒栗子可以改善症状。食板栗还可改善慢性气管炎症状。
适宜人群	肾虚、大便溏泻、气管炎咳喘者及中老年人。
不宜人群	婴幼儿，脾胃虚弱、消化不良、风湿病患者不宜多食。
实用贴士	板栗捣烂如泥敷患处，可治跌打损伤、筋骨肿痛，有止痛止血、吸脓毒之效。
食用宜忌	1.板栗生吃难消化，熟食又易滞气，所以一次不宜多食。2.吃了发霉变质的板栗会引起食物中毒，要慎重。

188

适宜搭配的食物

薏米
补益脾胃、利湿止泻

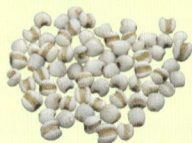

红枣
健脾补肾，治肾虚尿频

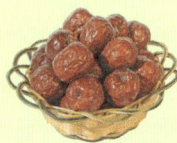

鸡肉
补肾虚、益脾胃，强身壮体

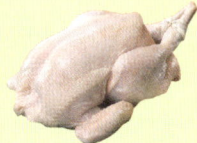

不宜搭配的食物

鸭肉
降低营养

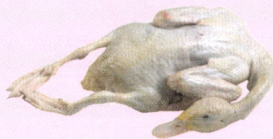

杏仁
引起胃病

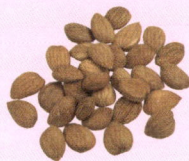

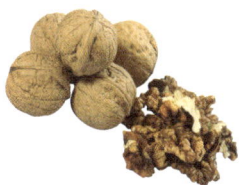

核桃

别名：胡桃、长寿果。

每日适用量：30克。

选购：以大而饱满、色泽黄白、油脂丰富、无油
臭味且味道清香的为佳。

保存：带壳核桃风干后较易保存，核桃仁则应用有
盖的容器密封装好，于阴凉、干燥处存放。

营养功效	核桃有润肺、补肾、壮阳、健肾等功能，是温补肺肾的理想滋补食品。核桃还能润血脉、黑头发，让皮肤细腻光滑，核桃含有丰富的磷脂和赖氨酸，能有效补充脑部营养、健脑益智、增强记忆力。核桃含有的亚油酸和大量的维生素E，可提高细胞的生长速度，减少皮肤病，预防动脉硬化、高血压、心脏病等疾病，是养颜益寿的上佳食品。核桃含脂肪、磷脂较高，可维持细胞正常代谢，增强细胞活力，防止脑细胞衰退，是良好的健脑食品。
适宜人群	一般人均可。尤其适宜动脉硬化、高血压和冠心病病人及孕妇、老年人。
不宜人群	泄泻者、痰热喘咳及阴虚有热者。
实用贴士	核桃树叶煮水熏洗，有杀菌、治疗疥癣的作用。
食用宜忌	1.核桃可入粥、入菜、煲汤，还可加工成各种糕点食用。 2.核桃含有较多的脂肪，一次吃得太多会影响消化。

适宜搭配的食物

黄鳝
可降低血糖
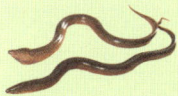

芹菜
降压、护肝
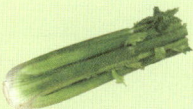

山楂
润肠燥、消食积
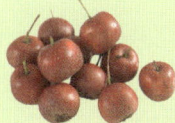

百合
润肺益肾、止咳平喘
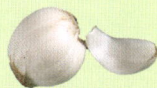

玉米
延缓衰老、预防脑功能退化、增强记忆力
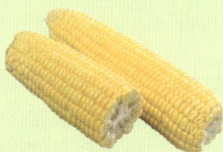

不宜搭配的食物

鸡肉
易导致便秘
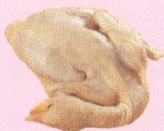

黄豆
会导致腹胀
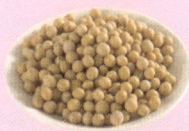

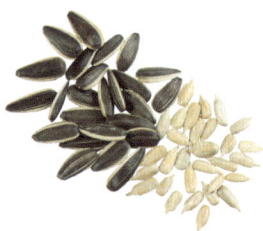

葵花子

食物相宜相克速查全书

别名：瓜子、向日葵子。

每日适用量：60克。

选购：以色泽呈灰褐色，光泽亮滑、饱满、外观为扁长形或椭圆形、无虫蛀的为佳。

保存：干燥的带壳葵花子可用保鲜袋装好，扎紧口，置有盖容器内，于通风、干燥处保存。

营养功效	葵花子含有丰富的植物油脂、脂肪、胡萝卜素、麻油酸等，并含有蛋白质、糖、多种维生素以及微量元素，能滋养秀发，对急性高脂血症和慢性高胆固醇血症有预防作用，能使细胞再生、降低血糖，并可防治动脉硬化及冠心病等。维生素E及锌含量也比其他食物高许多，每天吃一把葵花子，就能满足人体一天所需的维生素E，这对安定情绪、防止细胞衰老、预防疾病、美容祛斑都有好处。葵花子可以防止贫血，还具有治疗失眠、增强记忆力的作用。
适宜人群	动脉硬化、冠心病患者，脑力劳动、贫血、失眠者及学生、女性。
不宜人群	糖尿病病人、肝炎患者。
实用贴士	尽量用手剥壳，或使用剥壳器，以免经常用牙齿嗑葵花子而损伤牙釉质。
食用宜忌	1.食用过多会严重影响肝细胞的功能，而且，大量嗑葵花子会严重耗费睡液，甚至影响消化，所以应适度食用。 2.发霉和有异味的葵花子不能食用，以免中毒。 3.睡前嗑一些葵花子，可促进消化液的分泌，有利消食化滞、镇静安眠。

适宜搭配的食物

母鸡肉
治头晕

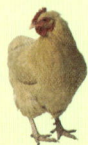

黑米
预防贫血

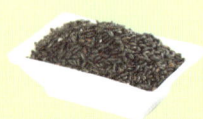

芹菜
防治高血压

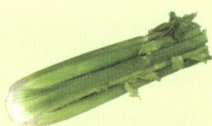

冰糖
辅助治疗血痢

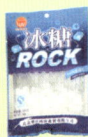

橘子
刺激食欲，促进生长

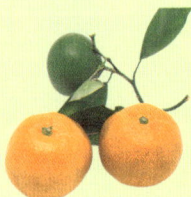

不宜搭配的食物

黄瓜
易致腹泻

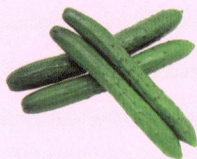

甜椒
妨碍维生素E的吸收

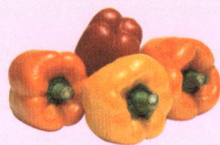

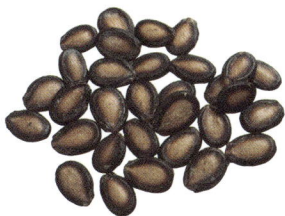

西瓜子

别名：瓜子。

每日适用量：50克。

选购：宜选择饱满有光泽、黑褐色、外观为椭圆形的西瓜子。

保存：应防潮保存。

营养功效	西瓜子富含油脂，有健胃、通便的作用，没有食欲或便秘时不妨食用一些。西瓜子还含有蛋白质、维生素B₂、淀粉、粗纤维、戊聚糖等营养元素，有降低血压的功效，并有助于预防动脉硬化，是适合高血压病人的零食，还能缓解急性膀胱炎之症状。中医认为西瓜子性味甘寒，有清肺化痰、止血的作用，对咳嗽痰多和咯血等症有辅助疗效。
适宜人群	高血压患者、便秘患者。
不宜人群	口舌生疮者。
实用贴士	尽量不要给婴幼儿吃西瓜子仁，以免掉进气管发生危险。
食用宜忌	1.西瓜子壳较硬，嗑得太多对牙齿不利，长时间嗑瓜子也会伤津液，导致口干舌燥，甚至口唇磨破、生疮。 2.食用西瓜子以原味为佳，添加各种味料做成的瓜子不宜多吃，咸瓜子吃得太多会伤肾。

适宜搭配的食物

大米
改善便秘

芹菜
降压

蘑菇
开胃促健康

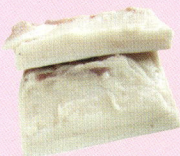

不宜搭配的食物

肥肉、黄瓜
易腹泻

冷饮
刺激胃肠道，易致腹泻

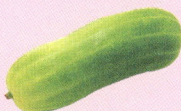
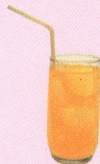

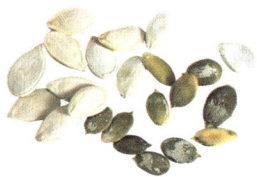

南瓜子

别名: 南瓜仁。

每日适用量: 50克。

选购: 以瓜体饱满、厚实、具有光泽、洁净无斑点者为最佳。

保存: 晒干后的南瓜子应用塑料袋装好,尽量排出空气,扎紧口,再放入有盖容器内保存,注意防潮、防虫等。

营养功效	南瓜子含有丰富的锌,能治疗男性前列腺的肿瘤病变,或因前列腺肿胀所引起的尿失禁、精液带血等症状,也能改善阳痿、早泄等。南瓜子还含有丰富的泛酸,这种物质可以缓解静止性心绞痛,并有降压的作用。南瓜子有相当好的杀虫效用,对急性血吸虫患者产生的发热、食欲不振等症状有缓和作用。南瓜子还能帮助维持人体细胞活性,并可促进骨骼发育。中医认为南瓜子具有消水利肿、驱虫功效,对产后手脚水肿、百日咳、痔疮、蛔虫病有不错的疗效。
适宜人群	一般人均可食用,诸无所忌,尤其适宜男性、糖尿病患者、儿童。
不宜人群	无禁忌。
实用贴士	生活在卫生条件较差地区的人,可以常吃点南瓜子驱虫。
食用宜忌	1.过多食用南瓜子会导致头昏,胃热病人要少吃,否则会感到脘腹胀闷。 2.不宜食用霉变的南瓜子,霉变的南瓜子不仅营养价值下降,还可能含有致癌物质。

适宜搭配的食物

花生
促进代谢,增强体质

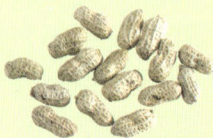

蜂蜜、槟榔
驱蛔虫

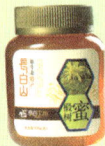

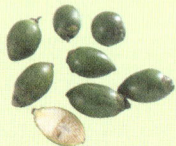

不宜搭配的食物

咖啡、茶
影响对铁质的吸收

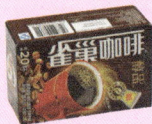

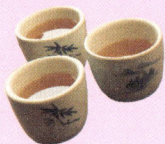

羊肉
引起腹胀、胸闷等

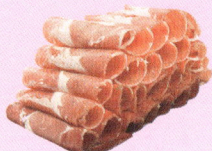

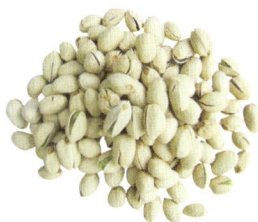

开心果

别名: 阿月浑子、无名子。
每日适用量: 50克。
选购: 颗粒饱满、完整,果仁肥大的为佳。果仁颜色为绿色的比黄色的要新鲜。
保存: 密封于干燥、通风处保存。

营养功效	开心果果仁含蛋白质、糖类、维生素、多种矿物质、纤维素和抗氧化物,是高营养的食品,对身体有很好的补益作用,能保护心脏、抗衰老,增强体质。开心果中含有丰富的油脂,有润肠通便的作用,有助于机体排毒。中医认为开心果味甘无毒,能温肾暖脾、补益虚损、调中顺气,可治疗神经衰弱、水肿、贫血、营养不良、慢性泻痢等症。
适宜人群	体虚者、便秘者、女性。
不宜人群	肥胖者、腹泻者。
食用宜忌	1.开心果有很高的热量,怕胖的人应少吃。 2.储藏时间太久的开心果不宜再食用。

适宜搭配的食物

豆类
促进营养素吸收

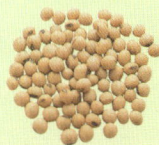 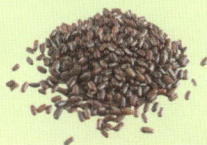

蔬菜
排毒、减肥

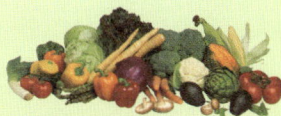

不宜搭配的食物

螃蟹、黄瓜
易致腹泻

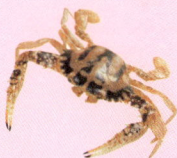 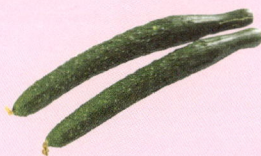

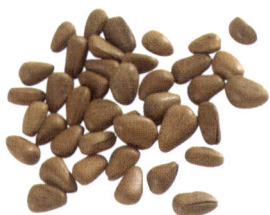

松子

别名：松子仁、海松子。
每日适用量：20克。
选购：要选择色泽红亮、个头大、仁饱满的松子。品质好的松子从表面上看颗粒均匀，但开口不均匀，吃起来有清香味。
保存：密封于阴凉、干燥、通风处保存。

营养功效	松子含有丰富的维生素E和铁，不仅可以减轻疲劳，还能延缓细胞老化，改善贫血等，适合妊娠期、更年期和皮肤粗糙的女性食用。老年人每天适量食用，也可活络通血、减少皱纹。松子中的磷和锰含量丰富，对大脑和神经有补益作用，是健脑佳品，对老年痴呆症也有很好的预防作用。松子还可增加呼吸系统的防御能力，缓和支气管炎、咳嗽多痰等症状，并能降低心血管疾病的发生率，促进神经的传导功能，帮助气血循环、滋补强壮、提升肠胃和肺功能、预防便秘，还可预防骨质疏松。
适宜人群	女性、孕妇、中老年人、学生及大便干结者、慢性支气管炎者、心血管疾病患者。
不宜人群	大便溏泻者、胆功能严重不良者。
实用贴士	松子油性比较大，不宜大量进食，当零食吃效果较好。
食用宜忌	1.食用松子不可过量，易蓄发热毒。 2.松子存放时间长了会产生油哈喇味，不宜再食用。

适宜搭配的食物

鸡肉
增进智力发育，增强免疫力

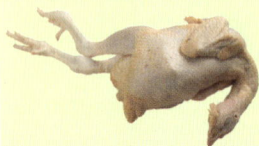

芒果
抗衰老

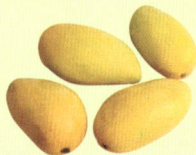

兔肉
美容养颜、益智醒脑

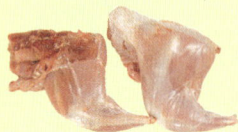

不宜搭配的食物

牛奶
影响营养素的吸收

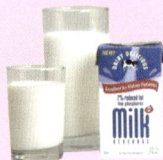

白酒
易致脂肪肝

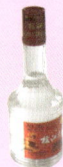

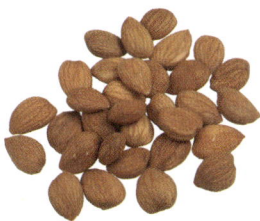

杏仁

别名：杏核仁、木落子。

每日适用量：15克。

选购：色泽棕黄、颗粒均匀、无臭味者为佳。青色、表面有干涩皱纹的为次品。

保存：用密封容器装好，置于阴凉、通风、干燥处。

营养功效	杏仁含不饱和脂肪酸，能预防动脉硬化、降低胆固醇，还能显著降低心脏病和很多慢性病的发病危险。杏仁中镁、钙含量丰富，对骨髓的生长极为有利，而含有的脂肪油与挥发油，更可滋润肌肤，改善皮肤血液状态，使肌肤光滑细致、白嫩有弹性。中医临床常将其用于润肺止咳，可治疗咳嗽、气喘、痰多等症，对干性、虚性咳嗽尤为有效。
适宜人群	癌症患者及术后放疗、化疗的病人，咳嗽气喘者。
不宜人群	产妇、幼儿、糖尿病患者。
实用贴士	杏仁有苦杏仁和甜杏仁两种。苦杏仁能止咳平喘，润肠通便，可治疗肺病、咳嗽等疾病。甜杏仁和日常吃的干果大杏仁偏于滋润功效，有一定的补肺作用。
食用宜忌	苦杏仁一般用来入药，有小毒，容易引起中毒反应，苦杏仁经炸炒后，有害物质已经挥发或溶解，可以放心食用，但不宜多吃。

适宜搭配的食物

香蕉
可预防中老年便秘

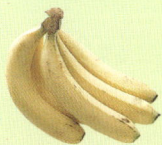

菊花脑
疏风散热、平肝明目、清热解毒

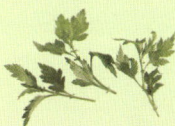

牛奶
润肤美容

梨
止咳平喘效果更显著

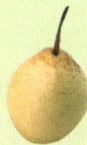

不宜搭配的食物

猪肉
会引起腹痛

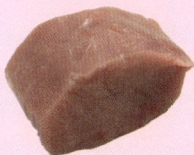

板栗
易引发腹痛

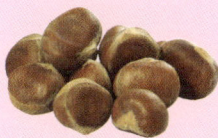

菱角
阻碍营养素的吸收

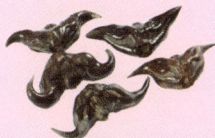

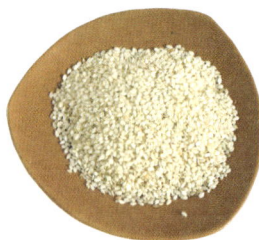

芝麻

营养功效	芝麻能补肝益肾、强身，并有润燥滑肠、通乳的作用。芝麻含亚油酸、花生油酸等含量丰富的不饱和脂肪酸，能抑制胆固醇、脂肪的吸收，预防高血压、动脉硬化等心血管疾病的发生，并具有抗癌、补脑的效果。芝麻，尤其是黑芝麻是极易得而效果极佳的美容圣品。其所含的丰富的维生素E，能抗氧化、延缓老化。芝麻还富含矿物质，如钙、镁等，有助于骨头生长，而其他营养素则能美化肌肤。芝麻还能增强记忆力，便头发常保乌黑亮丽。
适宜人群	贫血者、心血管疾病患者及儿童、女性。
不宜人群	慢性肠炎、便溏腹泻者。
实用贴士	芝麻主要分黑芝麻、白芝麻两种。黑芝麻色泽乌黑发亮，多作为糕点辅料；白芝麻色泽洁白，多榨油用。补益药用以黑芝麻为佳。
食用宜忌	芝麻仁外面有一层稍硬的膜，把它碾碎后食用才能使人体吸收到营养，所以整粒的芝麻应加工后再食用。

适宜搭配的食物

核桃
健脑、乌发

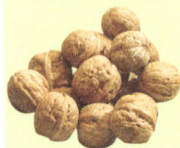

海带
美容养颜，抗衰老

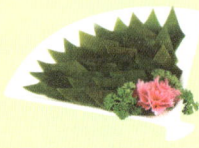

柠檬
补血养颜

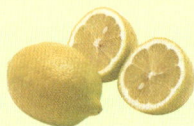

冰糖
润肺、生津

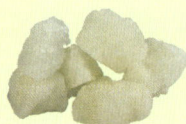

桑葚
降血脂

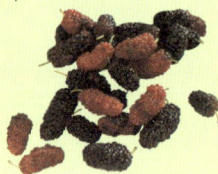

不宜搭配的食物

鸡肉
易导致中毒

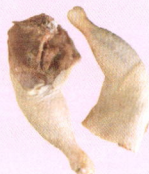

巧克力
影响消化和吸收

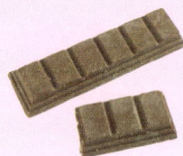

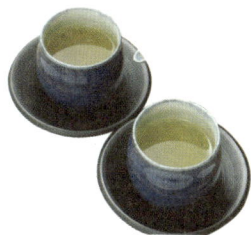

绿茶

每日适用量: 2~3杯。

选购: 新鲜绿茶色泽鲜绿、有光泽,闻之有浓郁的茶香。泡出的茶汤色泽碧绿,有清香,叶底鲜绿明亮。

保存: 置于冰箱冷藏或冷冻,可保存较长时间。

营养功效	绿茶含有茶多酚、茶氨酸、蛋白质、维生素C及多种微量元素等,具有解毒消热、消暑、祛火、止渴生津、抗衰老、抗菌、降血脂、瘦身减肥、防龋齿、清口臭、防癌、防紫外线、改善消化不良等多种保健功效。绿茶的嫩芽含茶氨酸较丰富,常饮可预防肥胖、脑中风和心脏病。茶氨酸的溶出率与水温、时间密切相关,用凉开水浸泡30分钟可使溶出率达到61%左右。绿茶的老叶含儿茶素较丰富,有较强的抗自由基作用,对癌症防治有效。儿茶素的溶出率则随水温升高而增多,所以宜用开水冲泡。
适宜人群	肥胖、嗜食油腻食品、高血压、冠心病、动脉硬化、糖尿病患者及老年人、女性。
不宜人群	胃寒、发热、肾功能不良、习惯性便秘、消化道溃疡、失眠者及孕妇、哺乳期妇女。
食用宜忌	1.绿茶受湿回潮不宜放在阳光下晒干,否则容易变质苦涩,应用锅炒干或焙笼烘干。 2.夏季气温高,人体出汗多,体内津液消耗大,宜饮绿茶。

适宜搭配的食物

薄荷
生津止渴、提神醒脑、镇静安神

西瓜
醒脑、提神、镇静

马齿苋
改善不良情绪

生姜
缓解急性胃肠炎的症状

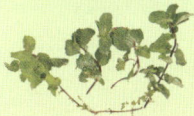
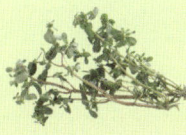
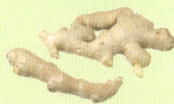

不宜搭配的食物

鸡蛋
使蛋白质变性,失去原有营养

黄豆、狗肉
不利健康

羊肉、猪肉
易导致便秘

白酒
加重心脏负担

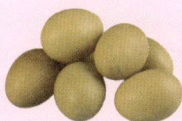
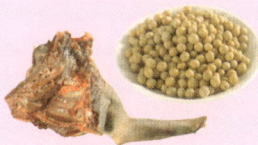
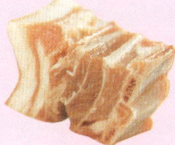
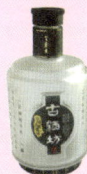

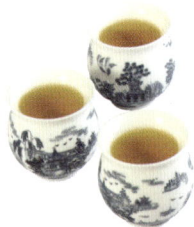

红茶

别名：乌茶。

每日适用量：2~3杯。

选购：以色泽乌润、香气强烈的为好。能捏碎成粉末说明干燥度较好。

保存：贮存茶叶要防潮湿、防暴晒、防串味。

营养功效	红茶含有蛋白质、碳水化合物、茶多酚等营养物质。经常饮用会使骨骼强壮，红茶中的多酚类能够抑制破坏骨细胞物质的活性，可以防治骨质疏松症。红茶有较强的防治心肌梗死的效用，还能抗衰老、强身补虚。中医认为，红茶味苦、甘，性温，能利尿提神、消除疲劳、养人体阳气，适用于精神不振、消化不良、痢疾、腹胀、饮酒过多、风寒感冒等症。
适宜人群	老年人、女性、感冒者。
不宜人群	儿童、孕妇、哺乳期妇女及发热、神经衰弱、失眠者。
实用贴士	不能用茶水送服药物，否则会降低药效。
食用宜忌	1.新茶宜稍加存放再饮。因为其中未经氧化的多酚类、醇类较多，容易引起腹泻、腹痛等。 2.冬天宜喝红茶，可补益身体，生热暖腹，增强人体的抗寒能力。

适宜搭配的食物

牛奶
去油腻、助消化、提神解毒

山楂
理气和中，消食、止痢

生姜
养血安神、补脾润肤

柠檬
强壮骨骼

不宜搭配的食物

白酒
加重心脏负担

白糖
降低红茶效用

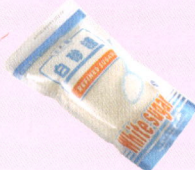

鸡蛋
茶中的单宁酸能使蛋白质变成凝固物质

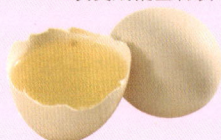

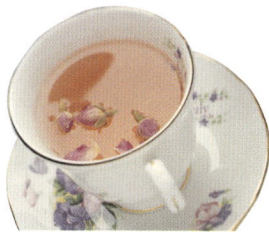

花茶

别名：香片、熏花茶、窨花茶。

每日适用量：1~2杯。

选购：优质花茶花朵完整饱满，色泽自然新鲜、干燥、不含水分和杂质，具有明显的鲜花香气。

保存：注意预防虫蛀与受潮，也要避免阳光直射而使花草变脆或变质。

营养功效	花茶由茶叶和香花混合而成，既具有茶叶的爽口浓醇之味，又兼具鲜花的纯清馥郁之气。其营养成分与绿茶大体相同，富含叶绿素、儿茶素、茶氨酸、咖啡碱、茶多酚、维生素A、维生素C、维生素E、胡萝卜素、钙、磷、亮氨酸、赖氨酸等多种营养元素。花茶既有茶的功效，花香也具有良好的药理作用。气味香而不浮，爽而不浊，令人精神振奋，摆脱困乏，有提高人体机能的功能，还能除口腔细菌，使人吐气如兰。茶中的儿茶素更有杀菌消炎的功效，有助于伤口愈合。花茶还有舒肝解郁、理气调经的作用，女性经期可适量饮用。
适宜人群	女性及口有异味、精神疲乏、情绪低落、油腻食品食用过多、醉酒者。
不宜人群	发热、肾功能不良、消化道溃疡患者及孕妇、儿童。
实用贴士	春季饮花茶可以散发冬季郁积于人体内的寒气，特别是茉莉、桂花等花茶最宜春季饮用。
食用宜忌	1.偶尔饮用无妨，不宜长期大量饮用。 2.较好的花茶茶叶用量与水的比例为1：50，宜用85℃左右的热水冲泡，时间为3~5分钟，冲泡2~3次即可。 3.花茶宜于清饮，不加奶、糖，以保持天然香味。 4.要了解花茶的特性，依照身体状况选择需要的花茶，对症饮用。 5.花茶宜现泡现饮，不能喝隔夜花茶。

适宜搭配的食物

大米
养生保健

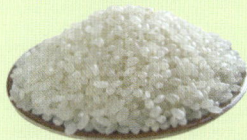

百合
润肺理气

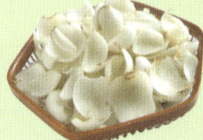

生姜
补脾补虚

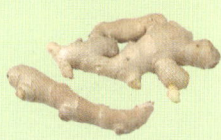

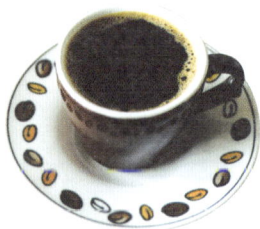

咖啡

每日适用量：1~2杯。

选购：应到正规商场、超市选购质量有保障的产品。

保存：应按照包装上标明的方法保存。

营养功效	咖啡的主要成分是咖啡因、脂肪、蛋白质、碳水化合物、无机盐和维生素等。咖啡有利尿功效，适量饮用，可以减轻各种辐射造成的伤害。淡咖啡能养肝，对保护肝脏有一定的作用，每天一杯咖啡，有抑制肝癌的作用。而且咖啡还有较好的解酒效果，含有的咖啡因有刺激中枢神经、促进肝糖原分解、升高血糖的功能。适量饮用可使人精力旺盛、思维敏捷。运动后饮用，有消除疲劳、恢复体力、振奋精神之功效。
适宜人群	酒醉者、精神萎靡者。
不宜人群	心血管疾病患者、老年妇女、胃病患者、孕妇、儿童。
实用贴士	咖啡能消除食蒜后的口腔异味。
食用宜忌	1.咖啡适当放点糖可增强咖啡的味道，但放糖过多则会使人无精打采，甚至感到疲倦。 2.咖啡不宜久煮，因为蒸汽泡会携带部分芳香物质聚集在咖啡表面形成泡沫，而咖啡香味取决于泡沫的密度，当久煮时泡沫被破坏，香味就会散失。 3.喝咖啡忌浓度过高、过量，勿空腹饮用。

适宜搭配的食物

糙米、牛奶
治疗便秘、高血压

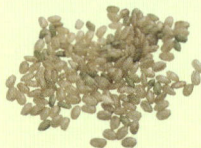
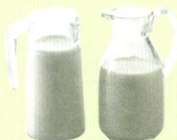

蜂蜜
排毒、增强代谢

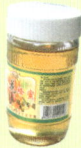

不宜搭配的食物

茶
影响睡眠

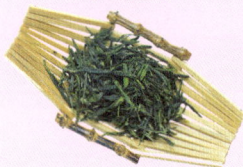

酒
加重对大脑的伤害

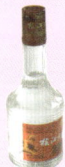

豆浆
难以消化、降低营养

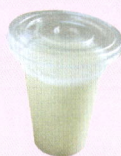

食物相宜相克速查全书

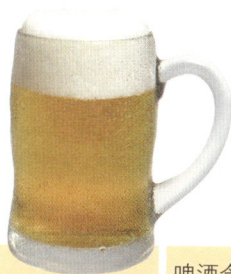

啤酒

每日适用量：300毫升。

选购：要选正规厂家有品质保证的啤酒。将酒倒在透明杯中，泡沫立即升起且洁白细腻、持久挂杯的啤酒是佳品。

保存：不要放在温度偏高的地方，不要在日光下暴晒。

营养功效	啤酒含有丰富的营养成分，素有"液体面包"之美称。啤酒是以大米、麦芽为原料，经糖化、低温发酵制成，适量饮用可以补充人体所需的多种氨基酸和维生素等营养素，并有健脾开胃、利尿消肿等功效。啤酒，特别是黑啤酒，可使动脉硬化和白内障的发病率降低50%，并对心脏病有抵抗作用。啤酒中含有大量的硅，适量饮用有助于保持人体骨骼强健，减少骨质疏松症发生的概率。啤酒中的烟酸有软化血管、降低血压、改善血液循环的作用，啤酒中的糖分能提供大量热能，大量的二氧化碳则可清热解暑、生津止渴。
适宜人群	健康成年人。
不宜人群	胃炎、肝病、痛风、糖尿病、心脏病、泌尿系统结石和溃疡病患者以及儿童、孕妇、产妇等。
实用贴士	服药期间不要喝啤酒，以免影响药物的分解和吸收。
食用宜忌	1.啤酒存储太久容易产生一种酸性物质，极易与蛋白质化合或氧化聚合而使酒浑浊，饮后易引发腹泻、中毒。 2.开瓶后的啤酒因二氧化碳逐渐消失，酒的风味和滋味也相应地变淡，所以啤酒开瓶后要尽快喝完。饮用啤酒要适度，不可过量。

适宜搭配的食物

肉类
可去腥味提鲜

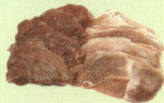

不宜搭配的食物

海鲜
增加患痛风的几率

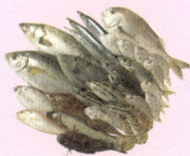

熏肉、腌肉
促进亚硝酸盐在体内的沉积，对身体有害

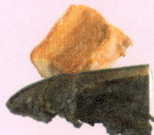

白酒
增加内脏的负担

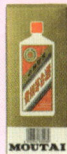

汽水
加重酒精对胃肠黏膜的刺激

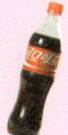

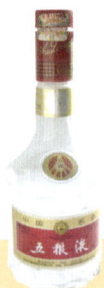

白酒

每日适用量：25毫升。

选购：优质白酒无色、透明、无悬浮物和沉淀物。

保存：不宜用塑料制品存放酒。只要保存得法，白酒可以长期存放，越久越好。适宜的保存温度在27℃左右。

营养功效	白酒的主要成分是水和乙醇，并含有少量的钠、铜、锌。少量饮用白酒，特别是低度白酒，有促进血液循环、延缓胆固醇等脂质在血管壁的沉积的作用。一般认为适量饮酒有御寒提神、消除疲劳、活血通脉等功效。
适宜人群	健康的35岁以上男性及绝经后的女性。
不宜人群	心脑血管疾病患者、高血压、肝功能不佳者、孕妇、哺乳期妇女、儿童。
实用贴士	把不太成熟的或将要成熟的水果如桃、李、杏等放在罐或坛内，喷上白酒盖严，经过两天左右水果可完全成熟，且甜味大增，酸涩感消失。
食用宜忌	1.喝酒后不宜大量饮浓茶，不仅影响肾功能，还会刺激心血管，增加心脏负担。白酒不宜饮用过量。 2.喝酒前先吃点饼干或米饭等食物，能减少酒精对胃肠及肝脏的损害。酒后可吃些柑橘、苹果之类的水果，如无水果，冲杯果汁或糖水、蜂蜜水也有助于解酒。

适宜搭配的食物

羊排	杨梅	螃蟹	鸡肉
促进营养物质的消化和吸收	治消化不良、食欲不振	补肾壮阳、开胃化痰	补血益气、活血通络

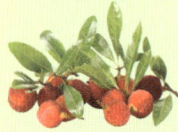 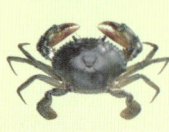 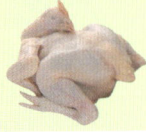

不宜搭配的食物

胡萝卜	汽水	红辣椒、芥末、牛肉、核桃	番茄、柿子、山药
产生毒素，引发肝病	加速酒醉	同属热性食物，易发热上火	易在胃中形成不易消化的物质

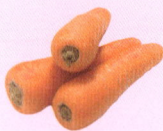 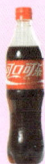 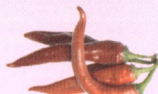 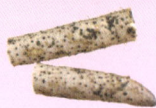

食物相宜相克速查全书

202

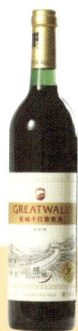

红酒

别名：红葡萄酒。

每日适用量：50~100毫升。

选购：要选品质有保证的正规厂家的产品。优质红酒外观呈一种凝重的深红色，晶莹透亮，犹如红宝石。还应注意瓶中酒的高度，10年以内的酒，都应有到"颈弯"处的高度，如果酒的"水位"太低，表示可能存放不佳，不宜选购。

营养功效	红酒中含有维持生命活动所需的三大营养素：维生素、糖及蛋白质，在酒类饮品中，它所含的矿物质较高。红酒中含有丰富的铁和维生素B$_{12}$，能治疗贫血。红酒可以增进食欲、助消化、降低血脂、软化血管，还有美容养颜、防癌防病等功效，适量饮用还可预防老年痴呆。红葡萄酒中含有丰富的单宁酸，可预防蛀牙及防止辐射带来的伤害。
适宜人群	健康成年人，尤其是女性。
不宜人群	糖尿病和严重溃疡病患者。
实用贴士	在葡萄酒中兑入雪碧、可乐等碳酸饮料是不正确的，一方面破坏了原有的纯正果香，另一方面也因大量糖分和气体的加入而使原有营养受损。
食用宜忌	红酒含有大量酒精，故不可过量饮用，否则会破坏人体的免疫机能，增加患病几率。

适宜搭配的食物

猪肉、牛肉、羊肉
有利消化

巧克力
促进新陈代谢，散发热量

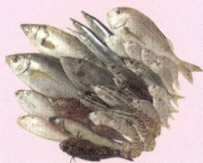

不宜搭配的食物

海鲜
破坏海鲜的味道

蟹
令肠胃不适

红茶
加重心脏负担

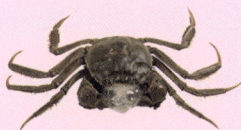
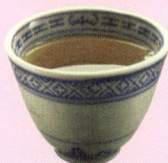

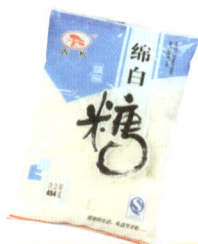

白糖

别名： 白砂糖、砂糖。

每日适宜量： 15克。

选购： 选品质有保障的袋装白糖为好。

保存： 白糖久存易长螨虫，若存放应注意密封。

营养功效	白糖含丰富的碳水化合物，中医认为白糖味甘性平，能和中缓急、生津润燥，适用于中虚腹痛、口干燥渴、肺燥咳嗽等症。白糖还有助于提高老年人的记忆力，司机适量吃些糖，反应会更灵敏。
适宜人群	肺虚咳嗽、口干燥渴、醉酒、低血糖者。
不宜人群	糖尿病、肥胖症、痰湿偏重者及儿童。
实用贴士	炼好猪油后，趁油尚未冷凝之时加点白糖，大约按照500毫升油加50克白糖的比例，拌匀后装入瓶中加以密封，能使猪油长期保持鲜味。
烹调宜忌	在制作酸味的菜肴汤羹时加入少量白糖，可缓解酸味，并使味道更好。
食用宜忌	1.食用久存的白糖时，最好经加热处理。 2.当大脑感到疲劳、效率降低时，不妨饮一杯白糖水，可迅速补充糖分，改善工作状态。

适宜搭配的食物

百合
润肺止咳、清心安神

杨桃
健脾消食

不宜搭配的食物

秋葵
生成对人体健康有影响的物质

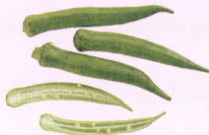

羊肉
降低羊肉营养并阻碍铜的吸收

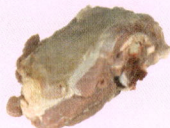

贝类
阻碍铜的吸收和代谢

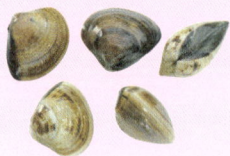

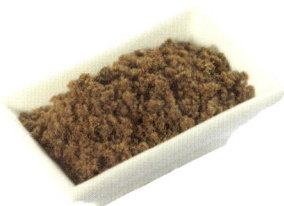

红糖

别名: 黄糖、片糖。

每日适用量: 20克。

选购: 应选品质有保障的包装完好的红糖。

保存: 红糖不宜久放,易受乳酸菌的侵害,宜尽快食完。

营养功效	红糖含有丰富的碳水化合物、矿物质及多种氨基酸。中医认为,红糖味甘、性温,具有益气补血、健脾暖胃、缓中止痛、活血化瘀的作用,适用于腹痛、月经病等。
适宜人群	年老体弱者、贫血者、大病初愈者及产妇、女性。
不宜人群	糖尿病、高热、龋齿、胰腺炎、高糖、高脂者及肥胖者。
食用宜忌	1.红糖不宜长期存放后再食用,小儿睡前忌食用。 2.红糖须用煮沸的开水冲泡。

适宜搭配的食物

红枣、木耳、银耳
补气养血

黑豆
滋补肝肾、活血美容

山楂
活血化瘀

姜
祛寒取暖

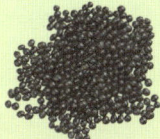
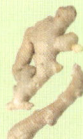

不宜搭配的食物

牛肉
影响蛋白质的吸收

鲤鱼、蛤蜊
易导致中毒

啤酒
血糖上升,产生糖尿

豆浆
降低营养

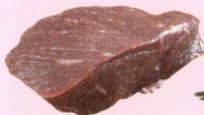
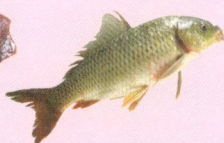
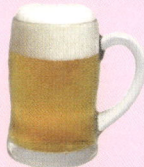
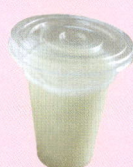

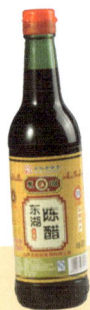

醋

每日适用量：10~30毫升。

选购：优质食醋因种类不同呈琥珀色、棕红色或白色，具有食醋固有的气味和酸味，无其他异味。

保存：应尽量用密封的玻璃容器盛装，置于阴凉处储存。在醋中滴入几滴高度数的白酒，可保醋不生白膜。

营养功效	醋中除了含有醋酸以外，还含有对人体有益的一些营养成分，如乳酸、葡萄糖酸、琥珀酸、氨基酸、糖、钙、铁等。醋可去除腥膻味，增加菜肴的鲜、甜、香等味道，使菜肴脆嫩可口，还能减少原料中维生素C的损失，提高菜肴的营养价值，同时还可以促进人体消化液的分泌，消食化积。醋有很强的抑制细菌能力，对一些肠道疾病、伤寒、流行性感冒等有预防作用。醋对肝脏也有良好的保护作用，还能嫩肤、美白、软化血管。
不宜人群	有严重胃溃疡、十二指肠溃疡及哮喘病人，骨折患者在治疗期间也不宜食。
实用贴士	夏季为防米饭变馊，可按1500克米加2~3毫升醋的比例加入一点醋，可使米饭易于保存和防馊。
烹调宜忌	做菜时，加醋的最佳时间是在出锅前。
食用宜忌	1.夏天人易产生困倦之感，多吃点醋可解除疲劳。 2.醋浓度太高，如直接饮用会影响人体酸碱平衡，还会灼伤消化道，宜稀释后少量并间隔饮用。

适宜搭配的食物

芦荟 缓解紧张的情绪

皮蛋 保护胃肠道

猪蹄 增加营养

大葱 防流行性感冒

不宜搭配的食物

羊肉 降低羊肉的营养价值

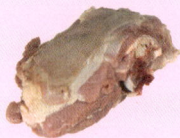

南瓜、冬瓜、生菜、胡萝卜 破坏菜中的营养

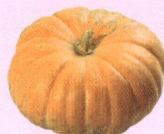

海参 降低海参营养

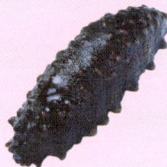

菠菜 阻碍钙的吸收

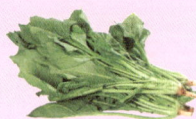

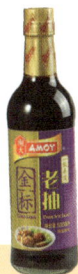

酱油

每日适用量: 10~20毫升。

选购: 质量好的酱油色泽红润,呈红褐色或棕褐色,澄清透明,没有沉淀物,无霉花浮膜。

保存: 酱油要密封装于玻璃容器内,置于阴凉干燥处保存。

营养功效	酱油是烹调中使用最广的调味品之一。酱油含热量较少,含较丰富的蛋白质,无胆固醇,几乎不含脂肪,含微量元素丰富,尤其是钠含量较高。酱油能解热除烦、调味开胃。菜中加入酱油,可增味、生鲜、添香、润色,增加食物的香味,并能补充养分,增加食欲。酱油含有异黄醇,这种特殊物质可降低人体中的胆固醇含量,降低心血管疾病的发病率。酱油能产生一种天然的抗氧化成分,它有助于减少自由基对人体的损害,其功效比维生素C、维生素E等抗氧化剂强十几倍。
适宜人群	一般人皆可食。
不宜人群	高血压、冠心病、心脏病患者要少食酱油。肾炎患者、皮肤破损结痂时或脱痂时忌食。
实用贴士	1.当身体某部位烫伤时,可用酱油敷涂,能止痛解毒。 2.酱油要尽量减少与空气的接触,用完之后要盖上盖,封好口。
烹调宜忌	酱油不宜过早加入菜肴中,加热时间过长、温度过高,都会使酱油内的氨基酸受到破坏,营养价值降低。酱油应在将要出锅时加入。
食用宜忌	1.生食酱油极不卫生,容易出现恶心、呕吐、腹痛、腹泻等症状。 2.发霉变质的酱油不能吃。 3.酱油主要成分为盐,高血压、冠心病患者不可多食。 4.酱油含盐量高,食用过多会加重钠水潴留和水肿,故肾炎患者不宜食。

不宜搭配的食物

鲤鱼
易生口疮

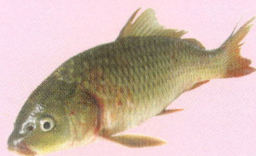

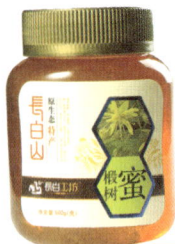

蜂蜜

每日适用量： 20克。

选购： 优质蜂蜜透光性强，颜色均匀一致，干净无杂质。

保存： 蜂蜜忌长期储存，最好随买随吃。如果储存，也不能使用金属器皿和有毒塑料桶，且一定要封存好、低温避光储存。

营养功效	蜂蜜有提高人体抵抗力的作用，能使人精力充沛，还能调理脾胃，对胃炎、十二指肠溃疡有较好的治疗作用，可营养心肌，对神经衰弱者有一定疗效。蜂蜜的葡萄糖和果糖对肝脏有保护作用，蜂蜜含糖类和矿物质，是贫血体弱者的滋补佳品。
适宜人群	老人，胃及十二指肠溃疡、高血压、心脏病、肝病、失眠、神经衰弱患者，体弱者、产妇有便秘症状时。
不宜人群	大便溏薄、肠滑泄泻、腹满痞胀者及糖尿病、慢性湿疹患者。
实用贴士	每500克蜂蜜内加一小片生姜，密封后放在阴凉处贮存，可使蜂蜜不变质、不变味。
食用宜忌	1.一岁以下的婴儿不宜食用蜂蜜。 2.蜂蜜不可用开水冲调，宜用60℃左右的温开水。

适宜搭配的食物

甲鱼
辅助治疗心血管及肠胃疾病、贫血，还防衰老

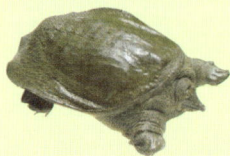

杨桃
清热解毒

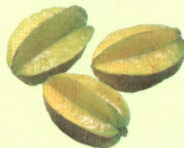

不宜搭配的食物

蟹肉、洋葱、莴笋
刺激胃肠道，导致腹胀、腹泻

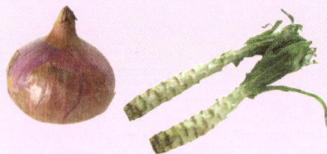

豆腐花
易引起耳聋

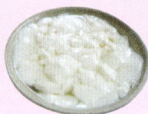

菱角
易致消化不良、腹胀腹泻

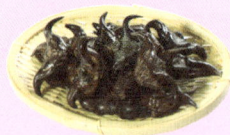

第2章

常见中药材的搭配宜忌

中药是我国传统药物的主要组成部分，对中药的认识和应用是中华民族几千年来不断实践、逐渐总结和积累起来的知识和经验，是我国独特的文化瑰宝。掌握常见中药材的运用和搭配宜忌，就如同拥有了一个保健医生，能让你在日常保健中运用自如，增强自身免疫力，抵御各种疾病。

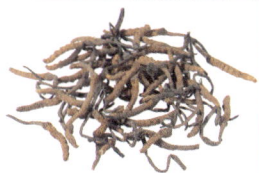

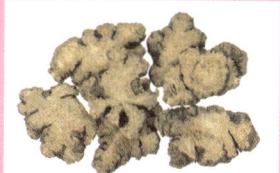

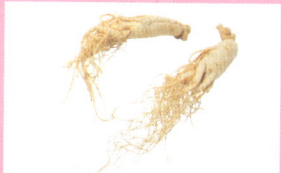

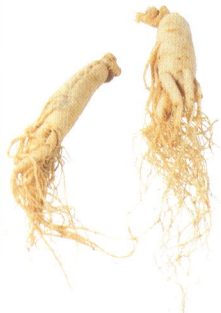

食物相宜相克速查全书

人参

适用量 5~10克。

性 味 微温，味甘，微苦。

药用价值 人参具有大补元气的作用，可用于心肌梗死引起的休克。人参所含的有效成分，能健脾益肺，可用于食欲不振、消瘦、腹泻或气短自汗、呼吸微弱等症。人参能调节中枢神经系统，使大脑的兴奋和抑制趋于平衡，可镇静、抗惊厥，治疗神经衰弱，消除疲劳。人参还能促进男性性激素分泌，增强性机能，可治疗阳痿、早泄、精子稀少等。人参可抑制各种病毒对肝细胞的损害，促进肝组织再生。此外，人参还能增强骨髓造血机能，加速溃疡愈合，并具有抗氧化、防衰老的作用。

使用注意 1.肺及脾胃有热、痰多，失血初起、胸膈痛闷、便秘、噎嗝、有虫、有积者忌用。

2.长期大量服用人参，可产生头痛、失眠、心悸、血压升高、精神抑郁等副作用，故体弱滋补者，不可过量久服。

适宜搭配的食物

山药
提高免疫力、预防高血压、降低胆固醇

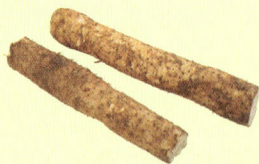

甲鱼
滋阴潜阳、强身健体、祛病延年

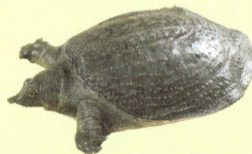

不宜搭配的食物

藜芦、黑豆、浓茶
可化解人参气味

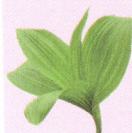
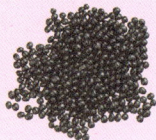
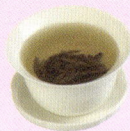

兔肉
导致上火

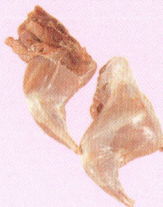

白萝卜
功能相悖，易导致腹胀

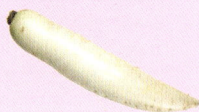

党参

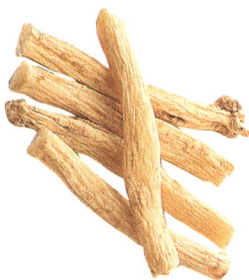

适用量 9~15克。

性 味 味甘，性平。

药用价值 党参补中益气，健脾益肺，能补血，抗疲劳，调节胃肠道，促进凝血，提高细胞免疫力。适用于脾肺虚弱、气短心悸、虚喘咳嗽、气血两虚、面色苍白者。

使用注意 不能与含藜芦的制品同服。

适宜搭配的食物

蜂蜜
补肺润肺

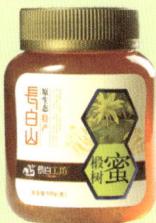

鳢鱼
补中益气

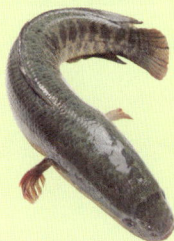

大米
健脾益气

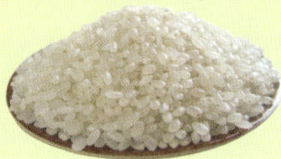

西洋参

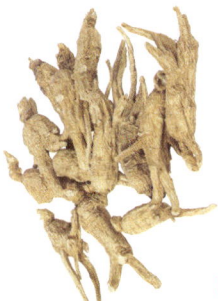

适用量 3~6克。

性 味 味甘、微苦，性寒。

药用价值 西洋参具有镇静、镇痛、增强记忆、抗惊厥、解热、抗心律失常、抗心肌缺血、降低血液凝固性、抑抗动脉硬化、降血糖等作用，适用于冠心病、急性心肌梗死、脑血栓等病症。西洋参还能抗疲劳，抑制癌细胞增殖、抗单纯疱疹等病毒感染，适用于各种癌症和病毒性疾病。

使用注意 体寒者忌用。

适宜搭配的食物

乌鸡
益气补虚

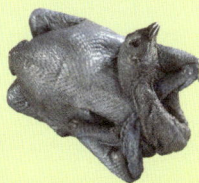

玉竹
养阴生津

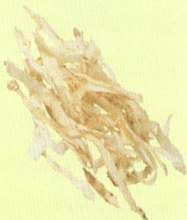

不宜搭配的食物

白萝卜
影响滋补效果

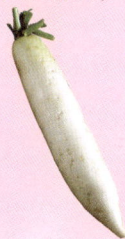

茶叶
降低药效

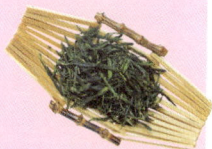

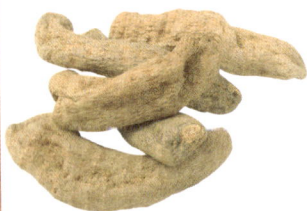

天麻

适用量 3~10克。

性　味 味甘，性平。

药用价值 天麻含有香荚醇、香荚兰醛、维生素A，有非常明显的镇痛、镇静、催眠作用，还有促进胆汁分泌等功效。因天麻的平肝息风、止痉效果显著，多用于头痛眩晕、肢体麻木、小儿惊风、癫痫抽搐、破伤风等症。

使用注意 身出红瘢者忌服，因天麻祛风力强，服之红瘢更甚。

适宜搭配的食物

鹌鹑
定惊、息风、止头痛

鱼头
滋补肾阴、平肝息风

猪脑
平肝息风

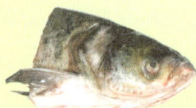
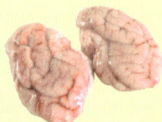

不宜搭配的食物

鸡肉
头晕目眩

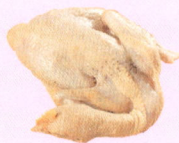

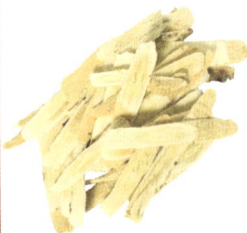

黄芪

适用量 9~30克。

性　味 味甘，性温。

药用价值 黄芪含有的有效成分在脑血管方面具有多种药理作用。能降低血黏稠度及凝固性，扩张脑血管，降低血管阻力，改善血液循环。黄芪有较强的清除自由基的作用，能减轻中风缺血引起的损伤。黄芪健脾补中，益胃固表，还有较显著的利尿和降压作用。气血虚弱、自汗、久泻脱肛、敛疮生肌、肾炎水肿、糖尿病、慢性溃疡等症适宜用黄芪。

使用注意 内有积滞、疮疡者不宜用。

适宜搭配的食物

小麦
治疗自汗盗汗

胡萝卜
提升营养价值

羊肉
健脾补气

鲫鱼
补气健胃、美容润颜

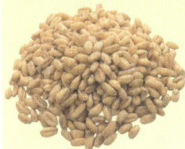
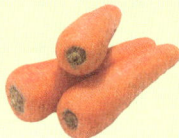
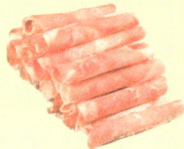
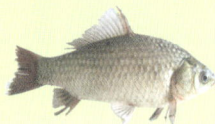

甘草

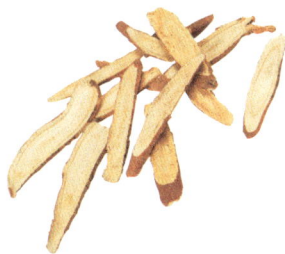

适用量 1.5~9克。

性 味 味甘，性平。

药用价值 甘草有通经脉、利血气、解百毒、调和诸药之功效。甘草补脾益气、清热解毒、祛痰止咳、缓急止痛的作用较明显，痈肿疮毒、咳嗽咽痛、脾胃虚弱、气虚少血、伤风、胃痛、肢体疼痛、黄疸病、牙周病等宜服用甘草。

使用注意 忌与大戟、芫花、甘遂同用。

适宜搭配的食物

土豆
辅助治疗消化不良、习惯性便秘、神疲乏力

花生、黄豆
调理脾胃

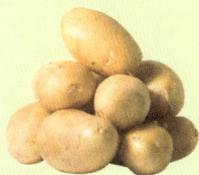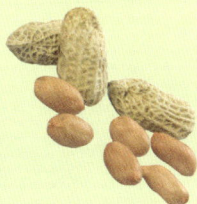

不宜搭配的食物

黄鱼
发生化学反应，对身体不利

鲤鱼、猪肉
对肠胃不利

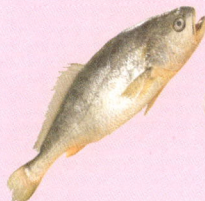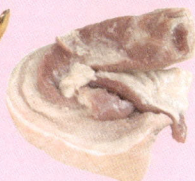

冬虫夏草

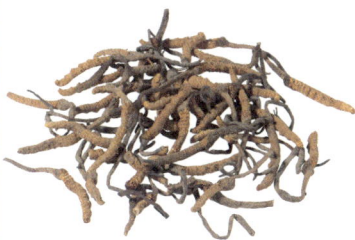

适用量 3~9克。

性 味 味甘，性平。

药用价值 冬虫夏草有显著扩张支气管平滑肌、平喘的作用，能补肺益肾、止血化痰。久咳虚喘、劳嗽咯血、阳痿遗精、腰膝酸痛症可服用冬虫夏草。

使用注意 有表邪者忌食。

适宜搭配的食物

甲鱼
滋阴养血、补肾壮阳

鸭
补虚助阳

鱼翅
滋阴益气

海参
补血健阳

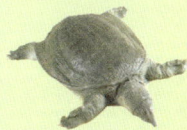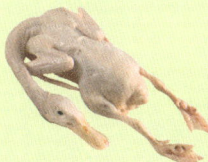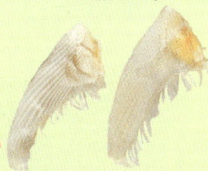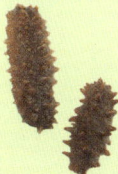

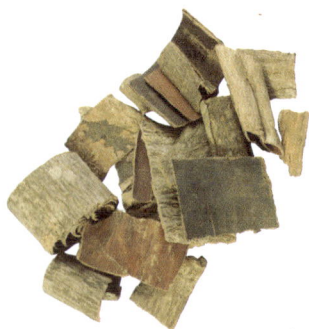

杜仲

适用量 6~9克。

性　味 味甘，性温。

药用价值 杜仲具有降血压、增强肝脏细胞活性、恢复肝脏功能、增强肾细胞、增强肠蠕动、通便、防止老年记忆衰退、增强血液循环、促进新陈代谢、增强机体免疫力等药理作用。杜仲对高血压、高血脂、心血管病、肝病、腰及关节痛、肾虚、哮喘、便秘、老年综合征、脱发、肥胖均有显著疗效。

使用注意 阴虚火旺者忌食。

适宜搭配的食物

花生	山楂	冬瓜	猪腰
调理脾胃功能	消食健胃、收敛止泻	可消水肿	补肾，祛风湿

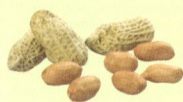 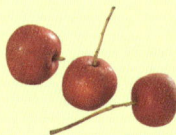 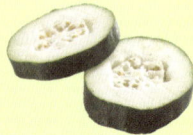 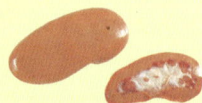

田七

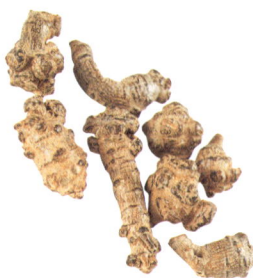

适用量 3~9克。

性　味 味甘，微苦，性温。

药用价值 田七含人参皂甙、三七皂甙等多种皂甙，还含有槲皮素及其甙、谷甾醇及葡萄糖甙，具有止血作用。能缩短凝血时间及缩短凝血酶原作用时间，并可降低毛细血管的通透性。能明显增加冠状动脉血流量，减少心肌耗氧，减慢心率。还有迅速而持久的降压作用，并能兴奋心肌而有强心的作用以及保护肝脏、利尿、抑制真菌等功效。

使用注意 孕妇慎用。

适宜搭配的食物

鸡肉	猪肚	鸡蛋
补益精血、活血去瘀	健胃止血	补气血，调经

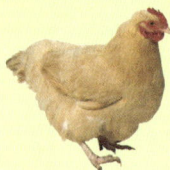 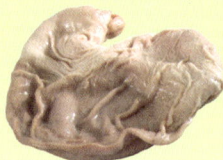 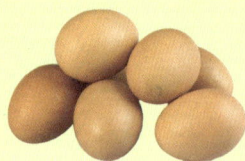

阿胶

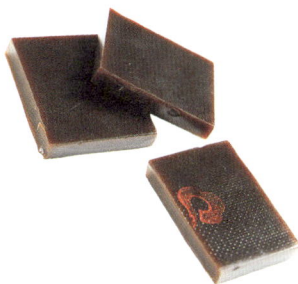

适用量 5~15克。

性味 味甘，性平。

药用价值 阿胶含多种氨基酸，可促进细胞再生，改善体内钙平衡，防止进行性营养障碍，提高免疫功能。阿胶是补血佳品，补血益气功效显著，对老年久病、气血不足、体质虚弱者有减轻疲劳、延年益寿的效果，对心悸失眠、久咳、咯血、吐血、尿血、崩漏、月经不调等症有辅助治疗作用。

使用注意 阿胶性滋腻，有碍消化，胃弱便溏者、脾胃虚弱者慎服。

适宜搭配的食物

鸡蛋
滋阴补血、安胎

红枣
补血效果显著

牛肉
滋阴养血、温中健脾

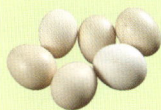
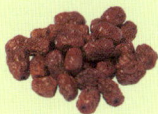
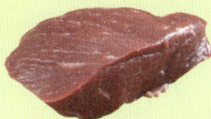

不宜搭配的食物

大黄
性味相左、性质黏腻

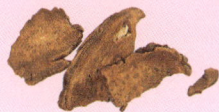

玉竹

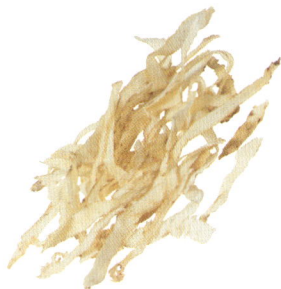

适用量 10~15克。

性味 味甘，性微寒。

药用价值 玉竹具有延缓衰老、延长寿命的作用，还有双向调节血糖作用，能使低血糖升高，又降低高血糖。玉竹还可加强心肌收缩力，提高抗缺氧能力，抗心肌缺血，降血脂及减轻结核病变。玉竹养阴润燥、生津止渴效用明显，肺胃阴伤、燥热咳嗽、咽干口渴、内热消渴等症适用。

使用注意 痰湿气滞者忌食。

适宜搭配的食物

鸭肉
补肺滋阴

豆腐
适合身体虚弱的人

章鱼
益气补血、健脾开胃

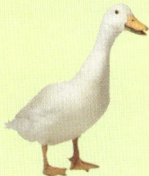
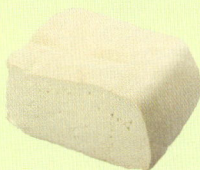
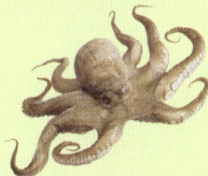

何首乌

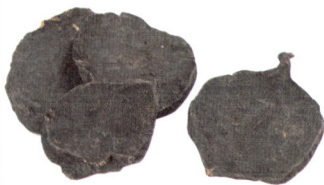

适用量 6~12克。

性　味 味苦、甘、涩，性温。

药用价值 何首乌能降低血脂及胆固醇，缓解动脉粥样硬化的形成，还能增强机体免疫力。何首乌还可以抗衰老、解毒，消痈，润肠通便。

使用注意 补益精血用制首乌；解毒、润肠宜用生何首乌。

适宜搭配的食物

乌鸡
益气补血、滋阴调经

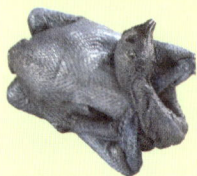

黑鱼
滋阴调经

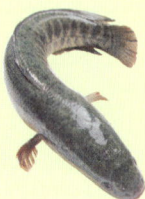

不宜搭配的食物

葱、大蒜
降低何首乌的功效，还易导致腹泻

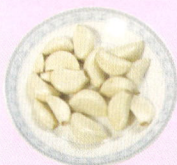

白萝卜
性质相悖，易导致腹泻

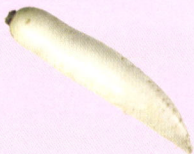

百合

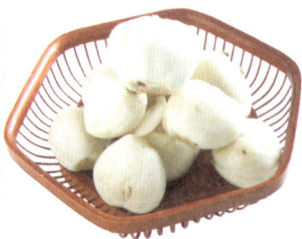

适用量 6~12克。

性　味 味甘，性寒。

药用价值 百合的营养成分大部分是淀粉、蛋白质及脂肪，另外还有生物碱，是滋补佳品，能抗疲劳、催眠、提高免疫力。据药理研究，百合具有补中益气、温肺止咳的功能，能增加肺脏内血液的流量，改善肺部功能，患支气管病的人食用百合有助改善病情。鲜百合富含水分，还可以解渴润燥。阴虚久咳、痰中带血、虚烦惊悸、失眠多梦、精神恍惚等症适宜食用百合。

使用注意 百合性偏凉，风寒咳嗽、虚寒出血、脾虚便溏者不宜食用。

适宜搭配的食物

莲子
对病后体弱、神经衰弱大有裨益

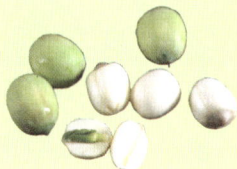

沙参
营养滋补

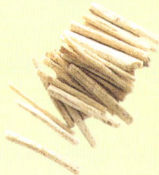

鸡蛋
润燥安神、养阴润肺

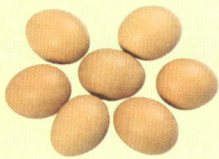

枸杞

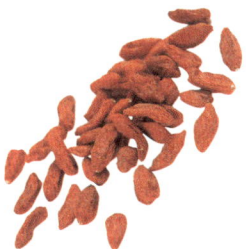

适用量 6~12克。

性味 味甘，性温。

药用价值 枸杞含有大量的胡萝卜素、多种维生素、矿物质等，有降低血压、降低胆固醇和防止动脉硬化形成的作用，并能保护肝细胞的新生，能改善肝功能，对慢性肝炎、结核、糖尿病、神经衰弱等症有很好的防治作用。多用于虚劳精亏、腰膝酸痛、眩晕耳鸣、内热消渴、血虚萎黄、目昏不明等症。

使用注意 枸杞性温，食用过多，容易上火。外邪实热，脾虚有湿及泄泻者均忌。

适宜搭配的食物

猪肝	**枣**	**田螺**	**葡萄**
养肝明目、补血健脾	补血功效更显著	清热解毒	补血

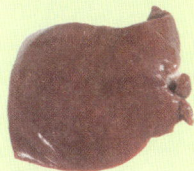 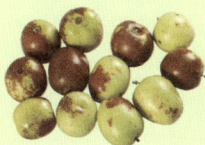 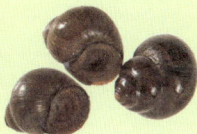 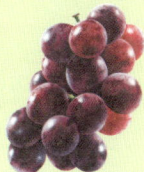

217

菊花

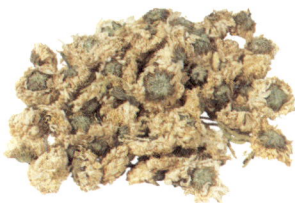

适用量 10~15克。

性味 味辛、甘、苦。

药用价值 菊花中含有挥发性的精油、胆碱、维生素B_1、氨基酸、菊甙等活性物质，具有清凉解毒、抗菌消炎、增强毛细血管的抵抗力、扩张冠状动脉血管的作用，并能降低血压，对冠心病、高血压、动脉硬化、高脂血症、失眠等有很好的功效。

使用注意 气虚胃寒者忌食。

适宜搭配的食物

不宜搭配的食物

木耳	**鸡肉**	**猪肉**	**芹菜**
增强免疫力，提高抗病毒能力	刺激胃肠道	导致腹泻	刺激脾胃

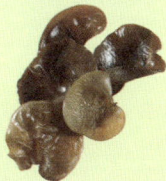 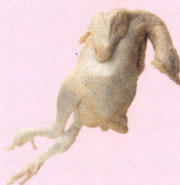 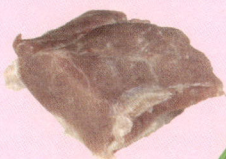 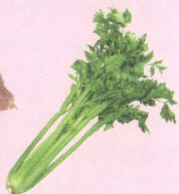

当归

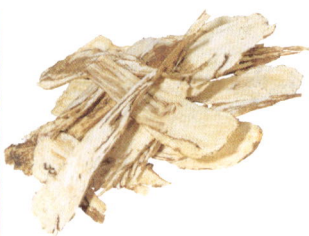

适用量 5~15克。

性味 味甘、辛，性温。

药用价值 当归有兴奋和抑制子宫平滑肌的双向性作用，能增强心肌，特别是增强血液供应。当归补血活血、调经止痛的功效明显，还能润肠通便。血虚萎黄、眩晕心悸、月经不调、经闭痛经、虚寒腹痛、肠燥便秘、风湿痹痛等症适宜用当归。

使用注意 湿盛肿满、慢性腹泻、大便溏泻者忌食。

适宜搭配的食物

羊肉
补血暖宫

银耳
美容养颜、延缓衰老

牛腩
养血活血、调经

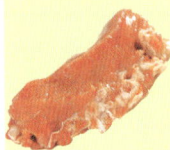
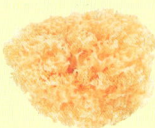
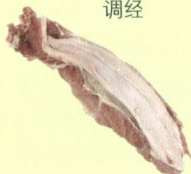

不宜搭配的食物

面食
降低当归的药效

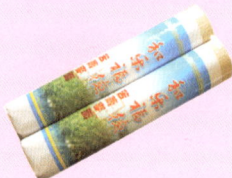

益母草

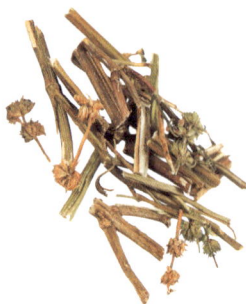

适用量 10~15克。

性味 味苦、辛，性微寒。

药用价值 益母草含有益母草碱。据研究发现，益母草对子宫有明显的兴奋作用，能增加子宫收缩频率、幅度及紧张度，还能降低血压，抑制血小板聚集，降低血黏度，并有利尿作用。益母草活血调经、利尿消肿的功效显著，多用于治疗月经不调、痛经、经闭、恶露不尽、水肿尿少、急性肾炎水肿等症。

使用注意 孕妇禁用，血虚无瘀者慎用。

适宜搭配的食物

鸡肉
去瘀滞、活血利尿

黑木耳
养阴清热、凉血止血

猪瘦肉
活血去瘀、调经止痛

鸡蛋
补血调经

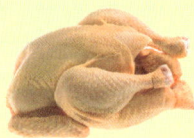
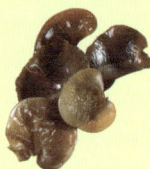
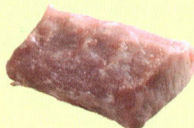
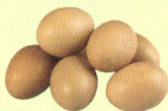

茯苓

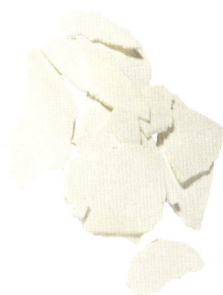

适用量 10~15克。

性　味 味甘、淡，性平。

药用价值 茯苓的有效成分90％以上为茯苓多糖、茯苓酸、蛋白质、脂肪、钾盐、卵磷脂、组氨酸等，不仅能促进人体免疫功能，而且具有较强的抗癌作用。因茯苓具有利水渗湿，健脾宁心的功效，临床上常用其治疗水肿尿少、痰饮眩悸、脾虚食少、便溏泄泻、心神不安、惊悸失眠等症。

使用注意 中气下陷，小便过多，汗水过多或虚汗滑精者忌食。

适宜搭配的食物

慈姑
抗癌、增强免疫力

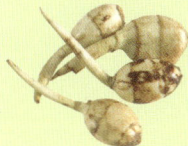

猪肝
改善贫血、头昏目眩、视力模糊、夜盲等症

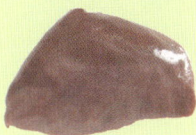

不宜搭配的食物

醋
降低活性

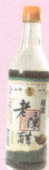

茶
功效相反

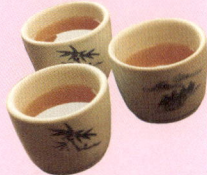

陈皮

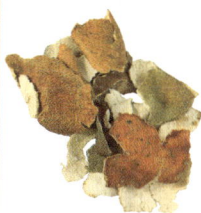

适用量 3~10克。

性　味 味辛、苦，性温。

药用价值 陈皮中含挥发油、黄酮苷、川皮酮及维生素 B_1、维生素C等。黄酮苷能防治因毛细血管透性增加引起的水肿、出血、高血压、糖尿病、慢性静脉机能不全、痔疮、坏血病等疾病，同时具有抗菌、消炎、抗癌、止痛、退烧等作用。黄酮苷抗氧化和防紫外线辐射能力较强，并能降低胆固醇含量、保持运动体液平衡，无毒、无副作用。陈皮理气健脾、燥湿化痰功效显著，常用于治疗脾胃气滞、湿痰、寒痰咳嗽等症。

适宜搭配的食物

牛肉
促进脂肪的分解，有利营养物质的吸收

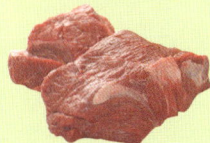

猪瘦肉
祛痰平喘、抗炎

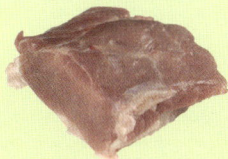

鲫鱼
改善食欲不振

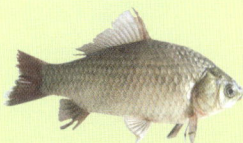

川贝

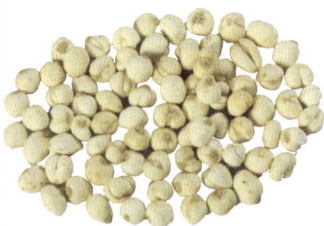

适用量 3~10克。

性味 味甘，性微寒。

药用价值 川贝有镇咳、化痰、镇痛、降压等作用，能清热润肺、化痰止咳，多用于治疗急慢性支气管炎、上呼吸道感染及肺结核等引起的咳嗽。

使用注意 不能与草乌、川乌、附子制品同用。

适宜搭配的食物

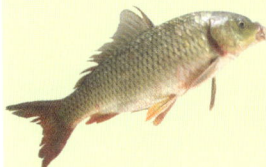

鲤鱼
治咳嗽气喘

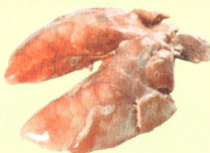

猪肺
清肺化痰、润肺止咳

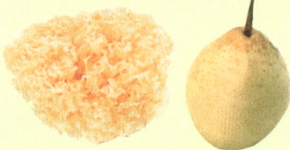

银耳、雪梨
止咳润肺

罗汉果

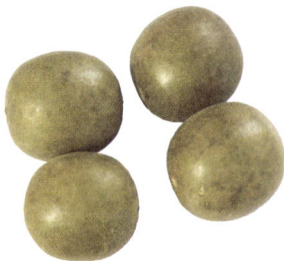

适用量 9~15克。

性味 味甘，性凉。

药用价值 从罗汉果块根中分离出的有效成分有明显的抗癌作用，还能祛痰、镇咳、平喘。另外，研究还发现罗汉果水提取物有保肝、抗炎、增强免疫活性之功效。罗汉果清热润肺、滑肠通便效果显著，多用于肺火燥咳、咽痛失音、肠燥便秘等症。

使用注意 便溏者忌服。

适宜搭配的食物

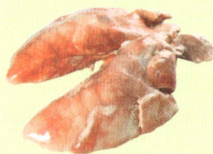

猪肺
清肺化痰、润肺止咳

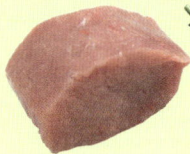

瘦肉
清肺润肠

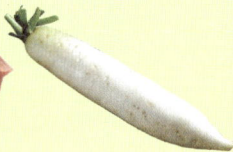

白萝卜
消食化积、生津止咳

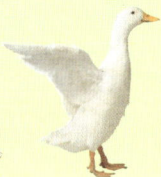

鸭肉
暖胃健脾，润肠通便

第 3 章

常见病症饮食宜忌

　　中医认为，药食同源，食物也是药物。食物用之得当，即可以治病，反之，则会加重病情。每一种食物都有它的营养特性，对患病者来说，由于疾病的类型不同，症状不同，对食物就有相应的选择。了解不同病症的饮食宜忌，考虑不同食物对疾病的影响，趋利避害，则对病情的恢复大有裨益。

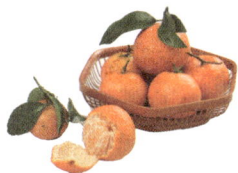

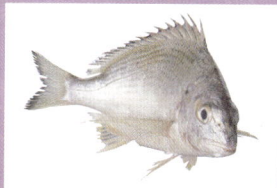

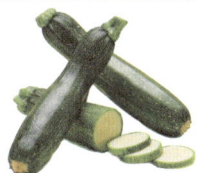

感冒

【症状】感冒分风寒感冒和风热感冒。风寒感冒的症状是怕寒冷，发热，但无高烧，体温38℃左右，不出汗；头疼、浑身骨头酸疼；鼻子堵塞或者流清水鼻涕；咳嗽有痰，稀白痰；不想喝水，或喜欢喝热水。风寒感冒一般是受凉、冷风突然吹袭所致。风热感冒的症状是高烧，通常体温在39℃以上；怕风，有汗，鼻塞；精神萎靡不振、喉咙肿痛；咳嗽，有黄色黏痰，流黄鼻涕；经常想喝水。风热感冒一般是因内火重，吃了过多上火的食品，或者中暑所引起。

【护理指导】风寒感冒者宜加衣被，能微微出汗最好，不过出汗后要及时擦干。多睡多休息，比平时多盖一点，驱散寒气；饮食上宜清淡，可用胡椒粉、姜末等调味品以散寒，忌生冷、油腻食品。风热感冒者宜多食具有清热解毒、化痰止咳作用的食物，多补充水分，可食用清凉的食品，忌辛辣、油煎肥厚的食品。

风寒感冒者宜食的食物

大米粥、辣椒、大蒜、花椒、生姜、樱桃、草莓、菜花、番茄、鲤鱼

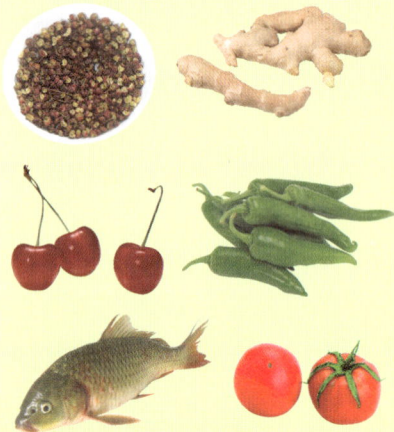

风热感冒者宜食的食物

猕猴桃、菠菜、莴苣、香蕉、番茄、绿豆芽、竹笋、菊花脑、丝瓜、马兰头

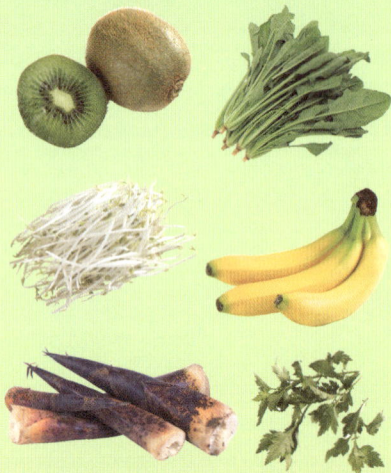

风寒感冒者慎食的食物

生荸荠、螃蟹、柿子、鸭肉、香蕉、西瓜、百合

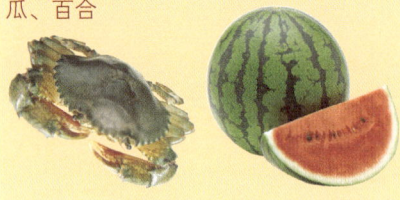

风热感冒者慎食的食物

桂圆、鸡肉、生姜、辣椒、牛肉、人参、烟酒

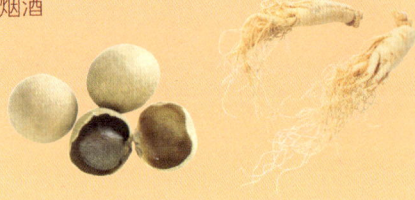

腹泻

【症状】粪质稀溏，或完谷不化，或如水样，大便次数增多，每日三五次，甚至十余次，并伴有腹痛、腹胀、肠鸣、纳呆。

慎食的食物

芝麻、鸭肉、豆腐、大蒜、牛奶、鸡蛋

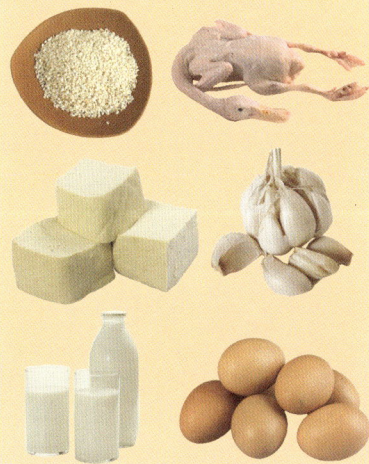

宜食的食物

草莓、无花果、鹌鹑、茶、胡萝卜、苹果

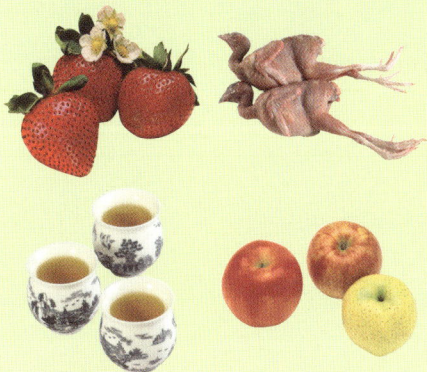

便秘

【症状】大便次数减少，间隔时间延长，或正常。粪质干燥，排出困难；或粪质不干，排出不畅。可伴腹胀、腹痛、食欲减退、嗳气反胃等症状。

慎食的食物

芡实、炒花生、豇豆、辣椒、茴香、白酒、糯米、高粱、莲子、柿子、糖

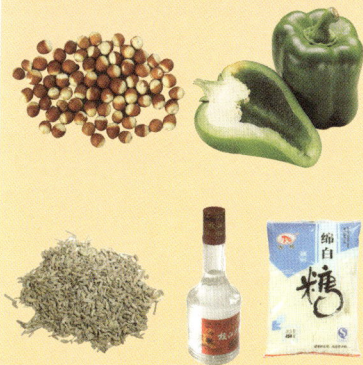

宜食的食物

慈姑、红薯、南瓜、芋头、香蕉、松子、蜂蜜、青菜、苹果、南瓜、空心菜、菠菜

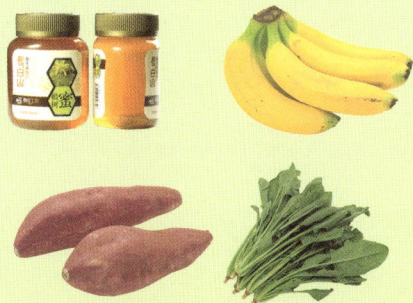

失眠

【症状】 失眠是指经常或很长一段时间不能正常睡眠，或入睡困难。一般睡眠时间不足，或睡眠不深，容易惊醒，时睡时醒，醒后不易再入睡，严重的彻夜不眠。还会伴有身心疲惫，头晕眼花，萎靡不振，困倦乏力；情绪低落，反应迟钝、记忆力下降；感觉过敏，精神脆弱，多愁善感；严重者面黄肌瘦，体重减轻。

宜食的食物

蜂王浆、葡萄、花生酱、灵芝、桂圆肉、莲子、百合、银耳、葵花子、甘草、人参、枸杞子、小米、猪脑、猪心、鹌鹑蛋、黄鱼等

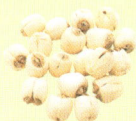 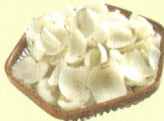 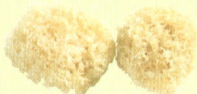 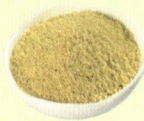

慎食的食物

茶、咖啡

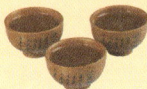 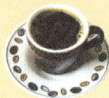

肺炎

【症状】 发热、恶寒、胸痛、汗出或咯铁锈痰为主症。
胸痛、咳嗽可采取对症处理。给予高营养饮食、多饮水、多食用具有清热化痰、宣肺理气、祛邪解毒作用的食物，勿食辛辣温热、炒爆煎炸、助热上火的食物。经常锻炼身体、增强机体抵抗力。

宜食的食物

梨、银耳、鸭肉、荸荠、紫菜、豆腐、香蕉

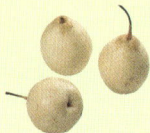 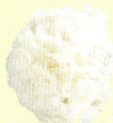 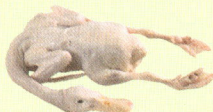 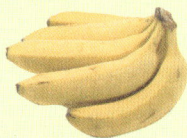

慎食的食物

桂圆、山楂、生姜、辣椒、人参

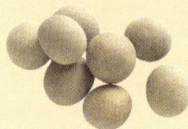 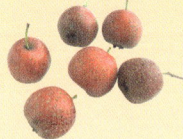 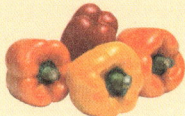 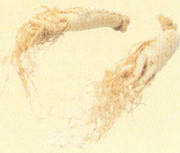

糖尿病

【症状】糖尿病是由于体内胰岛素缺乏或胰岛素不能发挥正常作用而引起的糖、脂质及蛋白质代谢紊乱。严格地说，糖尿病不是一种病，而是多种疾病的总称。糖尿病的的共同特征为血中葡萄糖浓度异常升高，可出现典型的三多一少症状，即多饮、多尿、多食及体重减轻。常伴有疲乏无力，但相当一部分患者没有明显症状。

【护理指导】饮食治疗是所有糖尿病治疗方法中最重要、最基础的治疗方法之一，不良的饮食习惯不仅会使血糖升高、糖尿病恶化，同时还会导致相关的心脑血管并发症的发生。糖尿病饮食治疗原则是控制总热量，建立合理的饮食结构，维持正常体重。糖尿病患者的饮食与正常人的不同之处在于定时、定量，忌食甜食。糖尿病患者的生活还要有规律，在身体状况许可的情况下进行适当的运动，注意个人卫生，预防感染。

宜食的食物

小米、苦瓜、黄瓜、芦荟、黑木耳、菠菜、绿豆、魔芋、蘑菇、鳝鱼、枸杞、牛肉、灵芝等

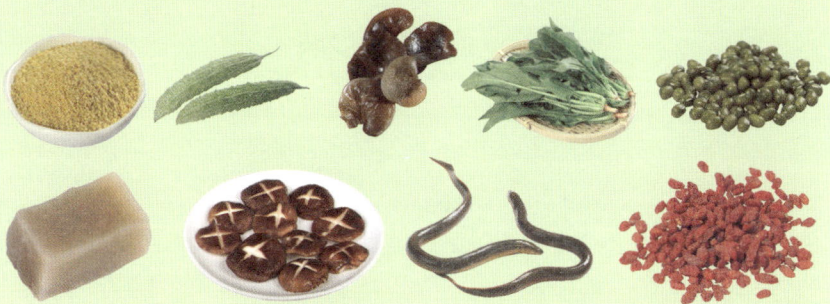

慎食的食物

糯米、番茄、芋头、菱角、芡实、栗子、梨、橘子、香蕉、葡萄、樱桃、枣、荔枝、西瓜、辣椒、茴香、糖、白酒、人参等

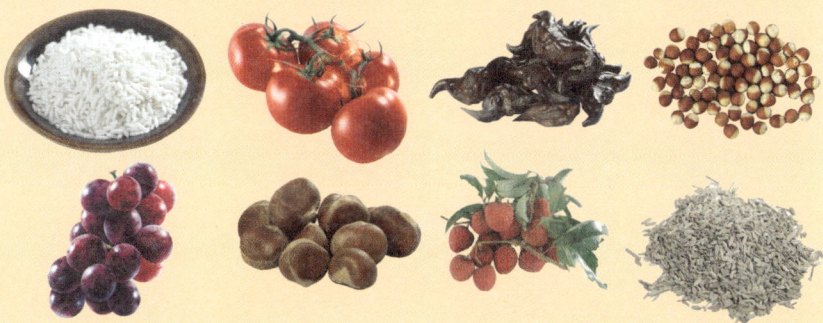

高血压

【症状】 高血压是指在未服抗高血压药物的情况下，收缩压≥140mmHg或舒张压≥90mmHg。高血压会引起心、脑、肾等器官的损害。高血压没有特殊的症状，不易被人感觉到，因此被称为是"沉默的杀手"。尽管部分患者有眩晕、精神紧张、鼻子流血、头痛等症，但这不是高血压特有的症状，因此，中老年、有高血压或其他心血管病家族史、超重或肥胖、平时喜欢吃咸、体力活动较少、经常饮酒的人尤其要警惕，最好经常测量血压。

【护理指导】 不管是血压偏高的个体还是确诊的高血压患者，都可以采取非药物治疗法。高血压的非药物治疗就是采取健康的生活方式，包括减轻精神压力，生活有规律，保持平衡心理，控制体重，减少食盐摄入量，注意合理膳食，比如注意补充钾和钙，保持清淡饮食，多吃蔬菜水果，饮食要求低盐、低脂肪、低热量，适量补充蛋白质。避免过量饮酒，避免过度劳累和精神刺激，避免受寒等，同时要采取适量运动。不吸烟，合理安排作息时间。这种非药物治疗减少了服用药物带来的副作用，又能有效降低血压。

宜食的食物

梨、草莓、无花果、芹菜、莲子心、紫菜、蘑菇、茭白

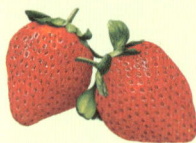

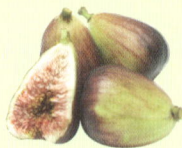

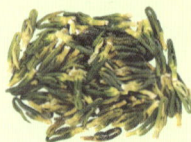

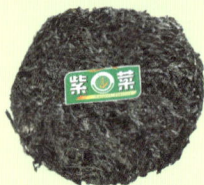

慎食的食物

狗肉、猪肥肉、鸡蛋黄、辣椒、酒、虾、猪肝、鸡肉、人参

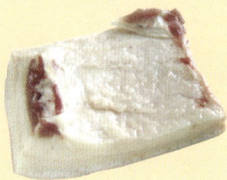

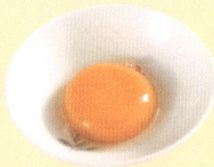

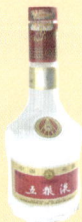

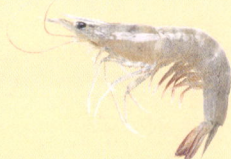

冠心病

【症状】冠心病是冠状动脉粥样硬化性心脏病的简称。当冠状动脉因发生粥样硬化而造成了管腔狭窄或闭塞，使供应心脏的氧气和营养物质减少，导致心肌缺血、缺氧或坏死，就会对心脏造成损害，从而引起冠心病。冠心病在中老年人中较为常见，且发病率、发病程度随年龄的增长而递增。根据一般表现，此病可分为隐性冠心病、心绞痛、急性心肌梗死等。

【护理指导】冠心病患者应注意戒烟酒，合理饮食，应当选择植物蛋白及淀粉类食物，选择富含维生素C和高纤维素的食物。经常吃些水产藻类食物，还应选择植物油和低盐饮食，切勿饮食过饱。忌吃高脂肪、高胆固醇的食物，不宜饮烈酒和浓茶。冠心病者应控制体重，避免暴饮暴食，并保持心情舒畅，生活规律，劳逸适度，适当地运动，常备缓解心绞痛的药物，以便随时服用。

宜 食 的 食 物

山药、天麻、决明子、玉米、燕麦、花生、土豆、红薯、南瓜、山楂、橘子、猕猴桃、草莓、香蕉、苹果、荸荠、番茄、萝卜、洋葱、竹笋、黄瓜、冬瓜、香菇、海藻、紫菜、蛤蜊、牛奶、牡蛎及豆制品等

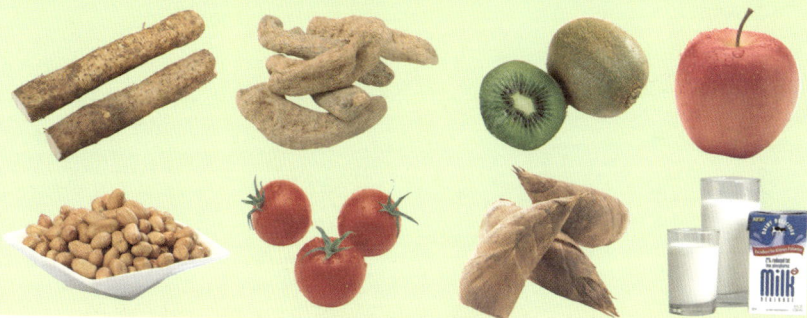

慎 食 的 食 物

鹅肉、螃蟹、猪肥肉、猪肝、猪腰、鸡蛋黄、猪脑、鱿鱼

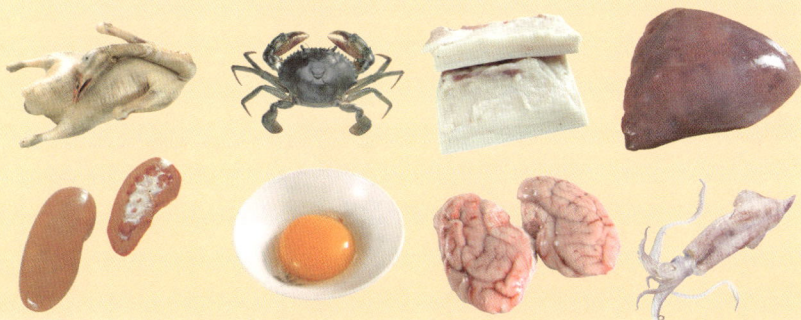

动脉硬化

【症状】高血脂会使脂质在血管内膜下大量沉积，这种现象被称为动脉硬化。动脉硬化会使血液中的其他物质，如钙质、复合糖类等在血管内膜下附着沉积，使动脉弹性减弱、变脆，血管管腔变窄，甚至引起血管堵塞、血栓等。这种病在早期多无症状，随着病情的发展可表现为体力与脑力的衰退，并可出现胸闷、心悸及心前区闷痛，头痛头晕、记忆力减退等症状。动脉硬化多发生于40岁以上的男性及绝经后的女性，严重危害中老年人的健康。

【护理指导】维生素C、维生素B_6、维生素B_1、维生素B_2、泛酸等营养物质，对预防和治疗动脉硬化有辅助作用。豆类、谷类及坚果类中含有的铬、锰元素，能预防动脉硬化。碘能防止脂质在动脉壁上沉着，因此，动脉硬化、高脂血症患者提倡混合饮食，不宜饮酒。动脉硬化患者还需保持健康乐观的情绪，情绪沮丧、焦躁不仅不利于病人疾病的康复，还会加重病情。

宜食的食物

茄子、香菇、大豆、胡萝卜、洋葱、南瓜、冬瓜、萝卜、番茄、海带、大蒜、山楂、山药、黑木耳、牛蒡根、腰果、柿子、牛奶、天麻、海藻、燕麦、玉米、土豆、枸杞、花生、鳝鱼、苹果、猕猴桃、海蜇等

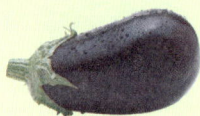

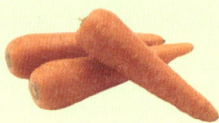

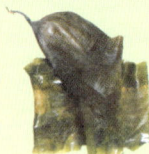

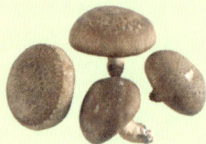

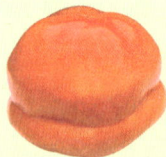

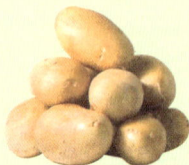

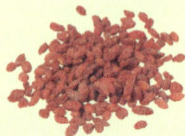

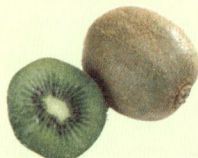

慎食的食物

如肥肉、猪肝、猪腰、鸭蛋、鹅肉、人参等

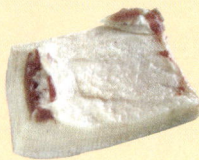

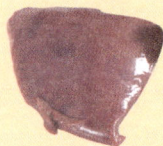

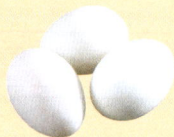

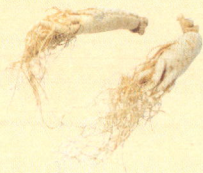

胃炎

【症　　状】主要表现为食欲减退、上腹部不适或隐痛，或嗳气泛酸、恶心呕吐等。若病情严重，还会呕出胆汁或血样液体，同时可伴有呕吐、腹泻。

【护理指导】胃炎患者应避免食用坚硬、粗糙、纤维过多不易消化的食物，亦须避免过酸、过辣、香味过浓、过咸和过热的食物。进食时应细嚼慢咽。进食要定量和少食多餐。生活作息要规律，避免过度疲劳时勉强进食。

宜食的食物
糯米、粳米、山药、鲫鱼、香菇

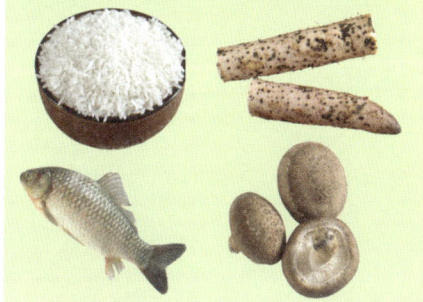

慎食的食物
洋葱、柿子、苦瓜、大蒜、花椒

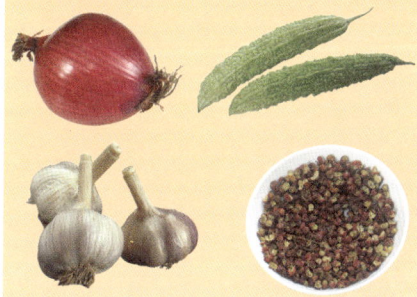

十二指肠溃疡

【症　　状】上腹部疼痛，疼痛可以是钝痛、烧灼痛、胀痛或饥饿不舒服，多位于中上腹。典型疼痛有节律性。

【护理指导】患者应以易消化的食物为主，避免刺激性物质，吃七分饱，维持规律、正常的饮食习惯。烟酒都要限制，保持充足的睡眠、适度的运动，消除过度的紧张，是基本有效的方法。

宜食的食物
面食、大米粥、鸡蛋羹、牛奶、豆腐、胡萝卜、鲫鱼

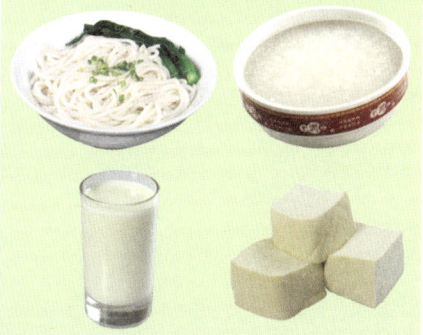

慎食的食物
咖啡、酒、辣椒、浓茶、竹笋、黄豆芽、芹菜、韭菜

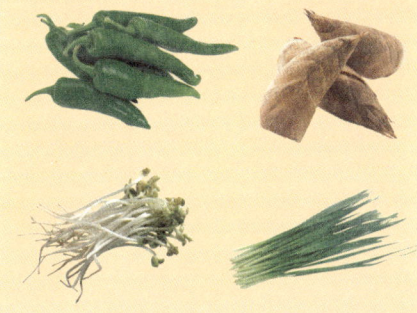

食物相宜相克速查全书

慢性支气管炎

【症　　状】清晨、夜间较多痰，呈白色黏液或浆液泡沫状，间有血丝，急性发作并细菌感染时痰量增多且呈黄稠脓性痰。初期咳嗽有力，晨起咳多，白天少，睡前常有陈咳，合并肺气肿，咳嗽无力。

【护理指导】发热、气促、剧咳者，宜适当卧床休息。戒烟酒，避免烟尘和有害气体。冬天外出戴口罩，预防冷空气刺激及伤风感冒。做力所能及的体育锻炼以增强机体免疫力。饮食要控制食盐、避免刺激性食品。

宜食的食物

羊肉、茶、灵芝、白萝卜、百合、柚子、山药、冬虫夏草、银耳、芥菜、马兰头

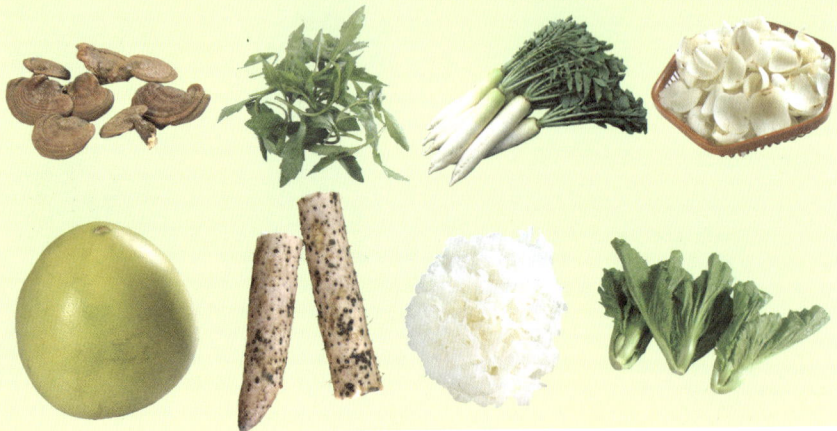

慎食的食物

蚌肉、蛤蜊、螃蟹、西瓜、柿子、荸荠、石榴、辣椒、酒、薄荷、丝瓜

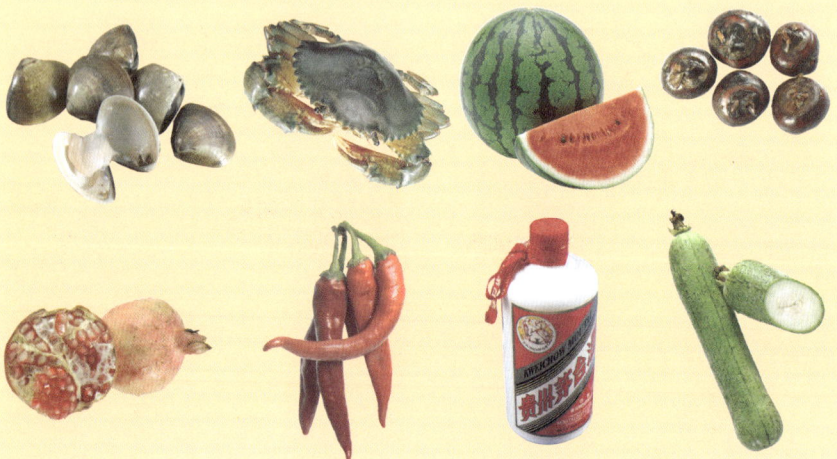

肝炎

【症状】肝炎的症状常见有食欲不振，或不思饮食，或纳食无味，或食后胃脘呆滞，厌恶油腻，胸脘满闷，恶心、呕吐、四肢无力，全身疲乏困倦，懒动思睡，精神不振，腹胀、腹泻及尿黄等。

宜食的食物
银耳、枣、梨、番茄、青菜、甘蓝、冬瓜、蘑菇、藕粉、甲鱼、泥鳅、鳢鱼

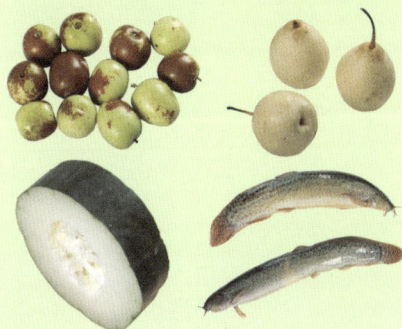

慎食的食物
虾、桂皮、辣椒、竹笋、蚕豆、菱角、土豆、人参、白酒、咸鱼、咸肉及动物油、动物脑等

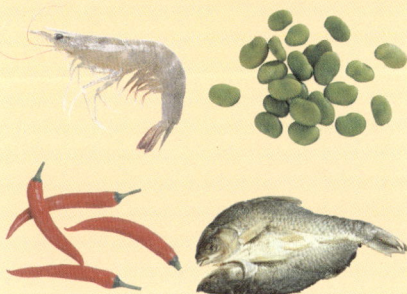

贫血

【症状】贫血是指血液中的红细胞数和血红蛋白量低于正常值的状态。贫血的症状较多，常见的有头晕、眼花、耳鸣、健忘、面部及耳轮色泽苍白、心悸气短、疲倦无力、食欲不振、心慌、心动过速、夜寐不安、疲乏无力、指甲变平凹而易脆裂、注意力不能集中、妇女月经失调等。

宜食的食物
紫菜、黑木耳、动物肝脏、阿胶、豆浆、牛肉、鸡蛋黄、乌骨鸡、鳝鱼、枣、苋菜、菠菜、藕、黑芝麻

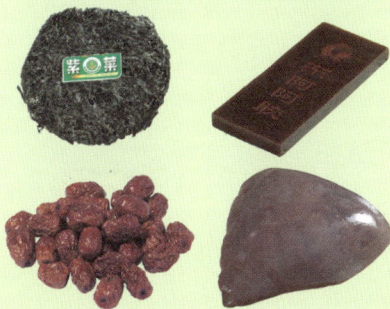

慎食的食物
油炸、多脂肪食品，荸荠、大蒜、海藻、荷叶、薄荷、菊花、槟榔、生萝卜、白酒等

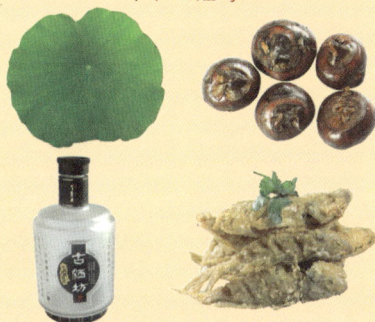

骨质疏松

【症状】 骨质疏松是由多种原因引起的一种骨病，它是以骨组织显微结构受损，骨矿物成分和骨基质等比例不断减少，骨质变薄，骨小梁数量减少，骨脆性增加，骨折危险度升高的一种全身骨代谢障碍的疾病。导致骨质疏松的原因有很多，钙的缺乏是被公认的因素。此疾病发病多缓慢，以骨骼疼痛、易于骨折、身长缩短、驼背为特征。

【护理指导】 骨质疏松患者须控制调理饮食结构，避免酸性物质摄入过量，保持人体弱碱性环境是预防和缓解骨质疏松的根本方法。戒烟酒，不喝浓咖啡，不要熬夜、打麻将、生活无规律等。常吃含钙量丰富的食物，摄入足够的蛋白质，应多吃新鲜蔬菜、水果，忌辛辣、过咸、过甜等刺激性食物。平时还需多运动，以促进人体的新陈代谢。进行户外运动以及接受适量的日光照射，都有利于钙的吸收。

宜 食 的 食 物

排骨、脆骨、虾皮、海带、发菜、木耳、核桃仁、苋菜、雪里蕻、香菜、小白菜、牛奶、鸡蛋、鱼、鸡、瘦肉、豆类及豆制品

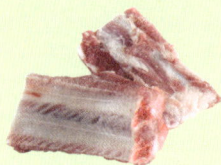

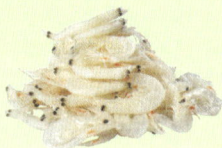

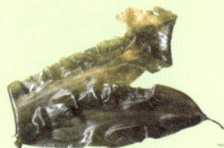

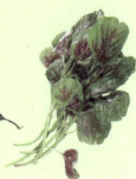

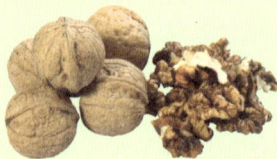

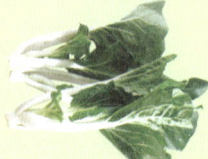

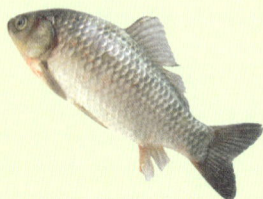

慎 食 的 食 物

咸鱼、咸蛋、辣椒、甜品、浓茶、咖啡

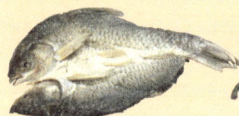

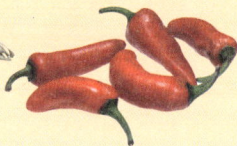

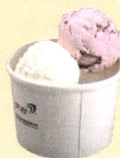

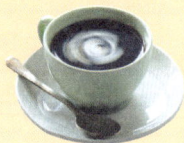

痔疮

【症状】内痔早期的症状不明显，以排便间断出鲜血为主，不痛，无其他不适。中、晚期则有排便痔脱出、流黏液、发痒和发作期疼痛。外痔可看到肛缘的痔降起或皮赘，以坠胀疼痛为主要表现。混合痔两种症状均有。

宜食的食物

黄鳝、蛤蜊、泥鳅、鳗鱼、牛奶、豆浆、银耳、苹果、猕猴桃、茄子、蜂蜜、松子仁、荸荠、黑木耳、黄瓜、莲藕、芹菜

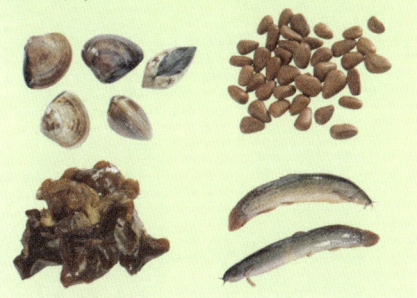

慎食的食物

辣椒、姜、花椒、茴香、芥菜、白酒、肉桂、莼菜、胡椒

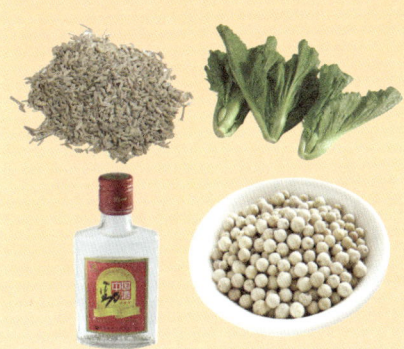

白内障

【症状】无痛楚下视力逐渐减弱，对光敏感，经常需要更换眼镜镜片的度数。需在较强光线下阅读，晚上视力比较差，看到颜色褪色或带黄。在早期，还常有固定不飘动的眼前黑点，亦可有单眼复视或多视。

宜食的食物

芹菜、白菜、青菜、番茄、草莓、鲜枣、葡萄、香蕉、猪肝、鸡肝、甲鱼、牛奶

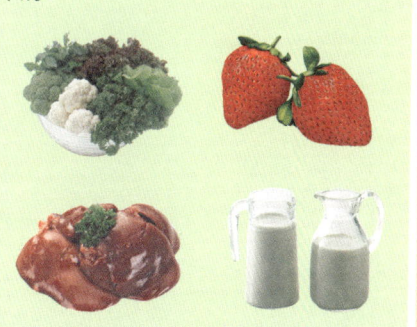

慎食的食物

酒、红糖、冰糖、辣椒、羊肉、花椒、大葱、芥菜

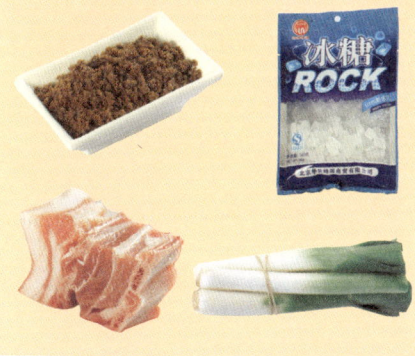

冰糖
ROCK

夜盲症

【症　　状】白天视觉几乎正常，但眼睛对弱光的敏感度下降，黄昏时由于光线渐暗而看不清物体。患者病初泪液减少，眨眼频繁，怕光，眼球干燥，眼部疼痛。

【护理指导】夜盲者应避免夜间出行，增加房间光线度。维生素A能提高人的夜间视觉能力，若有夜盲的症状，服用大量维生素A可在数小时内获得改善，但服用大量维生素A须经医师同意。

宜食的食物

番薯、胡萝卜、荠菜、菠菜、枸杞、海带、马齿苋、番茄、黑木耳、鸡肝、猪肝、金针菜、蘑菇、决明子、何首乌、红枣

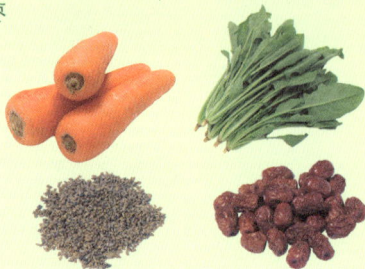

慎食的食物

芥菜、莴苣、胡椒、辣椒、洋葱、大蒜、桂皮、花椒、大葱、白酒

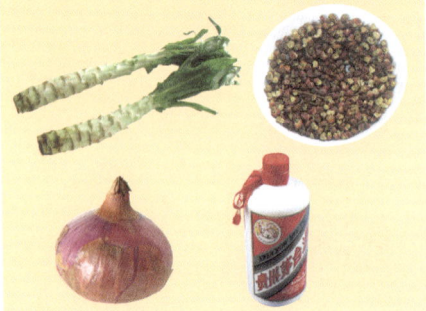

牙周炎

【症　　状】牙齿红肿出血，牙龈沟加深形成牙周袋，牙周袋溢脓、牙齿软动，并常常伴随牙龈萎缩。

【护理指导】用淡盐水漱口，食后必漱，将漱口液反复在口内鼓动，以减少病菌在口内存在。选用保健牙刷和药物牙膏，运用正确的刷牙方法，晚间必刷牙。少吃辛辣食物，注意口腔卫生。保持大便通畅。

宜食的食物

草莓、玉竹、百合、枇杷、芹菜、茼蒿、苦瓜、生黄瓜、豆腐、平菇、空心菜、金银花

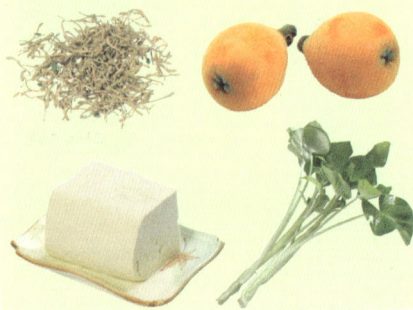

慎食的食物

炒花生、洋葱、姜、桂皮、胡椒粉、芥末、香菜、樱桃、枣、狗肉、虾、白酒

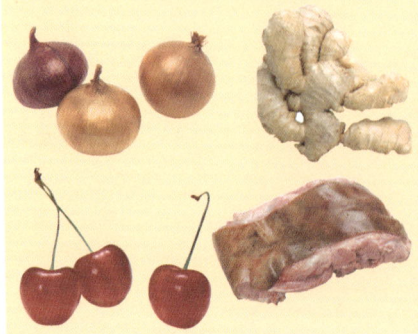

口腔溃疡

【症　　状】口腔黏膜溃疡反复发作，可单发或多发于口腔任何部位，溃疡大小不等。较表浅、基底平坦、有黄白色纤维素渗出，覆盖边缘整齐，界限清楚，周围绕以窄的红晕，有轻度灼痛，遇刺激加重。

【护理指导】平常应注意保持口腔清洁，常用淡盐水漱口，戒除烟酒，生活起居有规律，保证充足的睡眠。坚持体育锻炼，饮食清淡，多吃蔬菜水果，多饮水等，以减少口疮发生的机会，并补充B族维生素、维生素C和锌等。少食辛辣、厚味的刺激性食品，保持大便通畅。

宜食的食物

西瓜、杨桃、苦瓜、冬瓜、萝卜、莲子心、绿豆、莼菜、海带、梨、香蕉、西洋参

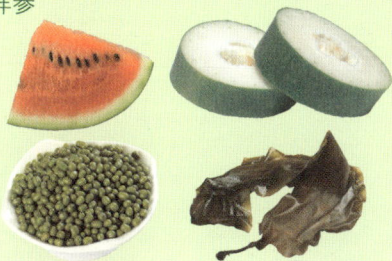

慎食的食物

炒花生米、狗肉、羊肉、荔枝、姜、葱、辣椒、胡椒、香菜

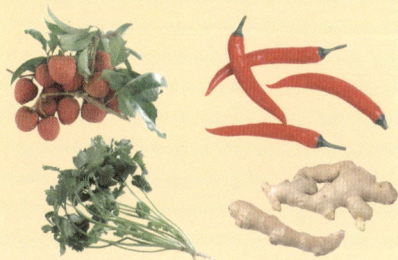

慢性鼻炎

【症　　状】慢性鼻炎是鼻腔黏膜和黏膜下层的慢性炎症。表现为鼻黏膜的慢性充血肿胀，血管扩张，黏液分泌增多，有间歇性或交替性鼻塞，嗅觉可能有障碍，但不严重，讲话时可能带有鼻音，也不很显著。

【护理指导】应注意多饮水和室内通风。饮食宜清淡，易消化。平时应注意锻炼身体，参加适当的体育活动。鼻塞时不宜强行擤鼻，不要用手挖鼻。经常保持心情舒畅，保持大便通畅。不宜长久使用具有血管收缩作用的滴鼻剂。

宜食的食物

党参、黄芪、红枣、冬瓜、芹菜、胡萝卜、苋菜、青菜、丝瓜、豆腐、无花果、百合

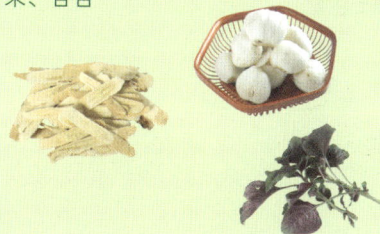

慎食的食物

梨、西瓜、番茄、椰子、橘子、冰水、大白菜、白萝卜、巧克力、核桃及各种酒类

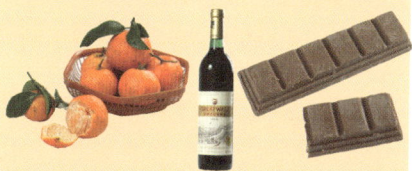

阳痿、早泄

【症　　状】阳痿和早泄同属于性功能障碍，但它们有本质的区别。阳痿是指男性在性生活时，阴茎不能勃起或勃起不坚或坚而不久，导致妨碍性交或不能完成性交的一种病症。早泄是指在性生活时未得到性满足而发生的不可控制的射精，即男性在插入阴道前，插入时或插入后不久即射精，一般时间在两分钟以内。

【护理指导】要坚持锻炼，放松心情，保证充足的睡眠，不酗酒吸烟，不憋尿忍尿等，并注意调节饮食。在饮食上，心肾不交、阴虚火旺者应选择具有滋阴降火作用的食物，勿食辛辣香燥、温热助火的食物。肾亏者选择具有补肾固摄、收敛止遗作用的食物，勿食生冷滑利、性寒凉的食物。

宜食的食物

核桃、狗肉、羊肉、麻雀、海马、甲鱼、虾、韭菜、枸杞、海藻、南瓜子、栗子、冬虫夏草、何首乌、牡蛎、猪腰、猪肚、羊肾、山药、银杏、冻豆腐、鳝鱼、海参、墨鱼、章鱼等

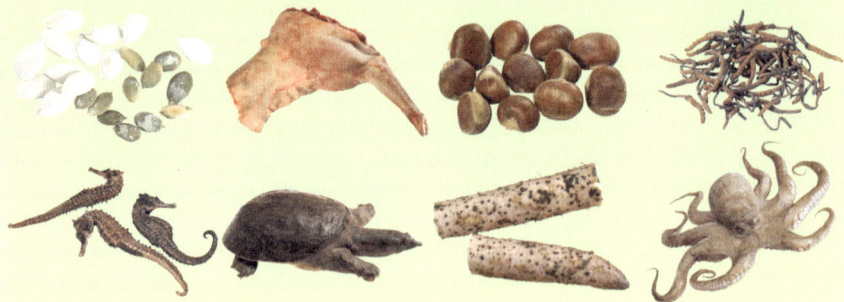

慎食的食物

肥猪肉、蟹、鸭、鹅、田螺、茭白、茄子、辣椒、黄瓜、冬瓜、柿子、香瓜、西瓜等

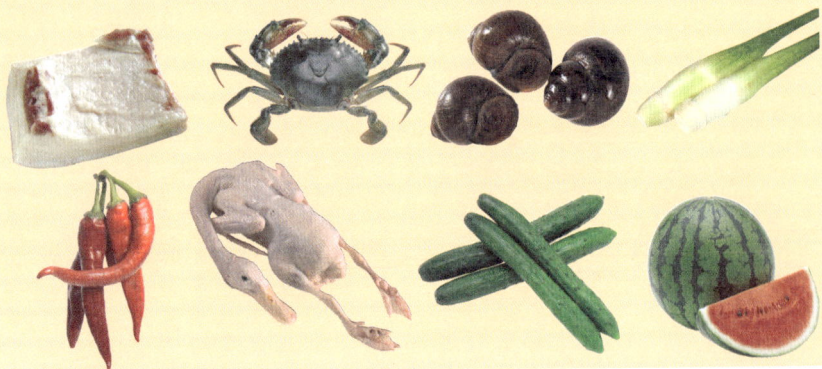

月经不调

【症　　状】月经失调是指月经周期、经量、颜色、血质等方面出现异常的一系列病症。临床上月经失调主要包括月经先期、后期、先后无定期以及月经过多或过少，色泽紫黑或淡红，经血浓稠或稀薄等。主要症状为月经周期紊乱、经量过多或过少，同时伴随有头晕、心慌、气急、乏力、下腹酸痛等。

【护理指导】患者要保持精神愉快，预防感染，注意外生殖器的卫生清洁。经血量多者忌食红糖。内裤宜选柔软、棉质、通风透气性能良好的，勤洗勤换，换洗的内裤要放在阳光下晒干，不宜吃生冷、酸辣等刺激性食物，多饮开水，气血虚者平时还要注意增加营养。

宜食的食物

月经后期量少，属寒凝气滞血瘀者，宜食温经、温气、活血的食物，如羊肉、山楂、马齿苋、玫瑰花、荷叶、熟藕、樱桃、当归、韭菜等，饮食中还可加姜、蒜、香菜、胡椒、桂皮、黄酒、茴香、葱白等调料

月经前期，量多，属气虚气不摄血者，宜食温补食物。如牛肉、猪心、猪腰、羊肉、母鸡、桂圆、荔枝等

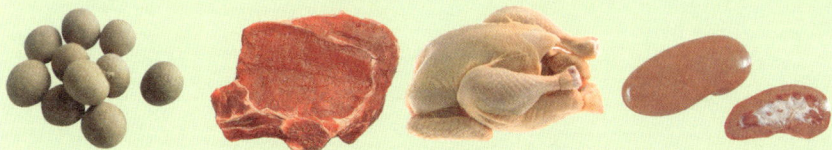

慎食的食物

月经前期，量多，属气虚气不摄血者，不宜食刺激、辛辣动火的食物，如辣椒、胡椒、姜、葱、蒜、牛肉、羊肉、狗肉等。不宜食用生冷滑腻、性质寒凉的食物，如鸭、蟹、冬瓜、菠菜、苋菜、柿子、萝卜等

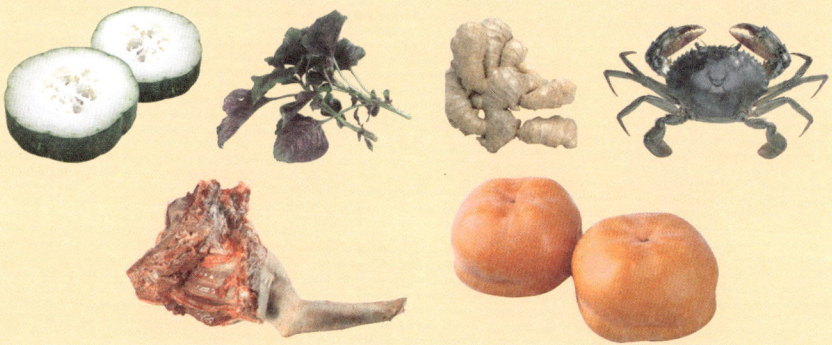

带下病

【症　　状】带下量多，绵绵不绝，或带下量虽不多，但色黄或赤或青绿。质稠浊或稀如水，气味腥秽或恶臭。

【护理指导】忌食生冷食物，肥胖者不宜食用油腻食物，不宜食用收敛固涩中药及止血西药。保持外阴清洁、干燥。

宜食的食物	慎食的食物
乌鸡、淡菜、莲子、枸杞、银耳、绿豆、丝瓜、苋菜	柿子、辣椒、胡椒、牛黄瓜、生萝卜

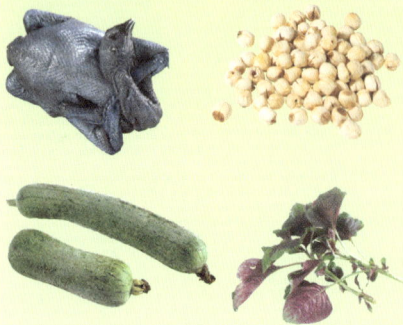

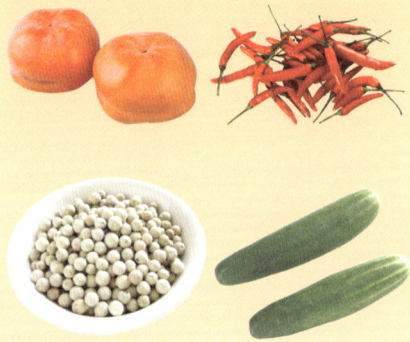

男性更年期综合征

【症状】它是指男性在50~60岁之间，因性腺功能由盛而衰所导致的情绪、心理、志趣、精力、思维、食欲等一系列临床症状的综合征，主要由于男性激素水平下降所致。会有如情绪低落、忧愁伤感，或精神紧张、神经过敏、喜怒无常，或食欲不振、失眠、记忆力减退等一系列反应。

宜食的食物	慎食的食物
山药、肉苁蓉、鹿茸、百合、枸杞、黄芪、人参、肉桂、冬虫夏草、杜仲、栗子、芡实、南瓜子、莲子、猪腰、海马、海参	柿子、荸荠、香蕉、苦瓜、丝瓜、西瓜、蛤蜊、蟹、薄荷、菊花、金银花

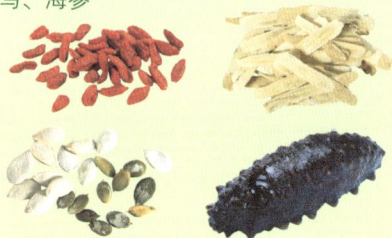

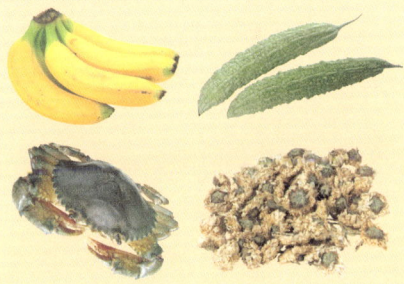

女性更年期综合征

【症　　状】女性在更年期，由于卵巢功能衰退，内分泌功能失调，植物神经功能紊乱所产生的一系列症候群，统称为女性更年期综合征。女性更年期一般在45~55岁。女性更年期的主要症状为：月经紊乱、潮热、汗出、头晕耳鸣、心悸、烦躁易怒、五心烦热、失眠多梦、腰腿酸软、神疲乏力以及神经、心血管、泌尿、消化系统等方面的障碍。更年期持续的时间长短不一，短则数月，长则可达数年。程度的轻重亦很不相同，轻者可毫无察觉，重者则症状明显，影响工作和生活。

【护理指导】在更年期要有愉快、豁达、乐观的情绪，加强体育锻炼，戒除不良生活习惯。可以多食用一些补益气血、滋阴降火、生津止渴、补益肝肾、宁心安神作用的食物。少吃咸食，经乱而多时宜多补充含铁丰富的食物，忌食高糖、多脂、刺激性食物。

宜 食 的 食 物

鸡蛋、黄豆、枣、酸枣、桂圆、百合、核桃、莲子、海参、甲鱼、猪腰、猪肝、鸭肉、香菇、海带、枸杞、银耳、燕窝、番茄、芹菜、冬瓜、丝瓜、阿胶、菊花等

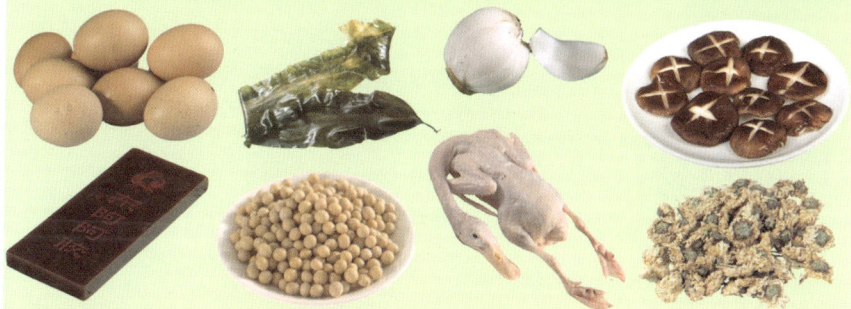

慎 食 的 食 物

炒花生、炒黄豆、辣椒、胡椒、花椒、肉桂、茴香、芥末、咖啡、白酒等

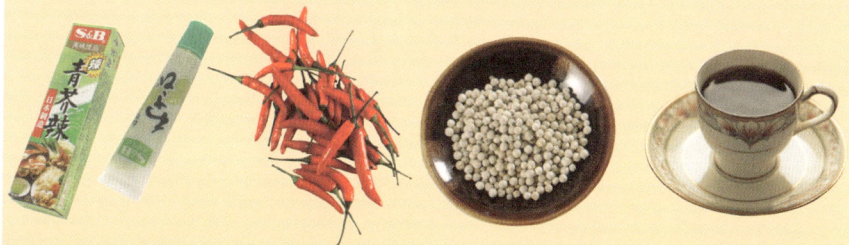

239

湿疹

【症状】 常在红斑基础上有针头到粟粒大小的丘疹，严重时发展到渗液或者结痂，炎症反应明显，有小水疱，常融合成片，边界不清楚。

宜食的食物

赤小豆、薏米、绿豆、冬瓜、丝瓜、西瓜、苦瓜、黄瓜、黑木耳、番茄、豆腐、荸荠、鲫鱼、梨、泥鳅

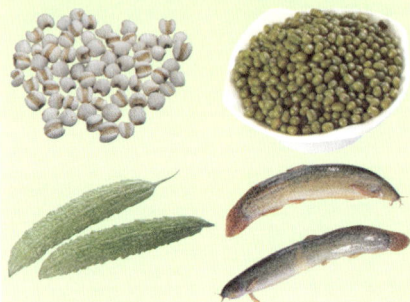

慎食的食物

糯米、汤圆、羊肉、鸡肉、鸡蛋、猪油、黄鱼、虾、洋葱、辣椒、鲤鱼

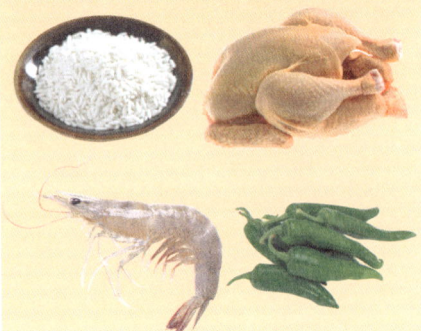

小儿自汗、盗汗

【症状】 小儿自汗是指小儿清醒时，稍一活动就全身出汗，尤以头面部为甚。盗汗是指睡眠中出汗，它以入睡后汗出异常，醒来后汗即止为特征，尤以上半身最为明显。小儿自汗、盗汗后表现为精神不振、形体瘦弱、胃口欠佳、面色苍白或萎黄、怕风寒、易感冒等，或面目红赤、口渴喜冷、性情烦躁、睡眠不佳、手足心热、大便干燥等。

宜食的食物

小麦、浮小麦、糯米、燕麦、黄芪、山药、扁豆、百合、红枣、芡实、鸭肉、鸡蛋、猪肚、鸡肉、泥鳅、葡萄、酸枣仁、柏子仁

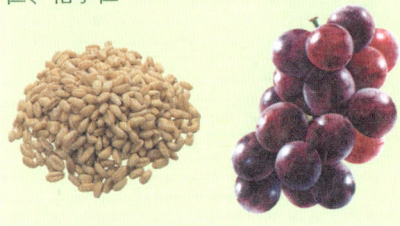

慎食的食物

大葱、辣椒、胡椒、洋葱、白酒、桂皮、薄荷、茴香

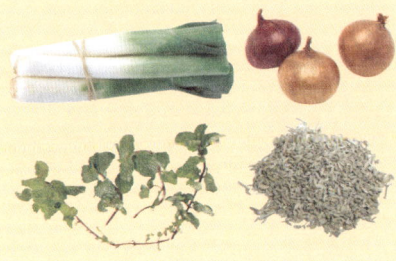

小儿遗尿症

【症状】3岁以上的幼儿，在睡眠中不知不觉地排尿，称为遗尿症，俗称"尿床"。本病轻者隔数夜一次，重者每夜一次，遗尿多发生在深夜，尿后能继续熟睡。长期遗尿会出现面色苍白、记忆力减退、精神不振、肢体疲乏等症状。

宜食的食物

糯米、鸡内金、山药、莲子、韭菜、黑芝麻、桂圆、豆腐、银耳、绿豆、红豆、芡实、鸭肉、猪腰、猪肚、猪肉、鱼鳔

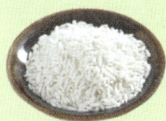

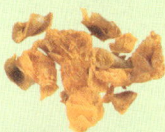

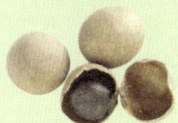

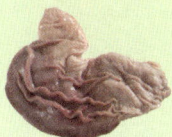

慎食的食物

牛奶、巧克力、玉米、薏米、鲤鱼、西瓜、柑橘及辛辣、刺激性食物

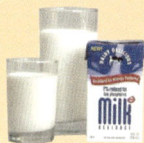

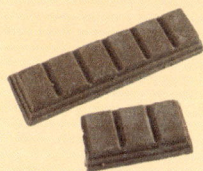

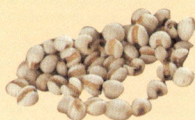

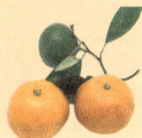

241

小儿多动症

【症状】小儿多动症以自我克制力差、小动作过多、注意力不集中、情绪行为异常、冲动任性、学习困难为主要表现。本病患者智力正常，多见于6～12岁的学龄儿童，男孩多于女孩。引起本病的原因较复杂，在孕期患病或后天护养不当均可能引起本病。

宜食的食物

茯神、桂圆、莲子、酸枣仁、党参、当归、黄芪、百合、菊花、桑葚、苹果、葡萄、胡萝卜、梨子、橘子、番茄

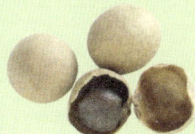

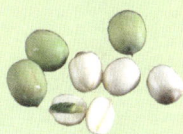

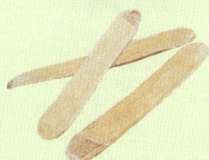

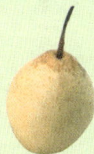

慎食的食物

松花蛋、爆米花、油炸食品、粉丝、冰淇淋、蜜饯、肉松、罐装食品或饮料、蛋糕、奶酪、腐竹

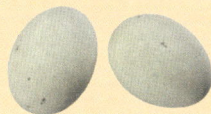

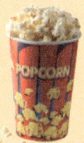

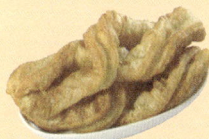

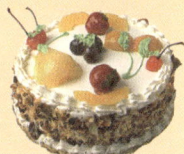

食物相宜相克速查全书

小儿水痘

【症状】 轻症痘形小而稀疏，色红润，疱内浆液清亮，患儿或伴有轻度发热、咳嗽、流涕等症状；重症水痘邪毒重，痘形大而稠密，色赤紫，疱浆较混，患儿伴有高热、烦躁等症状。

宜食的食物

绿豆、赤小豆、荸荠、胡萝卜、椰子汁、梨、丝瓜、白菜、西瓜、番茄、黄颡鱼、菠菜、木耳、茭白、鸡肉、金银花

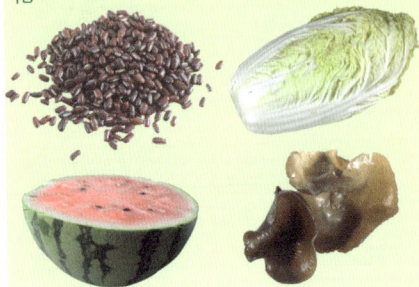

慎食的食物

羊肉、鸡蛋、桂皮、姜蒜、洋葱、韭菜、黄鱼、带鱼、栗子、柿子

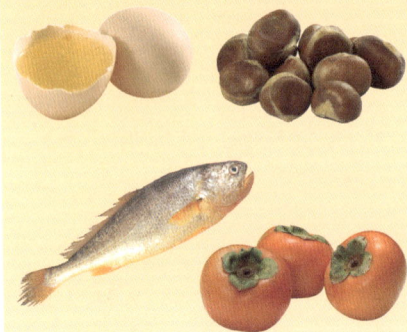

小儿肺炎

【症状】 小儿肺炎是肺部的急性传染性疾病，以突发没有固定规律的高热、胸痛、频繁刺激性咳嗽、咯痰、气急为主要症状，可引起小儿精神不振、食欲减退、烦躁不安、轻度腹泻或呕吐、呼吸困难等全身症状，肺部可听到固定湿罗音。本病好发于冬春两季，以2岁以下小儿发病率高。

宜食的食物

牛奶、蛋、丝瓜、荸荠、银耳、沙参、玉竹、山药、扁豆、蜂蜜、百合、核桃仁、黄芪、米汤、藕粉

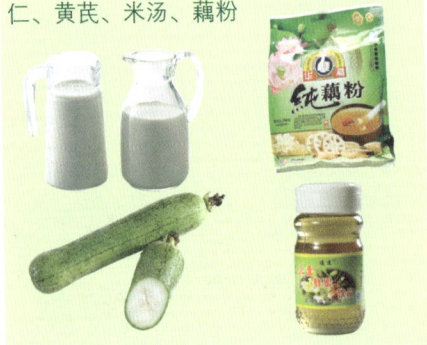

慎食的食物

桂圆、荔枝、枣、樱桃、鸡肉、羊肉、狗肉、海参、姜、桂皮、胡椒、茴香、香菜

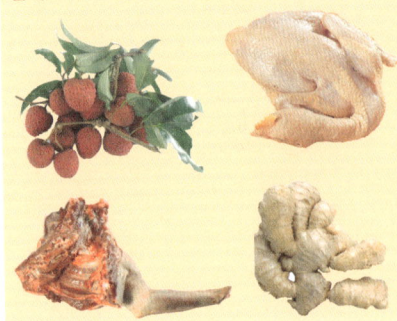

第 4 章

不同人群饮食宜忌

- □儿童
- □中老年人
- □孕妇
- □产妇
- □男性
- □女性

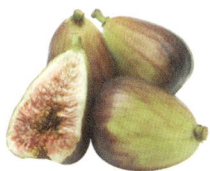

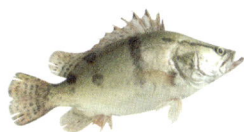

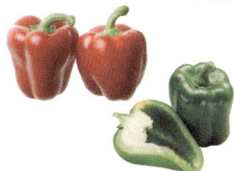

儿童

　　儿童是一个受保护的群体，因为他们的身体正处在生长发育的特殊阶段，其生理特点决定他们对外界刺激反应性强，适应能力差，抵抗力弱，因而容易受外界环境的影响。

　　儿童的胃液酸度较成人低，消化能力较成人差，容易发生消化不良，故需注意饮食卫生和合理的营养。儿童因代谢旺盛、生长迅速、智力发育快、活动量大，所以需要的热量和各种营养素相对均高于成人。但家长不可给儿童盲目或过度进补，以免酿成大错。要让儿童养成良好的饮食习惯，按时进食一日三餐，儿童进食量不大，容易饥饿，可以适当加餐。儿童忌偏食、吃零食过多，食物质地要细软，容易消化，多变换食物的种类、数量、口味，以增进儿童的食欲，多食用富含钙、锌、铁等的食物，少吃煎炸、寒凉的食物及甜食。

宜食的食物

土豆
预防肥胖，益智
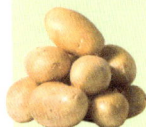

胡萝卜
促进视力发育，提高免疫力
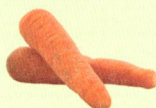

菌类
强身健体
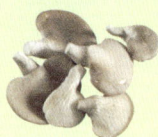

海带、紫菜
矿物质含量丰富，有利于发育
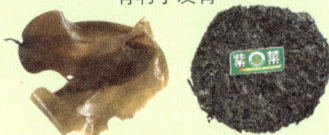

玉米
健脑
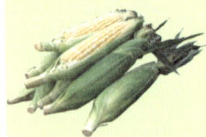

生菜
明目
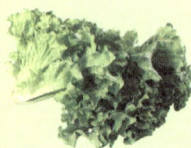

红薯
预防便秘
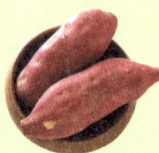

苹果
增强免疫力
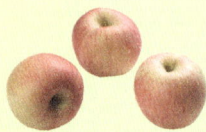

豆制品
蛋白质和必需氨基酸含量高，有益大脑发育
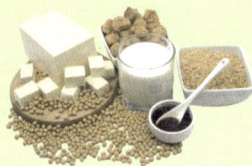

燕麦
营养丰富，预防肥胖，预防疾病
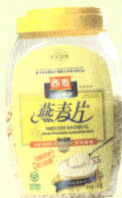

番茄
有效降低儿童腹泻的发生率
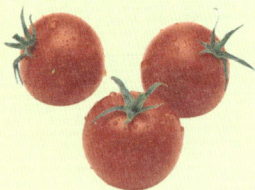

动物肝脏
提高记忆力、预防贫血

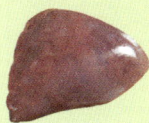

鱼类
增强和改善儿童记忆力

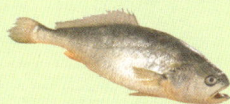

鸡蛋
营养丰富

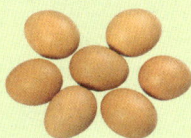

面包
易于消化、改善肠胃、促进其他营养素的吸收

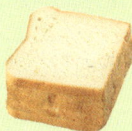

肉类
保证营养供给

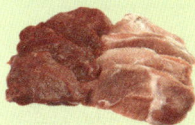

小米、核桃、黄花菜
促进脑发育、增进智力，是健脑食品

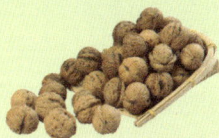

牛奶、虾
补充钙质，预防佝偻病

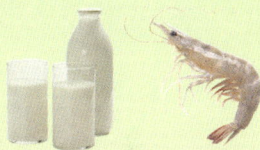

慎食的食物

油炸食品、甜食
预防肥胖

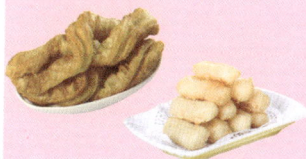

罐头食品、膨化食品
添加剂增加脏器负担

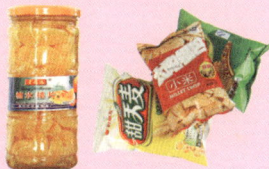

雪糕、冰激凌
添加剂增加脏器负担

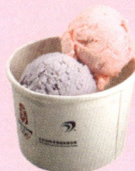

果冻
吞咽时易噎住引发危险

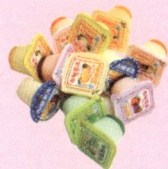

方便面
影响生长发育、刺激消化道

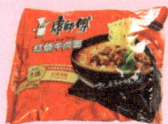

巧克力
营养不符合儿童发育需要，影响消化

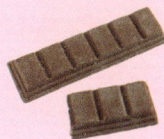

爆米花、皮蛋
易受铅毒危害，影响智力

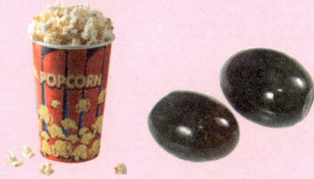

蜂王浆、人参补品
容易促进性器官早熟，危害健康

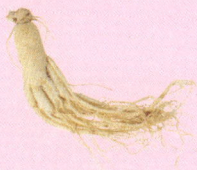

冷饮
易引起腹泻或消化道传染病

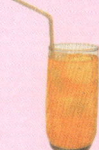

中老年人

人过中年后，基础代谢率速度下降，多种器官功能减退，身体就会出现一系列的改变。

现代流行病研究结果表明，中老人易患的疾病包括心脏病、高血压、动脉硬化、冠心病、肥胖症、糖尿病、老年痴呆等。这些疾病与饮食有着密切的关系。中老年人的膳食原则应是少食多餐，睡前禁食，粗细搭配，少食肥肉，品种多样，不挑食和偏食，并戒烟限酒。

宜食的食物

大豆
延缓衰老和预防疾病

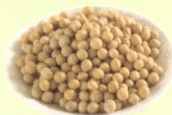

黑木耳
排出肠中毒素，保护心血管

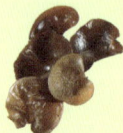

香菇
防治心血管疾病，防癌健体

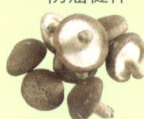

鱼类
营养丰富，味美易消化

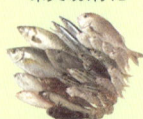

枸杞
补肝益肾，养血明目

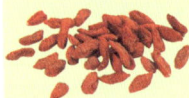

核桃
乌发抗衰老，健脑防疾病

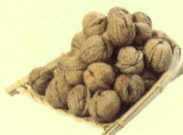

南瓜
降糖，补充营养

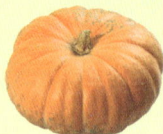

莲子
养心益肾、补脾润肠

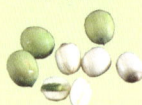

紫菜
促进消化、增强免疫

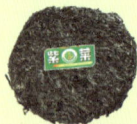

乳类
预防骨质疏松

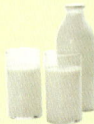

甲鱼
抗血管衰老，强身

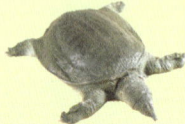

白萝卜
补虚利尿、帮助消化

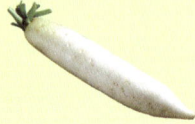

慎食的食物

方便食品
易导致维生素缺乏

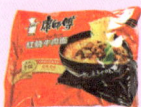

动物内脏
高胆固醇食品，易引发心脑血管疾病

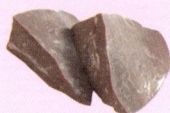

高盐、熏烤食品
加重心血管和肾脏的负担

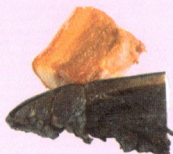

咖啡
加剧钙的缺乏，增加患心脏疾病的几率

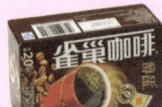

孕妇

孕期保障营养是母婴健康的基础。孕早期容易出现妊娠反应，此时的饮食原则是易消化，少油腻，味清淡，少食多餐。要多吃蔬菜、水果，并给予足够的B族维生素，以减轻妊娠反应。妊娠中末期，早孕反应消失，胎儿生长发育增快，此时饮食应该多吃蛋白质含量高的食物。孕妇还需要钙、铁和维生素等，所以孕妇要多晒太阳，多吃各种绿色蔬菜。

在孕期要限制咸辣食品，少吃刺激性强的食物，饮料、茶水宜淡不宜浓，不吃生冷食物，不任意服用营养剂。

宜 食 的 食 物

鱼类
促进胎儿大脑发育
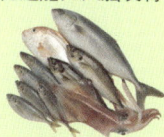

乳类
营养丰富，补充钙质
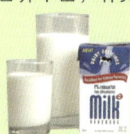

肉类
营养丰富
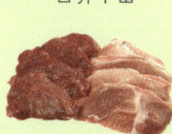

芦笋、柚子
叶酸含量高
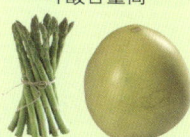

芝麻、花生、核桃、葵花子
促进胎儿脑部发育

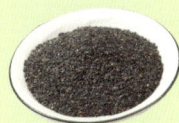
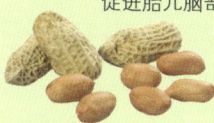
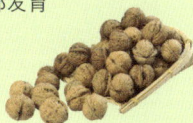
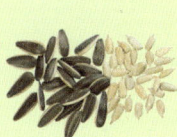

海参
安胎
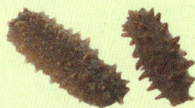

新鲜蔬菜
补充维生素
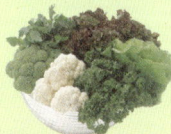

慎 食 的 食 物

螃蟹、柿子
寒凉之物，易导致滑胎
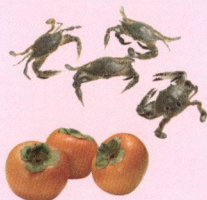

油条
影响胎儿大脑发育
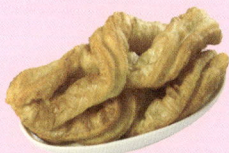

桂圆
增加内热，容易发生动血动胎、腹痛、腹胀等症状
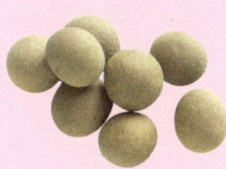

产妇

由于分娩时大量的体力消耗和失血，使产妇在产后身体十分虚弱，加上还要喂哺新生儿，所耗费的能量是非常大的，所以此段时间急需加强饮食调养，以尽快恢复体力和器官的功能。

一般产后1～2天内，产妇的消化能力弱，最好吃些清淡而易消化的食物，可多吃鸡、鸭、鱼、肉等汤类食物，如猪蹄黄豆汤、骨头菜汤、虾米青菜蛋汤、鲫鱼汤、豆腐汤或小米粥等。待疲劳消除，食欲恢复正常后再加强各类营养物质的补充。

产后的膳食搭配非常重要，平常膳食要做到富有营养、易于消化、少食多餐、粗细夹杂、荤素搭配、多样变化，不宜过度、过快进补。

宜食的食物

小米
帮助恢复体力
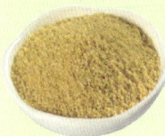

猪蹄
改善腰膝酸软和产后乳少之症
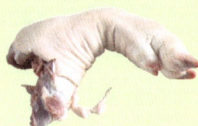

红枣
补血补虚
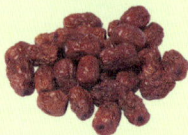

鸡蛋
补充营养，补血
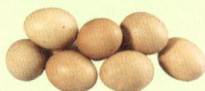

红糖
排出宫腔内瘀血
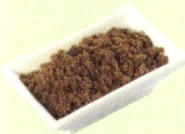

海带
增加乳汁的碘和铁含量
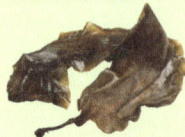

芝麻
预防钙流失及便秘
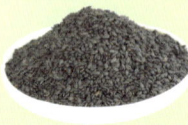

花生
养血补血
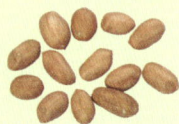

慎食的食物

黄瓜、螃蟹、香蕉、冷饮
寒凉生冷食物会使气血凝滞，导致奶络不通

辣椒、芥末等
助内热，损健康

麦乳精
影响乳汁分泌

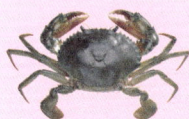
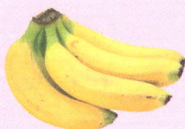
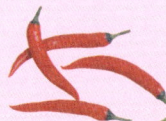
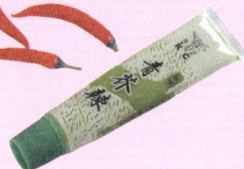
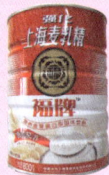

男性

男性要想拥有健康，就需要有健康的生活方式。首先，要有健康的心态，还要养成良好的生活规律，并按时作息，适度运动，运动既可促进代谢，又能排出身体废物。合理膳食很重要，饮食要做到荤素搭配、寒热搭配、酸碱搭配，一日三餐定时定量，不暴饮暴食，不偏食，少饮酒和少抽烟，少熬夜，坚持良好的生活习惯。

249

宜食的食物

乳鸽、牛肉、麻雀、蘑菇、狗肉、枸杞

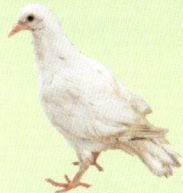

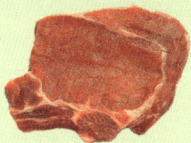

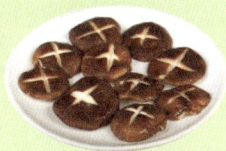

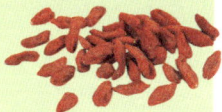

山药、海马、牡蛎、淡菜、鹌鹑、鸡蛋、番茄、韭菜

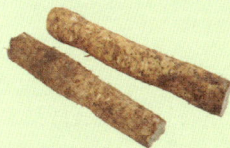

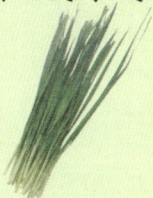

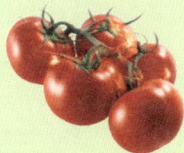

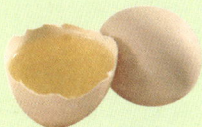

冬虫夏草、羊腰、驴肉、虾、油菜

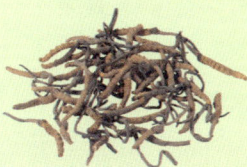

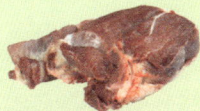

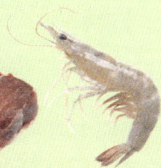

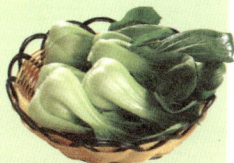

慎食的食物

芹菜
使精子数量下降

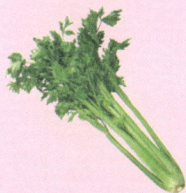

酒
导致男性性欲减退、阳痿等

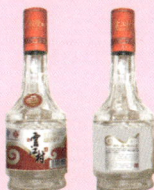

菱角、竹笋、芥菜、冬瓜
导致男子性欲低下

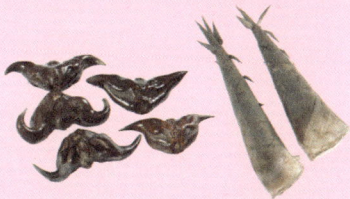

女性

女性从青春期到更年期，月经周期贯穿于女性的几十年生活里，给女性带来了多方面的生理影响，如精神紧张、易怒、沮丧、失眠、恶心、头痛等，而由于经期失血造成的一系列健康影响更是紧紧伴随其身。女性朋友们要学会心理调适，心理要健康，心态要好。还要经常适度运动，以减轻和预防疾病。

饮食保健是最安全放心的方式，许多研究表明，有些食物对女性的保健养生具有非常好的效果，千万不要用简便的快餐打发一日三餐，不妨在饮食中多下些工夫，多食用一些具有补铁补血效用的食物，以补充月经失血流失的铁质。

宜食的食物

鸡蛋、牛奶、银耳、木瓜、鱼、禽肉、猪肉、无花果、西芹、玫瑰花

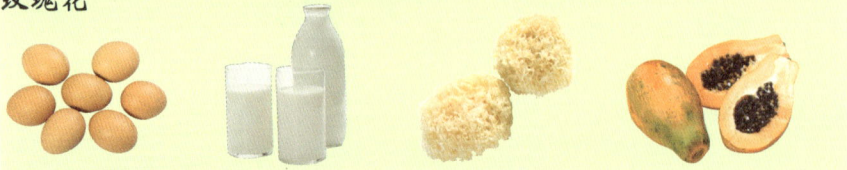

丝瓜、莲藕、乌鸡、蜂蜜、番茄、牛肉、黄豆、猪蹄、莲子、红枣、百合、胡萝卜、当归、益母草、玉竹

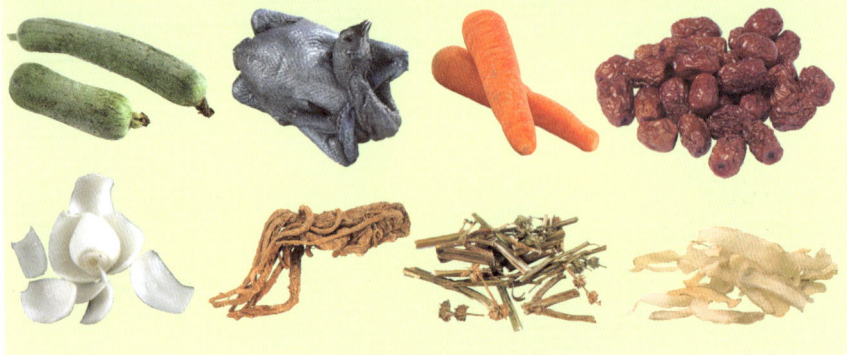

慎食的食物

含咖啡因的饮料
使人焦虑、情绪不稳定、乳房胀痛

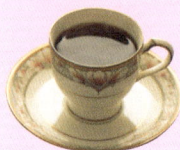

高盐食品
引起水肿、乳房胀痛

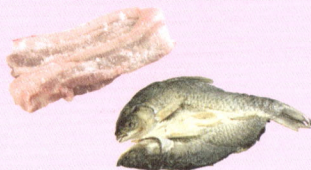

生冷、寒凉、辛辣食品
易引起痛经、月经不调

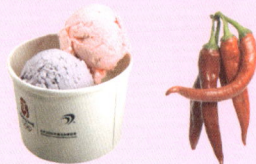

第 5 章

四季饮食搭配宜忌

- □春季
- □夏季
- □秋季
- □冬季

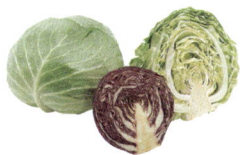
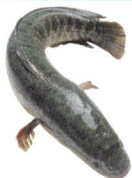
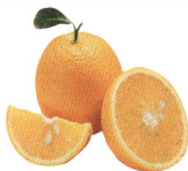

春季

CHUNJI

在春季的早春时节，气候依然寒冷，人体内消耗的热量较多，应进食偏于温热的食物，以选择热量较高的食物为主，还可增加豆类、花生、猪牛羊瘦肉等食材。春季中期气温变化较大，可适当进行调整，气温较高时可增加蔬菜的食量，减少肉类食物。而在春季晚期，饮食宜清淡，并注意补充足够的维生素。

水果可补充充足的维生素和矿物质，春季里可以经常食用，忌食生冷油腻之物，以防损伤脾胃。

宜 食 的 食 物

鱼类、虾、牛肉、羊肉、鸡肉

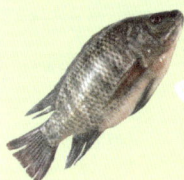

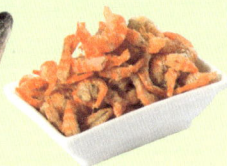

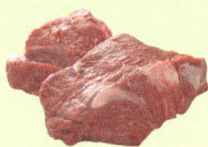

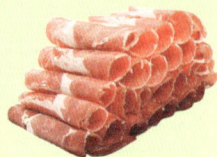

兔肉、鹌鹑肉和豆制品、鸡蛋、猪肝

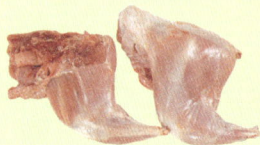

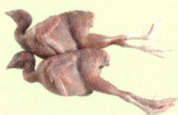

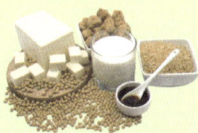

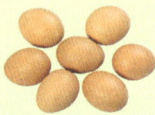

芝麻、花生、核桃、板栗

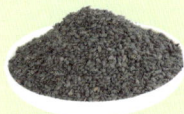

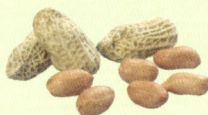

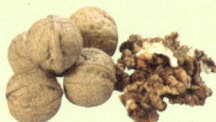

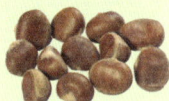

宜 食 的 食 物

山药、菠菜、韭菜、荠菜、油菜、荸荠、胡萝卜、小葱、红薯、竹笋、百合

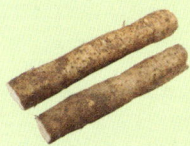

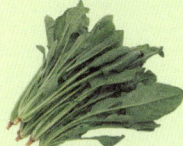

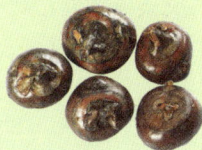

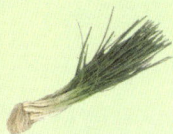

玉米、小米、糯米、黄豆、青豆

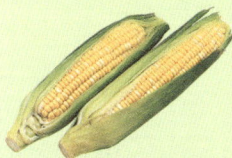

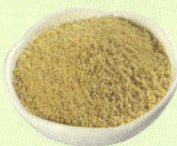

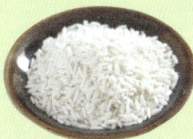

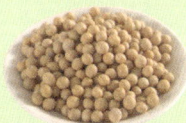

枣、香蕉、梨、苹果等

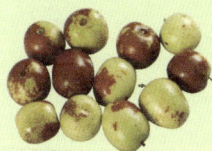

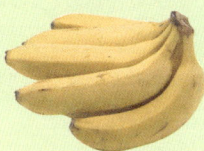

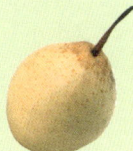

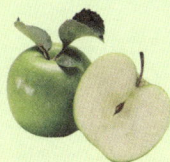

慎 食 的 食 物

酸菜、芹菜、番茄、茴香、花椒、辣椒、冰品、山楂、乌梅等

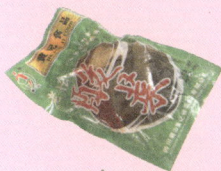

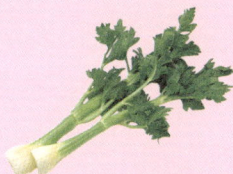

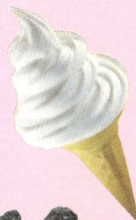

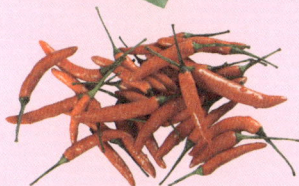

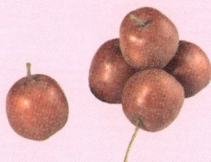

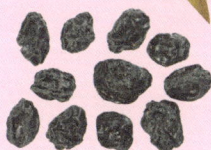

夏季
XIAJI

夏天人体新陈代谢旺盛，出汗多，易耗气伤津，夏季饮食要搭配合理，清淡开胃，选择富含水溶性维生素和矿物质的食物。细粮和粗粮适当搭配，干和稀适当安排。荤食和蔬菜合理搭配，以绿叶蔬菜、瓜果、豆类等蔬菜为主，辅以荤食，肉类以瘦猪肉、牛肉、鸡肉及鱼虾为好。适当地吃些凉拌菜可以增进食欲。

宜食的食物

鹌鹑、鸭肉、鸡肉、鱼、牛乳、豆浆、猪肚

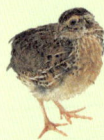

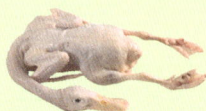

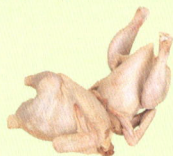

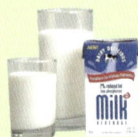

冬瓜、萝卜、大蒜、番茄、黄瓜、生菜、西瓜、苦瓜、绿豆

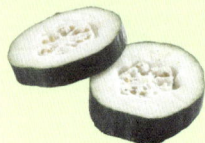

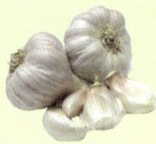

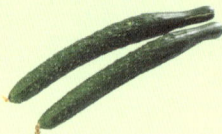

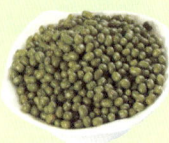

莲子、荞麦、枣、甘蔗、梨、百合、菊花、山楂、薏米

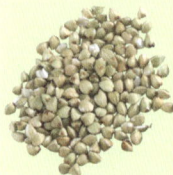

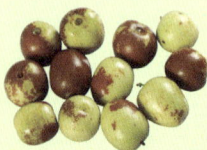

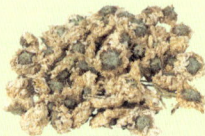

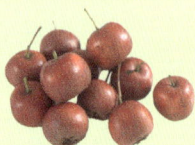

慎食的食物

糯米、韭菜、羊肉、肥肉、荔枝、榴莲、甜品

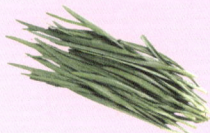

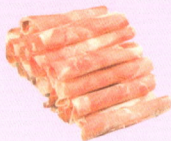

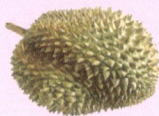

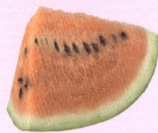

秋季

QIUJI

秋季的饮食应合理安排，平衡膳食，少吃辛辣刺激、油炸、烧烤食物，还要忌食生冷、不洁食物，以免引发疾病。

秋季风干物燥，必须着重补充体液和水分，主食可吃些大米、小麦、糯米等，预防秋季肺燥咳嗽、肠燥便秘；副食可选食鱼肉、牛肉、乌鸡、鸡蛋、豆制品等；而水果和蔬菜除含有各种营养素外，还有滋阴养肺、润燥生津的作用，故秋季可适量增加蔬菜水果的摄取量。

宜 食 的 食 物

鸭、乌鸡、猪心、枣、芝麻、黑豆、枸杞、山药、菜花、薏米、银耳、黑木耳、甘蔗、牛肉、莲子、蜂蜜、小麦、番茄、绿豆、菠菜、苋菜、茭白、冰糖

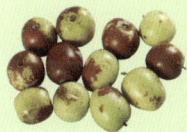

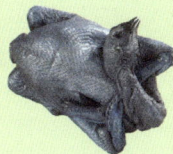

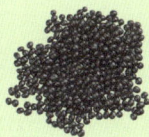

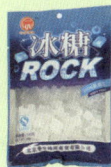

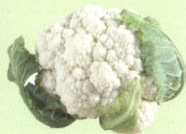

白扁豆、白萝卜、莲藕、豆芽菜、梨、卷心菜、南瓜、芹菜、冬瓜、苹果、葡萄、芒果、柚子、香蕉

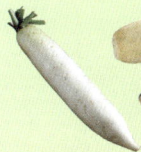

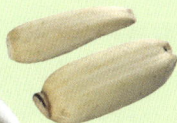

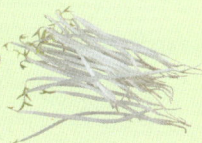

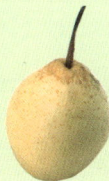

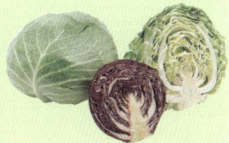

慎 食 的 食 物

人参、桂圆、羊肉、膨化食品及油炸烧烤食品

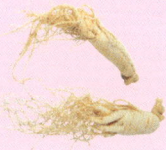

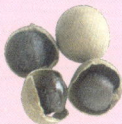

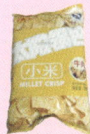

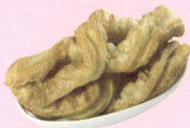

冬季
DONGJI

食物相宜相克速查全书

秋冬换季时节要保持饮食清淡，不吃油腻味重的食物，减轻肠胃负担，多吃富含维生素和高纤维素的食物，促使体内存积的代谢物得以排除。且秋冬时节气候干燥，应吃些有生津养阴、滋润多汁的食物，少吃辛辣煎炸类食物。

隆冬时节天气寒冷，人体热量消耗大，故应适当摄入富含碳水化合物和脂肪的食物，以增加热能。老年人不宜摄入过多脂肪，但应摄入充足的蛋白质，以增加机体的耐寒和抗病能力。还应适当补充维生素、矿物质和微量元素，冬天蔬菜品种和数量大幅减少，容易缺乏维生素，可适当吃些薯类以弥补维生素的不足。

宜食的食物

羊肉、牛肉、狗肉、鹌鹑、甲鱼、虾、木耳、豆芽、胡萝卜、瘦肉、乳类、豆类、猪肝、猪骨

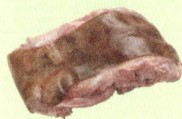

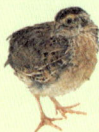

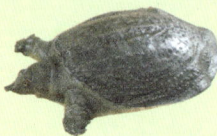

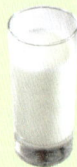

百合、冬笋、白萝卜、苹果、鱼类、莲藕、银耳、菜花

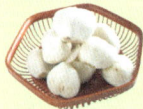

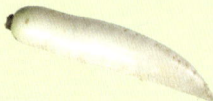

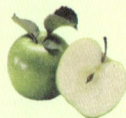

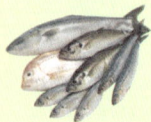

海带、山药、芝麻、核桃、红薯、油菜、香蕉、土豆

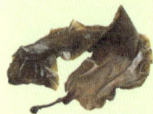

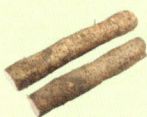

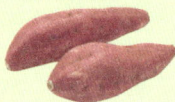

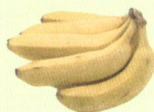

慎食的食物

羊肾、绿豆、白果、四季豆、咖啡和生冷油腻食物

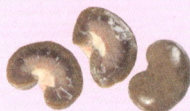

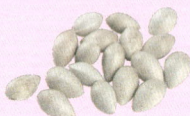

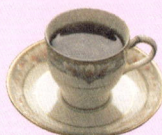

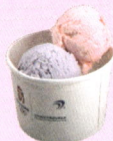